中枢神経系疾患に対する作業療法

具体的介入論からADL・福祉用具・住環境への展開

編集
山本伸一 山梨リハビリテーション病院

三輪書店

執筆者一覧 （執筆順・所属は執筆当時）

山本伸一	山梨リハビリテーション病院・作業療法士	平石武士	日高リハビリテーション病院・作業療法士
武田　清	健康科学大学・医師	田中紀子	中通リハビリテーション病院・作業療法士
丹羽正利	杏林大学・作業療法士	渡部昭博	枡病院・作業療法士
宮口英樹	広島大学大学院・作業療法士	阿部恵理	枡病院・作業療法士
野頭利幸	諏訪赤十字病院リハビリテーションセンター・作業療法士	長政　克	枡病院・理学療法士
		小濱　愛	枡病院・言語聴覚士
長澤　明	順天堂大学医学部附属順天堂東京江東高齢者医療センター・作業療法士	内田智子	神戸大学大学院・作業療法士
		長尾　徹	神戸大学大学院・作業療法士
佐尾健太郎	山梨リハビリテーション病院・作業療法士	井上慎一	吉田病院附属脳血管研究所・作業療法士
青木栄一	山梨リハビリテーション病院・作業療法士	小野田直人	ライブリー南相馬訪問看護ステーション・作業療法士
工藤　亮	山梨リハビリテーション病院・作業療法士		
髙橋栄子	富士温泉病院・作業療法士	関根圭介	公立藤岡総合病院附属外来センター・作業療法士
内山将哉	神戸徳洲会病院・作業療法士		
本田慎一郎	ヴォーリズ記念病院・作業療法士	渡邊基子	介護老人保健施設ゆうゆう・作業療法士
玉垣　努	目白大学・作業療法士	門脇達也	養和病院・作業療法士
廣田真由美	石和温泉病院・作業療法士	三沢幸史	多摩丘陵病院・作業療法士
井上　健	公立置賜総合病院・作業療法士	齊藤敬子	青森クリニック指定訪問リハビリテーション事業所・作業療法士
磯野弘司	春日居リハビリテーション病院・作業療法士		
		桐竹清文	琴の浦リハビリテーションセンター・作業療法士
保谷勝義	リハビリテーション天草病院・作業療法士		
水原　寬	大湯リハビリ温泉病院・作業療法士	富村香里	鶴岡市立湯田川温泉リハビリテーション病院・作業療法士
永田誠一	柳川リハビリテーション病院・作業療法士		
中島聡子	土佐リハビリテーションカレッジ・作業療法士	青木佳子	多摩丘陵病院・作業療法士
		髙橋信雄	青梅市立総合病院・作業療法士

序文

　対象者には自ら回復していく能力がある。なぜなら脳には可塑性があり、対象者の身体はその運動を再び獲得していく力を備えているからである。そして、セラピストが回復に向けた適切な課題を提供できたときにはじめて、対象者は具体的な解決方法を自らの体験にフィードバックすることにより、自身の能力を最大限に引き出すことが可能となるだろう。それが、治療である。対象者がさまざまな動作を行うとき、その動作の遂行に伴う課題を達成するために必要不可欠な要素が存在する。セラピストはそれを考慮したうえで、対象者自身が課題達成の方法を学習できるよう援助していくことが求められるのではないだろうか。

　中枢神経系疾患の病態像は、年齢・障害部位にかかわらず、発症後の対象者を取り巻くさまざまな状況、つまりセラピストのアプローチの違いによって大きく変化してくる。意図的な介入を何も行わない自然回復だけに頼っていれば、片麻痺者は非麻痺側の過剰活動による連合反応や共同運動を生じ、本疾患に典型的な肢位であるウェルニッケマン肢位をとることが予想できる。また、課題の単一的な反復練習や声かけ訓練では、連合反応や痙性を助長する活動となりやすく、中枢神経系の可塑性を考慮しないものとなってしまう。本来、運動とは、身体内部で同時に起こるさまざまなものの関連上に成り立っている。しかし、単なる身体の動かし方だけを身につけることを目標に据えた対象者の活動では、さまざまな場面に適応した行為にはつながらないことが多い。結果、対象者は身につけざるをえない代償活動を強いられることとなり、麻痺側の痙性増大に陥る。特に、寝たきり状態や重度麻痺の対象者においては、動ける能力があるのに安静臥床を強いられ、必要最小限の日常生活活動（ADL）も、機能的な能力の向上を模索されることなく代償動作として行っているにすぎない。そのため、必要な刺激を受ける機会も狭められていることが多い。そして、こうした対象者は回復する能力がありながらも廃用症候群になっていることも懸念される。活動性を高めるきっかけがあれば、病態は変化しうることを忘れてはならない。

　対象者の可能性を最大限に引き出すことが、われわれセラピストに課せられた義務である。本書では、まず介入の基本からADLの諸活動に対する治療的介入のポイントを抽出するために、対象者と健常者の行為の観察・分析を行った。そして、対象者と健常者の活動の差異に焦点をあて、それを治療的介入の糸口としている。さらには、作業療法には欠かせない福祉用具の活用がある。ここでは、ただ福祉用具を手渡すのではなく「効果的に、知覚探索的に」使用することを追求する。最終章は、住環境整備とした。ここまでのポイントを踏まえて、「より安全な、そして機能的な生活」を対象者に提供することを心がけている。「生活するうえで、自らが動ける」ことを対象者自身が感じることができれば、「光」が見えてくるのではないだろうか。

　2009年4月

山本伸一

目次

序論 .... 山本伸一、武田 清 1

第1章　神経-筋再学習

1　神経-筋再学習の基礎—どんな機序で回復するのか .... 丹羽正利 8
2　ボバースコンセプト .... 山本伸一 19
3　各種理論の実践—認知運動療法 .... 宮口英樹 30

第2章　基本動作の分析と具体的介入例—上肢機能・アクティビティまで—

総論　介入の基本原則 .... 山本伸一 42
1　ポジショニング—背臥位・車いす等 .... 野頭利幸 49
2　寝返り .... 長澤　明 54
3　片麻痺者の起き上がりへのアプローチ .... 佐尾健太郎 63
4　座位 .... 野頭利幸 68
5　座位からの立ち上がり .... 青木栄一 73
6　立位から歩行、応用歩行まで .... 工藤　亮 77
7　成人片麻痺者における上肢機能の分析と介入例 .... 山本伸一 83
8　アクティビティの特徴と治療展開の紹介—活動分析の視点から .. 髙橋栄子 92
9　アクティビティの特徴と治療展開の紹介—認知運動療法の視点から ... 宮口英樹、内山将哉、本田慎一郎 105
10　実技練習のためには .... 玉垣　努 120

第3章　日常生活活動への知覚運動アプローチ

1　食事 .... 廣田真由美 128
2　整容 .... 井上　健 135
3　更衣 .... 磯野弘司 140
4　トイレ .... 保谷勝義 147
5　入浴 .... 水原　寛 151
6　調理 .... 永田誠一 158
7　掃除 .... 中島聡子 161
8　車の乗り降り1 .... 平石武士 170
9　車の乗り降り2 .... 田中紀子 175

第4章　福祉用具1：日常生活活動関連

1	食事における環境設定と福祉用具の活用	渡部昭博、阿部恵理、長政　克、小濱　愛	184
2	整容	内田智子、長尾　徹	189
3	更衣―衣服の選択・工夫を中心に	井上慎一	193
4	トイレ（排泄）活動―尿器・ポータブルトイレを活用した介入について	小野田直人	198
5	入浴での福祉用具の使用	関根圭介	203
6	調理活動―その効率性と実用性	渡邊基子	208
7	掃除―掃除用具操作における知覚−運動要素と環境への適応性における視点を考慮した介入	門脇達也	215

第5章　福祉用具2：住宅環境関連

総論	CVAにおける住宅環境評価の視点	三沢幸史	224
1	玄関	齊藤敬子	230
2	片麻痺者に対する廊下・階段の環境調整のための視点	桐竹清文	234
3	「台所」という住宅環境に対する評価の視点	富村香里	241
4	トイレ	青木佳子	246
5	片麻痺者に対する浴室環境調整のための視点	桐竹清文	252
6	寝室	髙橋信雄	260

索引　　263

序論

山本伸一
山梨リハビリテーション病院・作業療法士

武田　清
健康科学大学・医師

1　介入への取りかかり

　作業療法士はさまざまな環境において具体的な評価・治療を求められる立場にある。しかし、対象者の病態はさまざまであり、何をどのように評価し、治療へと結びつけていくべきかなど、試行錯誤を繰り返しているのが現実ではないだろうか。

　臨床では、次のような対象者を経験していることが予想される。

- 評価のうえでは動かすことができる上肢・手指であっても、実際の日常生活では痙性に支配されることによって、その機能を生かすことが困難になっている。
- 健側であるはずの非麻痺側上肢に余計な力が入り、拙劣な行為となっている。
- 非常に無理な形で動作を行っており、表情も険しくなっている。
- 課題遂行にあたって、自立はしているものの時間がかかりすぎる。

　対象者のこのような場面に遭遇したとき、「なぜなのだろう？　何かしらの原因があるはずだ！」と考えてほしい。それが評価の出発点となる。

　中枢神経系疾患を抱えた対象者のADLやIADLにおいても、それぞれの課題の難しさの中で、麻痺側のみならず非麻痺側も高緊張に支配されることが多い。これを解決するためには、身体の状況を考慮しないままにさしあたって必要とされる動作を指導するのではなく、ある動作を行う際には知覚と運動が密接に結びついていることを対象者自身にあらためて体験してもらうことが大切である。セラピストの一つの目的は、行為は環境との相互作用として成立するという事実に目を配り、知覚-行為循環をもとにした身体反応を導くことである。その中で、対象者の能動的・自律的な活動を再構築していくことが大切ではないだろうか。

2　知覚-行為循環とは

　人間はなぜスムーズに動けるのだろう。もちろん"意識的に"手足を動かすことはできる。しかし、意識的に身体を動かすことだけでスムーズな動きが可能になるだろうか。今、筆者は書斎の椅子に座ってパソコンに向かっているのだが、意識的な動きだけでキーボードを打つことができるのではない。キーを打つ際には、適度な動きによる指先の力の調整が必要である。しかし、その力の程度を一つひとつ考えながら加減していたのではスムーズな動きはとてもできない。脳のフィードフォワード系とフィードバック系が相互に働いて、指

先から受けた抵抗感を瞬時に把握し、運動出力の適合状態を絶えず修正しているからこそ、"何も考えずに"文章を打つことができるのである。

こうしたことは何も指先だけに限らない。足底面や座面でも同様のことが行われている。座位という姿勢の中では、適度な接触を知覚し、指先・上肢の活動を保障する体幹・下肢が適切な筋収縮を行っているのだ。当然それは意識的に行われているものではない。知覚と行為の循環の中で、いわゆる自然な動きとして成り立っているのである。

これらのことは、身体を取り巻くあらゆる環境の中で起きている。行為は環境との探索相互作用として循環しながら成り立ち、それがあるからこそスムーズな活動が可能となっている。つまり、知覚と運動は切っても切り離せない。どちらか一方のみで働いているものではなく、同時に機能するものなのだ。動いているから知覚があり、知覚があるから運動があるといえる。これが知覚-探索活動である。

3　対象者はどうなっているのか

中枢神経系疾患をもつ対象者は、こうした過程に歪みが生じている。脳に損傷があるということは中枢神経系におけるさまざまなネットワークの働きに支障をきたす。知覚的側面に目を向けた適切な動きを学習するチャンスが少ない場合、対象者は非麻痺側によって無理な姿勢で寝返ろうとしたり、起き上がろうとするだろう。対象者は発症後、脳損傷による弛緩性麻痺となることが多い。皮膚や関節から受ける感覚入力は鈍麻もしくは脱失となる。そのような状況下で「動く」ということはどういうことなのか。

人間はさまざまな感覚情報をもとに動いている。この中でも特に、手触りや筋肉・関節の動きといった触-運動覚の情報が途切れてしまえば、われわれの生活は想像以上に難しくなるであろう。そうした現象は、例として視床出血による感覚脱失・重度鈍麻の対象者を観察するとよくわかる。何かを麻痺手でつかもうとする場合、手指MP関節の屈曲、IP関節の伸展が過剰となり、つかみきれない。手掌からの感覚情報が適切に入力されていないため、視覚の誘導により動作を開始することはできるが、その調整が困難となり、結果的に行為の遂行に過剰な力が入って対象物を弾いてしまうことになりやすい。こうした動きは、非麻痺側の連合反応に結びつき、異常な高緊張状態となる。そうなれば、筋・関節から受ける触-運動覚の情報はますます不適切なものとなり、運動を行うような状態にはならない。

つまり、中枢神経系疾患をもつ対象者によるいわゆる努力的な動きは、知覚-行為循環が適切に機能していないということが原因になっていると考えられる。

4　神経リハビリテーションという考え方

運動機能の回復のためには、脳の可塑性に目を向けることが必要である。脳の可塑性（plasticity）とは、神経回路の柔軟な長期的変化を指す。plasticityはplasticが語源であり、プラスチックのように弾力があるという意味だ。つまり、外からのバランスのとれた刺激・情報に対して、脳はソフトに反応してシナプスを活性化する。それは、神経細胞と神経細胞のつなぎ目。その神経回路の増大や、ネットワークが変化することも「脳の可塑性」と呼ぶ。リハビリテーションの現場では、対象者の内部において常にありえることではないだろうか。また、これは自然回復の中でも起こっているが、リハビリテーションにおいて対象者が何を経験するか、つまりどのようなことを学習するかによって、中枢神経系の再構築のしかたが変わってくると推測できる。

序論

　神経リハビリテーションは、1980年代を皮切りに発展を遂げてきた。まだまだ解明の余地があるものの、脳のマッピング変化の発見から20年以上が経ち、少しずつではあるが「光」が見えてきた。中枢神経系疾患の治療において、可塑性は十分にありうることである。

　1984年（昭和59年）にMerzenichら[1]は、サルの第2指と第4指の領域を切断した後、それらが第3指の領域を占めるように変化するという脳のマッピング変化を発表している。その後、1987年（昭和62年）にSasakiら[2]はサルの運動野だけを冷却すると、体性感覚野の活動の増大により麻痺は起こらないと唱えている。1991年（平成3年）にはCholletら[3]が、同側の運動経路が脳損傷後の回復過程に関与していることを突きとめた。1995年（平成7年）、Elbertら[4]は左手で弦楽器を演奏する人間は、右手よりもマッピングが大きいことを発表している。また同年にLiepertら[5]は、足関節の固定による実験において皮質レベルでその領域が減少するという、不使用の危険性も示唆している。1996年（平成8年）にNudoら[6]は、サルに脳損傷を人工的に起こさせ、訓練前後の一次運動野の再現部位を調査した。指を使用する訓練課題では支配する領域の拡大がみられ、前腕を使う訓練課題でもその領域が拡大することを確認した。これは世界的に画期的な出来事であった。それ以降も、多くの発表がされている。2008年（平成20年）に伊佐[7]は、サルの皮質脊髄路を損傷させると、同側の運動野あるいは運動前野が機能代償となって回路が再編され、手指の精密把持機能が回復することを証明した。

　興味深いこととして大島[8]は、国連の「育児幸せ協会白書」の中の前頭連合野の可塑性の年齢変化を紹介している。「三つ子の魂百まで」といわれるが、確かに可塑性の変化は3歳前後に著しい。そして10歳前後から下降線となるが、それを問題視するのではなく、その後も可塑性の変化は存在しうるので、時間をかけて子どもを育てることが大切であると提言している。しかし、**図1**では100歳になっても可塑性は存在するということになる。たしかに3歳前後の脳の可塑性とは比べものにならない。しかし、大島[8]は「大切なことは、年をとってもゼロにはならないことだ」と述べている。

　著者らは、脳出血後片麻痺対象者の治療効果判定にf-MRI（functional MRI）を活用している。課題1では麻痺側手指にてスポンジボールを把持し、左一次運動野・一次体性感覚野・補足運動野周辺に若干の賦活を認めた（**図2a**）。課題2では麻痺側の母指球部分に対して、割り箸でこする刺激を入力し、左一次体性感覚野周辺には賦活が認められない画像を評価した（**図2b**）。そして、麻痺側上肢・手を積極的に使用する作業療法を行い、その経過を追う。課題1では左一次運動野・一次体性感覚野・補足運動野・左運動野周辺に広範の賦活が認められた（**図2c**）。課題2では左一次体性感覚野・左運動前野・両側二次体性感覚野周辺に賦活を認められた（**図2d**）[9]。

　これらの結果を考慮すると、「神経リハビリテーション」が浸透しつつあることがわかるだろう。しかしながら、これは目の前で起きている対象者

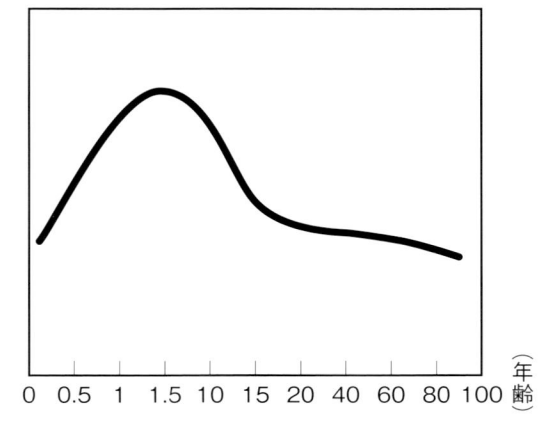

図1　前頭連合野（ソフトウエア）の可塑性の年齢変化（文献8より引用）

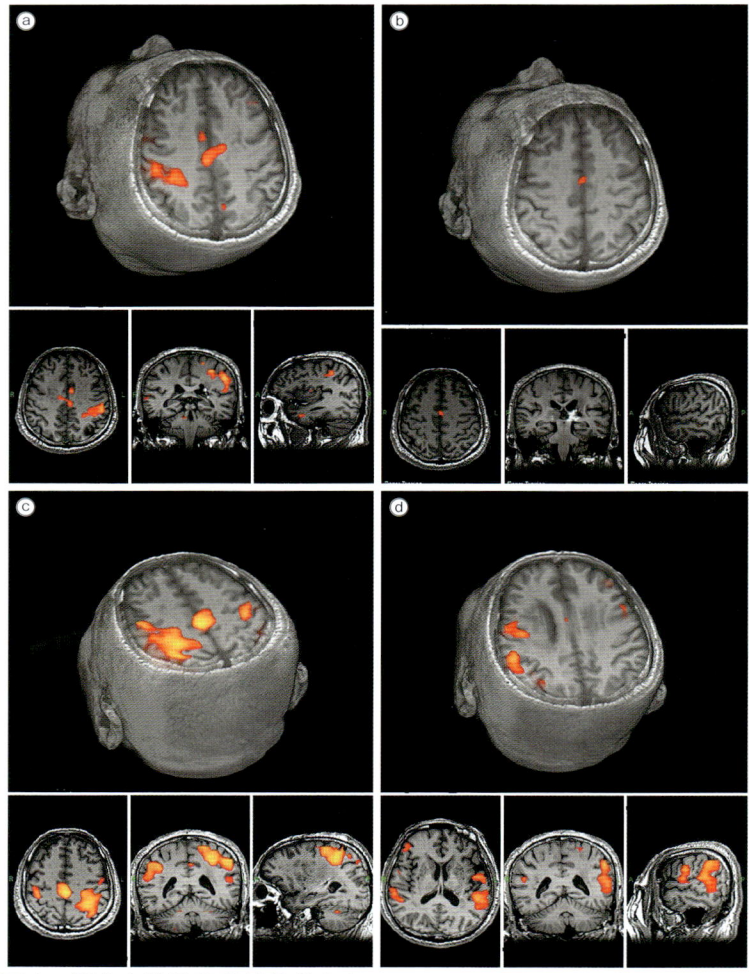

図2 脳出血後片麻痺対象者のf-MRI
a：麻痺側手指にてスポンジボールを把持した場合
b：麻痺側の母指球部分に対して割り箸でこする刺激を入力した場合
c, d：麻痺側上肢・手を積極的に使用する作業療法を行った場合

の変化を予測し、神経リハビリテーションの効果を現実化するための挑戦である。そして近い将来、より身近なものとしてセラピストの治療背景になることを確信している。臨床場面が理論的になり、結果として起こっていることがより実証されることを切に願っていることは、筆者だけではないはずだ。このことは、臨床場面においての科学的裏づけの切望でもある。

5 脳の可塑性を呼び起こすために、知覚は重要な情報である

松田[10]は「一般に、感覚（sensation）とは、眼や耳などの感覚器官の基本的な機能として、環境の情報を担う物理化学的エネルギーを感受し、環境についての比較的単純な経験をもたらす生体と環境との最初の接点における機能であり、知覚

（perception）とは、感覚をもたらす環境情報の様態や他の情報との相互作用、さらには既有の知識などの影響を受けた比較的複雑な、いわば、感覚的経験の適切な解釈にかかわる機能である」と述べている。赤松[11]は、「知覚とは感覚情報と過去にもっているテンプレートとのマッチングの結果得られる recognition（再認）というものではなく、身体の統一性の相関項としての相互感覚物なのであり、感覚運動統合による人と「もの」との統合状態ということができる。そしてそのとき、「もの」とわれわれとは全体として一つのシステムとなり、それによってわれわれは自由にふるまえるのである」としている。これは、対象物と身体が同化していることが基本であるということを示している。

つまり、同化している知覚情報とは環境との接触の連続であること。そのためには環境の中に存在する情報（外部環境・重力等）に対して、身体機能における支持面や対象物などから受ける抵抗感の継続した変化が起こっているということが重要といえる。

対象者は発症直後から中枢神経系の再編は起こっているものの、決して同じ障害像にはならない。動き方や麻痺の程度、感覚の状態や精神状態なども対象者ごとにそれぞれ異なる。CTやMRIの画像診断で損傷部位がわかったとしても、治療において参考にはなるが、具体的な治療方法を決定するわけではない。脳の可塑性に働きかけ、運動の変化を促していくにあたっては、セラピストの関わり方が大きく影響する。われわれの接し方によって損傷後の中枢神経系のあり方も変化するといえるだろう。これといった治療戦略をもたずに無造作に身体を動かせば、それなりの感覚情報の入力しか期待できない。適切な知覚の体験がなければ、麻痺側の機能は改善せず、非麻痺側による代償動作を身につけることになってしまう。だからこそ、対象者の一人ひとりに対しての個別の治療が重要であり、セラピストの果たす役割は大きいといえる。

中枢神経系の適切な再構築を図るために、セラピストはどのようなことを意識して治療に取り組んでいくべきなのか。それは対象者に「動くための知覚」を提供すること、つまり、動作を行うにあたっては適切な感覚情報の入力が必要であることを対象者にあらためて経験してもらうことである。セラピストは、対象者が感じることのできる「知覚」を探り、運動能力を向上させるための適切な学習課題へと導く。そして効果的な中枢神経系の再編を促し、実用活動の獲得へとつなげていくことが求められるだろう。

6　対象者とともに動く、そして本人が気づくこと

運動を誘導する、つまり知覚情報を手で直接介入することは日常生活でも多く見受けられる。例えば、習字の先生が生徒の手背に手を添えて、「ここではねるのよ、ここでは止めるよ」と課題遂行をリードする。もちろんスポーツでも大いに活用されている。野球でもテニスでも相撲でも、指導者は手取り足取り介入するだろう。

子どもの発達においても同様で、小さいころに、両親や兄弟に自転車の乗り方を教わった人は多いだろう。後部座席に手を添え、「よし、○○ちゃん、こいでごらん」と。子どもは、一生懸命に自転車をこぐ。うしろでしっかりと支えてくれている安心感もあり、目の前の道を凝視する。うしろで支えている介助者は、「いつ放してやろうか」などと考えていることだろう。いつしか、その手が放れ子ども自身で運転している。しかし、子どもはいつ、手を放されたかはわかっていない。気がつくと、「あれ？　自分だけの力で自転車が運転できる」、「こうやったら、できるんだ」と感じる。これこそ、運動学習である。

われわれの作業療法も、同じではないだろうか。もちろん、言葉での誘導もある。しかし、それだけではままならないことも多い。口頭指示は、熟練が必要だ。どのタイミングで、どのくらいの言葉をかけるかによって、対象者は混乱するかスムーズに受け止められるかが決まる。原則は、課題の成功・達成があって対象者は本物の言語で表現し、運動を再現できる。脳損傷後であるから再学習といえるが、病後の身体は初めて実感・体験する感覚なのだ。それを忘れてはならない。「自分が動ける」という知覚情報が入力されるからこそ、「ああ、こういう感じなんだ」という気づきが生まれる。

文献

1) Merzenich MM, et al：Somatosensory cortical map changes following digit amputation in adult monkeys. J Comp Neurol　224：591-605, 1984
2) Sasaki K, et al：Plasticity of cortical function related to voluntary movement motor learning and compensation following brain dysfunction. Acta Neurochir Suppl（Wien）41：18-28, 1987
3) Chollet F, et al：The functional anatomy of motor recovery after stroke in humans：a study with positron emission tomography. Ann Neurol　29：63-71, 1991
4) Elbert T, et al：Increased cortical representation of the fingers of the left hand in string players. Science　270：305-307, 1995
5) Liepert J, et al：Changes of cortical motor area size during immobilization. Electroencephalogr Clin Neurophysiol　97：382-386, 1995
6) Nudo RJ, et al：Neural substrates for the effects of rehabilitative training on motor recovery after ischemic infarct. Science　272：1791-1794, 1996
7) 伊佐　正：ブレインサイエンスレビュー 2008：運動制御回路の構造・機能と損傷後機能代償．(財)ブレインサイエンス振興財団, 2008, pp73-90
8) 大島　清：月間保団連 2005 No.876　国連：育児幸せ協会白書より http://www.tvk.ne.jp/~junkamo/new_page_488.htm
9) 山本伸一, 他：作業療法における神経リハビリテーションの「今」～ボバースコンセプトから～．OTジャーナル　43：323-331, 2009
10) 松田隆夫：知覚心理学の基礎．培風館, 2000, pp1-2
11) 赤松幹之：人と「もの」とのハプティック・インタフェース-生存と自己表現のための知覚．協同医書出版社, 2000, pp217-220

第1章

神経−筋再学習

1 神経-筋再学習の基礎
どんな機序で回復するのか

丹羽正利
杏林大学・作業療法士

1 中枢神経系と運動

脳は運動、学習、認知、記憶、思考、言語など複雑な機能をこなすが、それらの機能を支えている最も基本的な細胞は神経細胞である。神経細胞には情報を受け取る樹状突起と情報を送り出す軸索があり、神経細胞と神経細胞の接点はシナプスであり、そこで次の神経細胞に情報が伝達される。出血、梗塞、外傷などによって脳に障害が起きると、障害を受けた領域の神経細胞が死滅する。その死滅した神経細胞が、リハビリテーションや運動学習によって新しい神経細胞にとって代わるという見方は現在のところ可能性は低い。特に成人の大脳新皮質については、神経細胞はほとんど新生しないようである。失われた機能を取り戻したり、新しい課題を学習したり、新しい環境に適応するとき、神経細胞に何らかの変化が起き、脳全体の変化が起きると考えられる。現在のところその変化はもっぱらシナプスで起きていると考えられている。ここでは、そのような脳の変化（可塑性）を理解するために、まずはじめに中枢神経系が行う運動のしくみや、それが壊されたときの運動障害について簡単に概説する。

1）大脳皮質と運動

大脳の表面には神経細胞層がある大脳皮質、深部には大脳皮質内および皮質下領域との連絡線維がある大脳白質がある。大脳半球は、外側溝、中心溝、頭頂後頭溝により前頭葉、頭頂葉、後頭葉、側頭葉に分けられる。左右の大脳半球は内側面の中央部で脳梁によって連絡している。

中心溝の前部の回を中心前回といい一次運動野に相当する。この部を刺激すると身体の反対側に運動が起こり、刺激部位と運動が起こった部位を一次運動野で再現すると、頭を下に下肢を上にした運動野マップができる。唇、口、手、手指などの微細な運動を行う部位は広い面積を占め、体幹、下肢などの粗大な運動を行う部位は狭い面積しか占めない。このような大脳皮質での規則的配列を体部位局在と呼ぶ。一次運動野にはBetzの巨大錐体細胞があり、これは錐体路の起始細胞で、下行路は延髄・脊髄移行部で交叉し、脊髄を下行し運動ニューロンを支配する。片側の運動野が障害されると、反対側の運動麻痺が起こる。

一次運動野の前方の領域は運動前野と呼ばれる領域がある。運動前野は背側運動前野と腹側運動前野に分かれている。これらの2領域は他の大脳皮質や視床の異なった領域から入力を受け、機能も異なっていることが解明されてきている。例えば、背側運動前野では、眼の前にある物体に向かって到達運動を行うとき、その運動の方向を反映する活動が観察されている[1]。腹側運動前野は、

到達運動を行おうとするとき、視覚でとらえた目標の空間位置情報を運動に必要な身体位置変化情報に変換する過程で働くと考えられている[2]。運動前野の前方には、眼球運動の発現と調節に関与する前頭眼野がある（図1a）。

大脳を内側からみると、補足運動野がみられる。その前方には、前補足運動野がある。補足運動野は、体性感覚入力に強く応答し、単純な動作よりも複雑な時間構成を必要とする動作に活動が高くなるのに対し[3]、前補足運動野は、視覚入力に強く応答し、動作の手順を新たに学習するときや、動作の状況や要求が変化したときに活動が高まる[4]。これらの運動野は帯状溝よりも上にあり、帯状溝に埋まった領域に、帯状皮質運動野がある。帯状皮質運動野は、大脳辺縁系の情報から情動、内的欲求や身体の状態を統合・処理して、前頭前野の情報も参照し、個体が必要とする運動の情報を複数の運動野へ送り込むという働きがあると考えられている（図1b）。

2）脳幹と運動

延髄、橋、中脳を脳幹という。間脳（視床と視床下部）を含めることもある。網様体は脳幹に広く存在し、脳幹網様体と呼ばれる。脳幹網様体は上行路・下行路からの入力を受けるほか、循環・呼吸・体温調節などの自律神経機能にも関与する。さらに睡眠や覚醒および意識のレベルを調節する。特に意識の保持は外界の感覚入力を視床から大脳皮質に伝え、脳を賦活しているので上行性網様体賦活系といわれる。延髄網様体は大脳皮質、大脳基底核および小脳からの入力を受けてγ運動ニューロンの活動を調節し、伸筋張力の抑制を行う。一方、中脳網様体は促通を行う。筋緊張は両者のバランスにより保たれる。

運動を行うには、適切な姿勢が保たれていることが前提となる。姿勢の維持と調節には、脳幹と脊髄が中心的な役割を果たす。ヒトの全身は常に

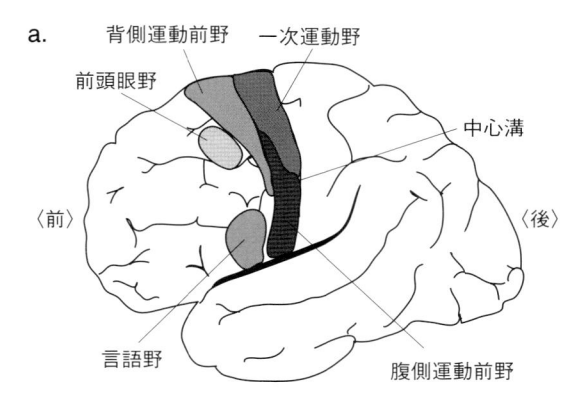

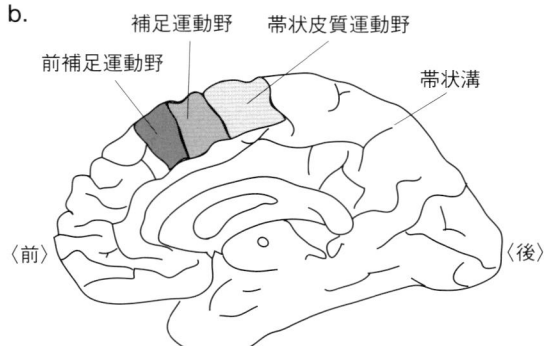

図1 大脳皮質の運動関連領野
aは脳を外側からみた図。bは脳を内側からみた図。

前後・左右・上下に動いているが、それらの動きに対応し多数の骨格筋が働き、全身のバランスをとりながら姿勢を保っている。多くの場合、姿勢の調節は意識されることなく自動的に行われているが、その主役は脳幹にある姿勢反射中枢である。大脳、小脳、脊髄も脳幹の姿勢制御に関与している。頭部が傾いたり、位置が変わったりすると、前庭にある耳石器のレセプターがその変化を捉えて、脳幹の前庭神経核に信号を伝え、そこからの出力信号が頸髄、胸髄、腰髄などに送られ、運動ニューロンの活動を調整する。また、頭部がいろいろな方向に回転すると、内耳の三半規管がその加速度を捉え、前庭神経核に信号を送って、反射性に脊髄の運動ニューロンに出力し、上・下肢の伸筋と屈曲の活動を調整する（前庭脊髄反射）。この反射によって、頭部または全身が動いても、

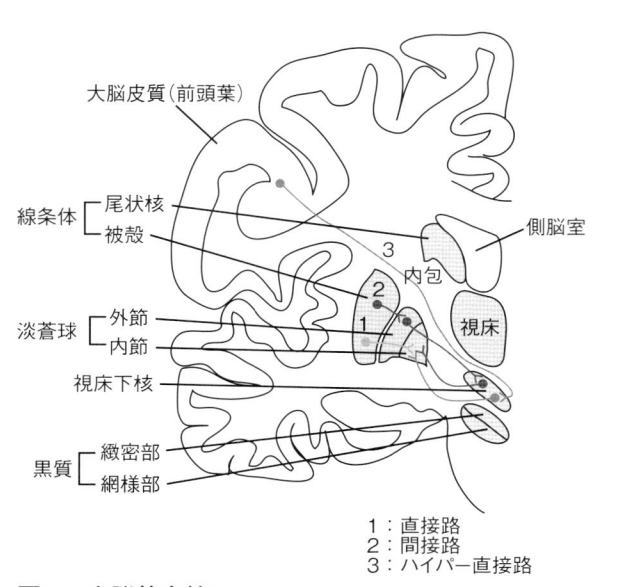

図2 大脳基底核
脳の前額面（片側）。大脳皮質から入力は、3つの経路によって情報処理した後、視床を介して大脳皮質に戻すというループ回路を構成している。

全身のバランスは保たれる。頸部が一方向に傾く、回転する、前屈・後屈するなどの動きをすると、頸部の筋肉にあるレセプターが信号を延髄と脊髄に送り、そこを経由した反射性の出力が四肢筋に送られる（頸反射）。前庭脊髄反射と頸反射相互の干渉の結果、安定した姿勢の維持を生み出す。これらの反射は小脳の制御によって調整されているので、小脳が障害されると姿勢調節に重大な支障をきたす。

3）小脳と運動

運動を遂行するとき、その大きさや方向、速度や時間経過を正しく調整することが常に要求される。小脳はそれらにとって重要な働きをする。入出力の構成から小脳を分類すると、3つに分けられる。第1は前庭小脳で、内耳の前庭から頭部の位置や動きに関する情報を受け取り、その情報を処理し、脳幹の前庭神経核に送る。その出力は姿勢や眼球運動の調節に関与する。第2は脊髄小脳で、全身の皮膚、筋肉、関節の感覚情報を受け取り、ここで処理された情報は脳幹の網様体核と前庭神経核に送られ、そこから脊髄に出力され、身体バランスや自動性の高い運動の調節に関与する。第3は大脳皮質小脳で、大脳皮質から脳幹を経由して小脳皮質に至る。そこで処理された情報は、視床を経由して、一次運動野と運動前野に送られる。この系は随意的な運動の調整や組み立てに関与する。小脳が壊れても麻痺が生じることはないが、四肢の筋緊張が低下し、運動の開始が遅れ、運動の調節がうまく行えなくなり、姿勢の維持が不安定となる、などの症状がみられる。

4）大脳基底核と運動

大脳基底核は、大脳白質の深部に位置し、大きな領域を占める神経核群である。外側から尾状核と被殻からなる線条体、内側にいくと淡蒼球（内節と外節）、視床下核、黒質（緻密部と網様部）があり、基本的にこれらの4つの核から成り立っている。

大脳基底核は大脳皮質から入力を受けて、その情報を処理した後、視床を介して大脳皮質に戻すというループ回路を構成している。大脳皮質からの入力部は線条体と視床下核であり、出力部は淡蒼球内節と黒質網様部である。線条体から淡蒼球内節への直接路、線条体から淡蒼球外節と視床下核を順に介して淡蒼球内節に至る間接路、大脳皮質から視床下核を経由して淡蒼球内節に行くハイパー直接路の3つの経路がある（図2）。

これまでの研究により、直接路は運動を引き起こすのに対し、間接路とハイパー直接路は不必要な運動を抑制し、必要な運動が起こるのを助けていると考えられている。大脳基底核が障害されると、運動が開始しにくくなったり（パーキンソン病）、逆に意思に反した不随意運動が起こるようになったりする（ハンチントン舞踏病）。筋緊張にも異常が生じ、過緊張になったり、低緊張になったりする。

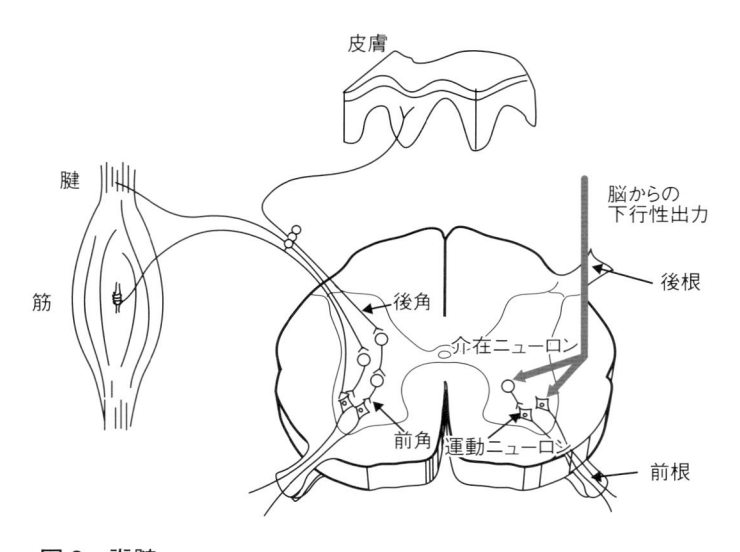

図3　脊髄
右は下行性出力から運動ニューロンへの入力。左は筋紡錘、腱紡錘、皮膚などの末梢受容器から運動ニューロンへの入力。

5）脊髄と運動

　運動は筋肉の収縮によって実現する。その収縮を調整しているのは脊髄前角にある運動ニューロンである。運動ニューロンが活動すると、その信号は運動神経を伝わり、終板を介して筋肉に達し、筋収縮を生ずる。その運動ニューロンの活動は、大きく分けて2種類の入力によって調整されている。1つは、脳から出力され脊髄を下りてくる系、もう1つは、筋肉、関節、腱、皮膚などに存在するセンサーの信号を伝える系である。運動障害とは、運動ニューロンの出力そのものが障害されることにより、あるいはそこに入ってくるさまざまな入力の障害によって起こる。脳からの指令は下行路を通って脊髄に伝達され、運動ニューロンや介在ニューロンに接続する（**図3**）。

　脊髄反射は自動的な運動であり、四肢の姿勢を保ったりするが、それらの働きは脊髄より上の上位中枢によって制御されている。大脳の一次運動野や運動前野、補足運動野は、脊髄反射を形成する反射中枢に対して出力を送り、反射の強弱を調整する。脳障害で腱反射が亢進したり減弱したりするのはそのためである。上位ニューロンの切断により、脊髄の運動ニューロンは抑制を除かれた状態におちいる。そのため骨格筋に反射の亢進が出現するほか、痙性麻痺、筋緊張亢進、痙縮、Babinski反射などの病的反射などが出現する。

6）下行路（錐体路と錐体外路）

　中枢神経系の下行路は錐体路と錐体外路からなる。錐体路は随意運動をつかさどる主伝導路である。錐体路を構成する線維は大脳皮質由来であり、錐体線維の40％が運動野からの線維であり、ほかは運動野以外の皮質に由来する。錐体路は内包を通り抜け、脳幹を下降し、延髄下端で大部分は交叉して反対側の側索を下降する外側皮質脊髄路となり、運動ニューロンあるいは介在ニューロンに接続する。一次運動野や内包が脳出血などで壊れると、出血部の反対側の手足に運動麻痺が起こる。錐体路の一部は交叉せずに脊髄前索を下る前皮質脊髄路を形成し、同様に運動ニューロンあるいは介在ニューロンに接続する。

　錐体外路は、錐体路以外の運動神経路の意で、

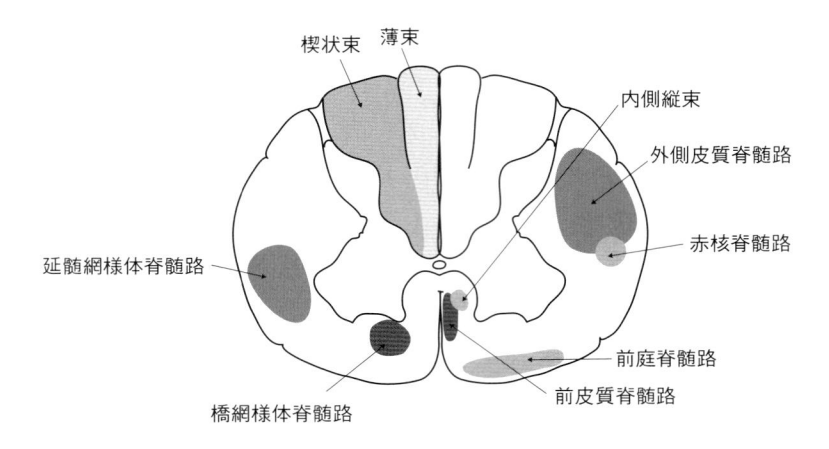

図 4　下行路
錐体路、錐体外路の脊髄内伝導路。大脳皮質、網様体、大脳基底核、前庭核、小脳などからの情報を運動ニューロンへ伝える。

網様体、大脳基底核、前庭核、小脳からの情報を脊髄の運動ニューロンへ伝える伝導路である。これには、大脳とそれ以外の広範な脳の部位からの情報を集め、運動と姿勢調節の両方に関与する網様体脊髄路、大脳と小脳の情報を中継して脊髄の働きを調節する赤核脊髄路、前庭神経核からの情報を伝え、頭の位置や動きの情報をもとにして姿勢の制御を行う前庭脊髄路、上丘とカハール間質核からの情報を伝え、眼球と首の運動の調節をする内側縦束があり、視覚、体性感覚などに加え、筋の緊張や前庭器からの情報が運動ニューロンに集められる（**図4**）。随意運動は、錐体路と錐体外路の両方が正常に機能して発現され、上記の下行路のうちいずれかが壊れても何らかの運動障害が生じる。

2　運動障害からの回復メカニズム

運動を開始するための内的欲求には大脳辺縁系などが関与し、目的に適した手順を指示するのが大脳基底核と考えられる。運動のプログラミングは、前頭前野、運動前野および補足運動野で行われる。ヒトが運動するとき、自らが置かれている状況を認知し、外界の状況とその変化を正しく把握する必要がある。外界からの広汎な情報を整理するのは大脳連合野である。連合野の情報は高次運動野に送られ、高次運動野から一次運動野に伝えられる。この過程によって、発現する運動の意味と目的が備わる。

小脳は、運動野からの指令と実行された運動結果を比較し、その誤差を修正することにより協調運動を可能にする。さらに小脳は、これまでの運動情報を保持することにより、新しい運動学習をスムーズにする。このように、運動は中枢神経系の広範な領域によって実現し、それらのいずれかが壊れても何らかの運動障害が生じる。脳損傷後の運動機能の回復メカニズムに関する研究は、分子生物学、解剖学、生理学などの領域で解明されはじめている。ここでは、最近の研究論文から、神経回路の変化を中心に、脳の可塑性、回復メカニズムを概説する。

1）脳の可塑性

一般的に可塑性とは、変形しやすい性質のことで、外力を取り去ってもひずみが残り変形する性

質のことである。脳の可塑性とは、脳の神経回路の一部が障害されることによって起きた症状を、別の神経回路を発達させ、そのつなぎ方を変えることによってその機能を回復させることである。つまり、それは脳構造の本質的な柔軟性、変化しうる性質のことである。

大脳皮質は、個々人の生活様式に応じた環境変化を通して常に適応するように働いている。すなわち、脳の神経回路内でシナプスレベルの変化を起こし調整している。末梢の変化によって脳の可塑的変化が起こることは以前から知られていた。例えば、サルの第3指を切断すると、体性感覚野における体部位再現が変化し、第2指と第4指の領域が切断した第3指の領域を占めるように変化する（図5）[5]。

また、点字読者では、読字をする指を支配する運動皮質の体部位再現領域が拡大したり[6]、左手指で弦を押さえる弦楽器奏者では、弦を押さえる左第2指～第5指の運動野の体部位再現領域が右の手指の同領域よりも広くなったりする[7]。

これらの事実は、切断などにより末梢が変化したり、身体の特定の部位を使用して運動学習を行ったりすると、その変化に応じて、脳が変化するような可塑性をもっていることを示している。このように脳は、環境や身体部位の変化などによりその構造を変えて適応している。したがって、脳自体が損傷した後にも、その構造や働く領域を変えるような可塑的変化が生じていても不思議なことではない。

従来、脳卒中を発症して片麻痺になると、それによって破壊された神経細胞は再生しないから、片麻痺は治療しても回復はしないという考えが常識であった。そのため、片麻痺者のリハビリテーションは麻痺のない上肢や下肢の訓練をして、歩行や日常生活ができるようにすることが目標とされてきた。しかしながら、1990年代、Nudoら[8～10]の研究グループによって行われたサルを

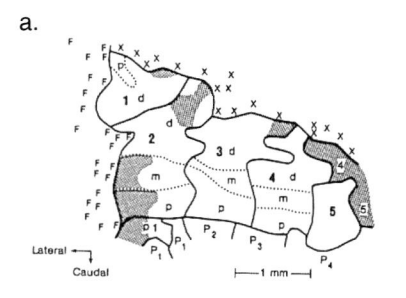

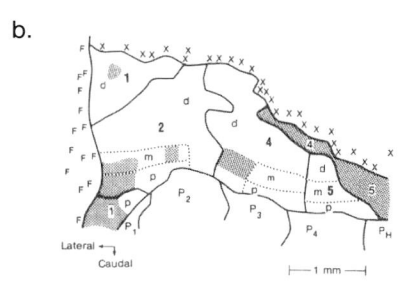

図5　第3指切断によるサルの脳部位局在の変化
（文献5より引用）

a は正常サルの一次運動野手領域の部位局在マップ。b は第3指切断62日後の同領域の部位局在マップ。正常なときの第3指の領域が第2、4指にとって代わっている。1～5の番号は、それぞれの指を示す。アルファベットは指の領域を示す（d：distal、m：middle、p：proximal）。

使った研究によって、脳の一部が破壊されても、損傷していない脳の他の部位が損傷された部位の役割を代行する能力があること、および損傷により生じた麻痺側を訓練することによってその能力が拡大することが明らかにされた。

さらに、脳卒中や脳外傷による手や足の麻痺は、発症後6カ月でプラトーに達するというのが定説であった。ところが、発症後6カ月経ってもまだ少しずつよくなっていく傾向があること、さらに麻痺のレベルが強い対象者のほうが回復のスピードが遅く長期の訓練が必要なこと、発症後時間が経過した後から開始した訓練でも、早期から開始した場合ほどではないが十分に効果があることなどが明らかにされた[11, 12]。このように脳卒中になっても麻痺は十分に回復し、また6カ月以上経った場合でも回復する可能性があることが科学的に証明されてきている。

脳梗塞や脳出血などによって大脳皮質が損傷し

たとき、大脳皮質のマップの再構築が起こる。損傷前には一定の入力のターゲットであった大脳皮質が消失するので、行き先を失った入力が周囲の残った大脳皮質に入り込むことによって大脳皮質の体部位局在マップの再構築が起こる。部分的に大脳皮質が損傷されると、損傷された領域の近傍と遠方の領域が活躍することによって、大脳皮質のマップが再構築されると考えられている。

2) 脳損傷の回復メカニズム

脳の可塑性について、脳の中で何が起こっているのかということを調べるために、対象者の臨床的な研究だけでは不十分で、動物の脳を用いた研究が行われている。特に最近は、ヒトに近い脳と身体構造をもつサルをモデルとして用いて、そのメカニズムを調べる研究が多い。

1990年代、脳の可塑的変化から、リハビリテーションの科学的効果を証明した有名な研究がアメリカで発表された。サルを用いて一次運動野の手の領域を破壊し、小さな孔に入っている餌を、指先を使ってつまんで取る訓練を進めると、運動野の破壊後20日近い訓練の後に安定した回復が観察された。運動野を微小電気刺激することによって手の運動を引き起こす領域を調べると、破壊後リハビリテーションしなかった場合には、手の領域は縮小するが、リハビリテーションした例では、破壊前に比べて手の領域が拡大することが確認された[8～10]。これによって、リハビリテーションの科学的根拠が証明され、リハビリテーションによって脳を変えることができるということが一般的に受け入れられた。

さらに最近、サルを用いた行動学的解析をした別の研究でも、一次運動野を損傷した後、一時的には重篤な運動麻痺が生ずるが、損傷後に積極的な運動トレーニングを行うことによって、手や指の巧緻動作、特に第1指と第2指の対向による指先での把握の回復が促進されることが明らかになった[13]。このように、回復が難しいとされている手の巧緻動作においても、サルでは回復が確認されている。

脳の支配領域の大きさの変化だけでなく、損傷によって脳のどの部位が働くかというような回復過程中の脳内メカニズムについても調べられている。サルの皮質脊髄路に損傷をつくると、反対側に強い麻痺が起こり、指先を使ってつまむことができなくなる。しかし、その後、つまむ訓練を繰り返すと、約1カ月のうちにつまめるようになる。そのときの脳の内部をポジトロン断層法（PET画像）で調べた研究によると、回復初期では両側の一次運動野に活動の増加がみられ、回復後期には、損傷側の一次運動野と両側の運動前野腹側部の活動が増加した（図6）[14]。

つまり、回復初期には、普段は抑制されていてあまり活動していないと考えられる麻痺側と同側の一次運動野の経路が活用され、回復後期には、それらの経路の活用を止め、損傷側の別の経路を活用するようになると考えられる。したがって、適切な訓練によって、回復のために脳は残存機能を活用するように働くこと、および時期によりその働く部位が変化することが明らかになった。

また、前述の回復過程中、つまむ動作を分析した結果において、回復初期には、感覚入力をきっかけにしたフィードバックの調節によりつまむ動作を行うが、訓練を行うことによって、徐々にフィードフォワードの制御を回復していくことがわかった[14]。したがって、リハビリテーションの臨床場面でも、回復初期には感覚入力をふんだんに取り入れた促通訓練から、徐々にフィードフォワードの制御ができるような訓練へと移行するなどの、時期による違いを明確にしていく必要があるであろう。

一次運動野を損傷した場合、運動前野や反対側の大脳皮質の活動が重要なようである。一次運動野の損傷領域が大きくなると、その働きを代償す

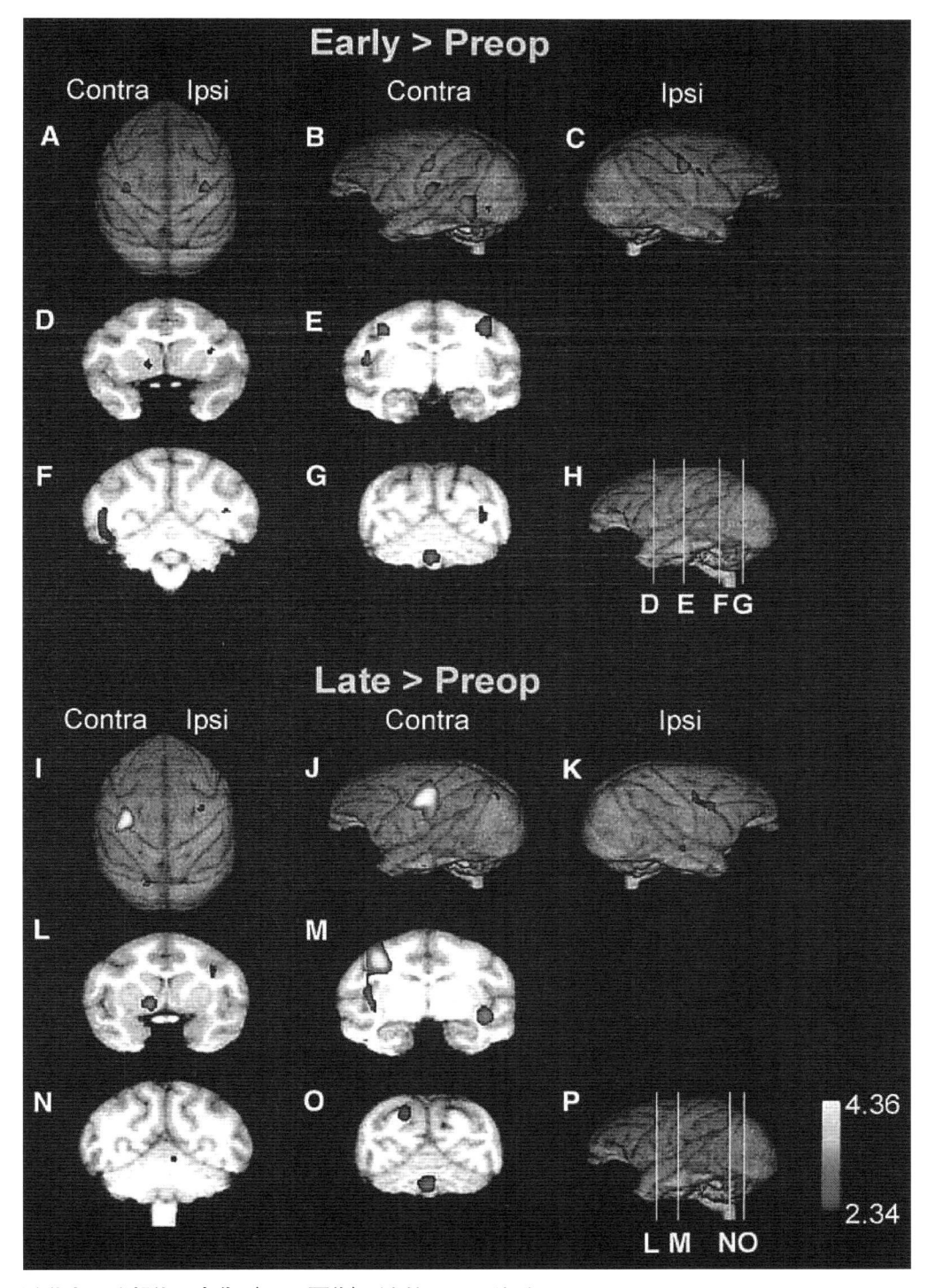

図6 活動する脳部位の変化（PET画像）（文献14より引用）
上（Early>Preop）は、回復初期（1カ月）に活動が増加する脳の部位。本来活性化される脳の部位（Contra）の活動も増加しているが、反対側（Ipsi）の脳の活動も補うように高まっている。下（Late>Preop）は、回復安定期（3カ月）に活動が増加する脳の部位。本来活性化される脳の部位（Contra）の活動がさらに高まる。活性化される領域が損傷前よりも広がっている。

第1章　神経-筋再学習

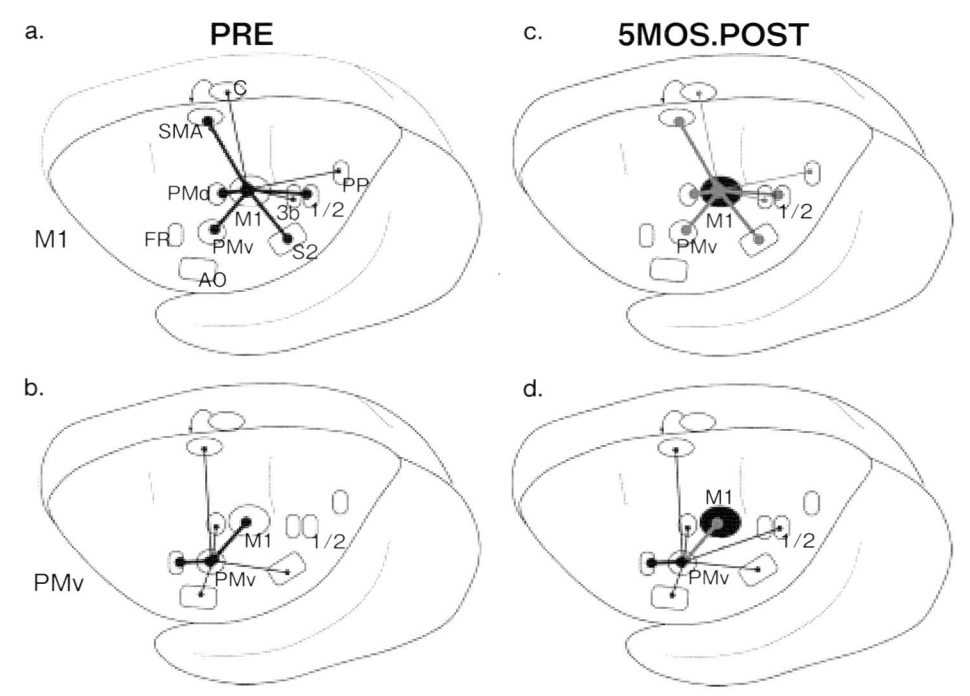

図7　M1（一次運動野）の虚血性損傷後の皮質内可塑性（文献21より引用）
aは、損傷前のM1と他の皮質領域との相互関係。bは、損傷前のPMv（腹側運動前野）と他の皮質領域との相互関係。cは、損傷5カ月後のM1と他の皮質領域との相互関係。M1とのそれぞれの結合はなくなる。dは、損傷5カ月後のPMvと他の皮質領域との相互関係。PMvとS1（一次感覚野）の間、特に領域1/2との間に新しい結合ができあがる。3b, 1/2：一次感覚野、S2：二次感覚野、PMd：背側運動前野、PMv：腹側運動前野、SMA：補足運動野、C：帯状皮質運動野、PP：後頭頂葉、FR：前吻側領域、AO：前弁蓋部。

る腹側運動前野の活動する領域が大きくなることが報告されている[15]。また、損傷領域が大きい場合、回復には反対側の大脳皮質の働きが関与していることが報告されている[16]。一次運動野の損傷が小さいと、一次運動野の残された領域が代償するように働くが、損傷が大きいと、大脳皮質のほかの領域、特に運動前野や反対側の大脳皮質が働くと考えられる。これらの事実は、脳卒中後、回復レベルの良い片麻痺者と、損傷領域の大きな回復レベルの悪い片麻痺者で、脳の活動領域を比較検討した研究によって、ヒトでも確かめられている。回復の良い対象者は損傷部位の近傍が主に活動していたのに比べ、回復の悪い対象者は反対側の脳に活動がシフトしていることが明らかにされている[17, 18]。画像による損傷部位の位置だけ

でなく、3次元的な損傷領域の大きさや広がりなども考慮して、対象者のリハビリテーションを検討していく必要がある。

回復過程中の脳の可塑性をシナプスレベルで調べた研究もある。ラットにリーチング課題を訓練し、大脳皮質の運動野のマップを、訓練した群と訓練しなかった群で比較した。その結果、サルの場合と同様、訓練により手指の領域の拡大がみられ、その領域の1個の神経細胞あたりのシナプスの数が有意に増加していることが発見された[19]。このように大脳皮質で起きる可塑性の主役はシナプスであると考えられている。

また、サルを用いた一次運動野を損傷させた後の皮質間線維連絡の変化をシナプスレベルで調べた研究によると、正常では観察されなかった腹側

運動前野と一次感覚野のシナプス結合が発見された[20, 21]（図7）。前述の回復後期に観察された両側の運動前野腹側部の活動に一次感覚野が関係しているかもしれない。

3）脳の可塑性とリハビリテーション

脳損傷後の可塑性が起こりやすい時期を調べた研究がある。片側の脳を損傷させたラットを用いて、前述のようなシナプス変化の起こる時期を解析すると、そのような変化は、損傷後約2週間ではじまり、その後1カ月でシナプスの数の増加が起こることが明らかにされた[22]。サルを用いた脳損傷モデルによって、訓練の時期を遅延させた群をつくって調べた研究から、訓練をはじめる時期については、早期から開始したほうが、回復レベルが高いという結果が出ている[11]。

以前、ラットを使った研究で、脳損傷後早期からの過度の麻痺側の使用は、回復にとって有害となることが報告されている[23]。しかしながら、今のところヒトやサルでそのような報告はない。ヒトの場合、脳損傷後早期から過度の訓練ができるとは思えないし、今までのところ、損傷後1～2週間から1カ月の間、すなわち脳内の変化が起きやすい時期に行われる訓練が最も効果的と考えられる。そして、その後の引き続いて行われる訓練が、回復スピードは徐々に緩やかになりながらも、運動回復を導いていくものと考えられる。

また別の観点から、ラットを用いた脳損傷の機能回復を調べた研究によると、広いゲージや餌箱などを備えた豊かな環境で、豊富な訓練時間を与えたことによって、麻痺した前肢の機能がより改善し、非損傷側の錐体細胞の樹状突起の増加が観察された[24]。環境と訓練量が、回復にとって重要な要因であることがわかる。

しかし、サルを用いた研究で、段階的に設定された難易度に基づいて手の訓練をすることによって、一次運動野の手の領域の拡大がみられたとの報告がある[10]。したがって、やみくもに訓練開始時期を早めたり、訓練時間を増やせばいいというものではなく、時期ごとに対象者のレベルを適切に把握した適切な難易度の訓練が効果的であると考えられる。

ヒトの脳障害の場合、自分が意図した筋肉だけを動かそうと努力すればするほど、それ以外の筋肉も収縮してしまい、意図した運動が達成されないどころか、それが継続的に起こるとWernicke-Mann肢位に代表されるような肢位をとるようになり、悪くなると拘縮ができ動きにくくなる。したがって、対象者が自分本位に努力性に訓練すると、結果的に回復を阻害する可能性があり、ある程度の技術と知識をもったセラピストの介入が必要である。セラピストが、対象者の意図した運動を実現するために、対象者の麻痺した手足をうまく操作するのが促通手技である。そのとき、機能回復を実現するために、脳の可塑性が最大限に生かされ、対象者の中枢神経系では、意図した運動の実現に必要な神経路だけが興奮を伝え、他の神経路は抑制され、目標とされる運動性下行路の興奮水準が高まっていることであろう。

最近、サルの前頭葉（腹側の運動前野の一部）で奇妙なニューロン活動が記録された。このニューロンはサルが運動するときに活動するだけでなく、サルがヒトの行う動作を見ているときにも活動した。サルはヒトが餌を指でつまむ動作を視覚的に見ているとき、ヒトが行った動作を自分が行った動作と同じであることを理解していたと解釈できる。このような活動を示すニューロンはミラーニューロンと名づけられた[25]。ミラーニューロンは、相手の脳が行っている運動制御の内的な状態を推定し、自分の運動の表象を使ってリハーサルする役割をもっていると考えられる。ミラーニューロンの機能解明がさらに進めば、脳卒中後遺症からの回復過程の効率性を高められる可能性が期待される。

今後、より科学的根拠のあるリハビリテーションの出現がさらに重要になってくることであろう。機能回復過程を促進する因子として、注意・モチベーション・報酬系などの認知機能の重要性も挙げられている。訓練をすれば回復が得られるというエビデンスが数多く出れば、対象者やセラピストのモチベーションもさらに上がることであろう。脳損傷後の機能回復には、脳内神経ネットワークの機能的再構築という脳の可塑性が重要である。脳の可塑性を促すために、より効果的な促通手技や感覚刺激、外部環境の調整などを考案する必要がある。おそらく、動物を用いたどんな基礎研究よりも先に、何が効果的かということをセラピストの手が知ることであろう。今後も臨床の現場と大学等の研究機関が協力して、世界にリハビリテーションの科学的効果を実証していこう。

文献

1) Wise SP: The primate premotor cortex: past, present, and preparatory. Annu Rev Neurosci 8: 1-19, 1985
2) Kurata K, et al: Reacquisition deficits in prism adaptation after muscimol microinjection into the ventral premotor cortex of monkeys. J Neurophysiol 81: 1927-1938, 1999
3) Shima K, et al: Both supplementary and presupplementary motor areas are crucial for the temporal organization of multiple movements. J Neurophysiol 80: 3247-3260, 1998
4) Picard N, et al: Motor areas of the medial wall: a review of their location and functional activation. Cereb Cortex 6: 342-353, 1996
5) Merzenich MM, et al: Somatosensory cortical map changes following digit amputation in adult monkeys. J Comp Neurol 224: 591-605, 1984
6) Sterr A, et al: Changed perceptions in Braille readers. Nature 391: 134-135, 1998
7) Elbert T, et al: Increased cortical representation of the fingers of the left hand in string players. Science 270: 305-307, 1995
8) Nudo RJ, et al: Reorganization of movement representations in primary motor cortex following focal ischemic infarcts in adult squirrel monkeys. J Neurophysiol 75: 2144-2149, 1996
9) Nudo RJ, et al: Neural substrates for the effects of rehabilitative training on motor recovery after ischemic infarct. Science 272: 1791-1794, 1996
10) Nudo RJ, et al: Use-dependent alterations of movement representations in primary motor cortex of adult squirrel monkeys. J Neurosci 16: 785-807, 1996
11) Barbay S, et al: Behavioral and neurophysiological effects of delayed training following a small ischemic infarct in primary motor cortex of squirrel monkeys. Exp Brain Res 169: 106-116, 2006
12) Hendricks HT, et al: Motor recovery after stroke: a systematic review of the literature. Arch Phys Med Rehabil 83: 1629-1637, 2002
13) Murata Y, et al: Effects of motor training on the recovery of manual dexterity after primary motor cortex lesion in macaque monkeys. J Neurophysiol 99: 773-786, 2008
14) Nishimura Y, et al: Time-dependent central compensatory mechanisms of finger dexterity after spinal cord injury. Science 318: 1150-1155, 2007
15) Frost SB, et al: Reorganization of remote cortical regions after ischemic brain injury: a potential substrate for stroke recovery. J Neurophysiol 89: 3205-3214, 2003
16) Biernaskie J, et al: Bi-hemispheric contribution to functional motor recovery of the affected forelimb following focal ischemic brain injury in rats. Eur J Neurosci 21: 989-99, 2005
17) Cramer SC, et al: Activity in the peri-infarct rim in relation to recovery from stroke. Stroke 37: 111-115, 2006
18) Cramer SC, et al: Somatotopy and movement representation sites following cortical stroke. Exp Brain Res 168: 25-32, 2006
19) Kleim JA, et al: Motor learning-dependent synaptogenesis is localized to functionally reorganized motor cortex. Neurobiol Learn Mem 77: 63-77, 2002
20) Dancause N, et al: Extensive cortical rewiring after brain injury. J Neurosci 25: 10167-10179, 2005
21) Nudo RJ: Postinfarct cortical plasticity and behavioral recovery. Stroke 38: 840-845, 2007
22) Jones TA, et al: Use-dependent growth of pyramidal neurons after neocortical damage. J Neurosci 14: 2140-2152, 1994
23) Kozlowski DA, et al: Use-dependent exaggeration of neuronal injury after unilateral sensorimotor cortex lesions. J Neurosci 16: 4776-4786, 1996
24) Biernaskie J, et al: Enriched rehabilitative training promotes improved forelimb motor function and enhanced dendritic growth after focal ischemic injury. J Neurosci 21: 5272-5280, 2001
25) Rizzolatti, G, et al: Premotor cortex and the recognition of motor actions. Cognit Brain Res 3: 131-141, 1996

2 ボバースコンセプト

山本伸一
山梨リハビリテーション病院・作業療法士

1 はじめに

　ボバース夫妻が臨床を始めて60年以上が過ぎた今も、世界中でボバースセラピストは活躍している。特にヨーロッパでは、多くのセラピストがその概念を用いているのが現状だ。また、対象者の臨床像と効果はエビデンスとのギャップがあることも事実である。しかしながら、それはすべてのリハの現場においていえることであろう。

　神経リハビリテーションは、1980年代を皮切りに発展を遂げてきた。まだまだ解明の余地があるものの、脳のマッピング変化の発見から20年以上が経ち、少しずつではあるが「光」がみえてきた。中枢神経系疾患の治療において、可塑性（plasticity）は十分にありうることである。その事実に目を向けながら「今、できること」を対象者とともにチャレンジすることが現代の臨床であり、科学への挑戦ではないだろうか。

　本稿では、ボバースコンセプトの歴史、その考え方と作業療法との整合、さらには症例報告を述べる。

2 ボバースコンセプトとは

　コンセプトとは概念、常に変遷を遂げる。核としては、中枢神経系損傷による対象者個人の評価と治療を背景にした問題解決アプローチといえるだろう。創始者は、Karel Bobath（神経科医）とBerta Bobath（理学療法士）、ともに1900年初頭ベルリン出身である（図1）。現在のボバースコンセプトの基本的な考え方として、以下が挙げられる。

　①活動は努力的でなく、より機能的・効率的なものに変えていく。
　②対象者の個性を大切にする。
　③評価と治療は同時進行。評価があって治療があり、治療の中にも評価がある。私たちの治療刺激に対する反応から学び、展開する。

　対象者はおのおのが機能改善のための潜在能力をもっており、われわれは「最も適切に活動できる」ように援助していく。

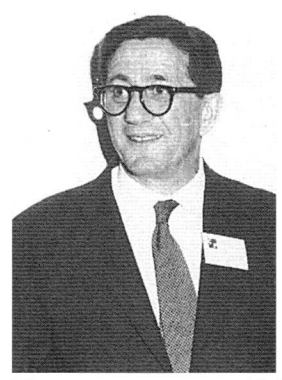

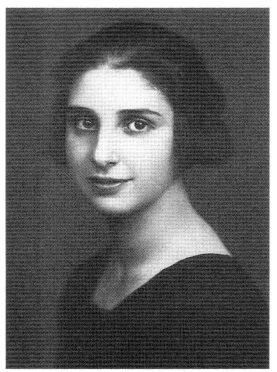

図1　Karel Bobath（左）と Berta Bobath（右）

第1章　神経-筋再学習

表1　ボバース概念の変遷

異常姿勢トーン	ハンドリング・テクニック	テクニックの使用目的	コメント
緊張性反射の開放 （1940年代）	反射抑制肢位／姿勢 reflex inhibiting position／posture （RIP）	開放された緊張性反射の抑制	静的動きに乏しい／欠く： 多くは痙性パターンの逆パターン
緊張性反射の開放 （1960年代）	反射抑制姿勢 reflex inhibiting postures （RIPs）	開放された緊張性反射の抑制	発達の順序性／連続性に従った反射姿勢制御
異常な緊張性 （姿勢）反射活動 （1970年代）	反射抑制パターン reflex inhibiting patterns （RIPs）	抑制と促通&刺激の同時使用	姿勢反応の促通を強調
異常な神経活動 および生体力学的変化 （1990年代〜）	トーン調整パターン tone influencing patterns （TIPs）	抑制と促通&刺激 生体力学的側面への働きかけ	姿勢のコントロールと課題の遂行双方に影響を及ぼす

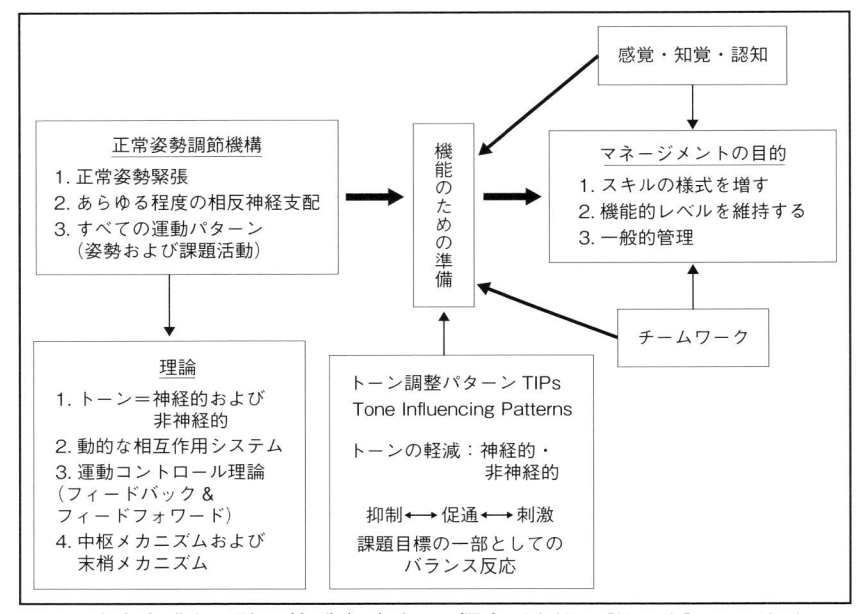

図2　臨床実践と理論に基づくボバース概念（文献2［第2巻］より引用）

3　ボバースコンセプトの歴史

　1933年（昭和8年）、ドイツではアドルフ・ヒトラーが首相となり独裁制を樹立した。ボバース夫妻はユダヤ人であったため、イギリスへ亡命。その後、2人はロンドンで仕事を始め、Bertaの臨床に対してKarelが神経生理学の立場から解釈するという二人三脚の作業を続ける。

　当時のイギリスは、物理療法や関節可動域訓練が中心であった。Bertaは、1943年（昭和18年）にインド人の王室肖像画家サイモン・エルビス氏を紹介される。「新しい治療の出発。それはまったくの偶然だったが、多くの新しいアイデアはこのように始まるのではないだろうか」と言明している。彼は、右片麻痺を患っており、腕と手は屈曲位で固まったままの重度肩手症候群を示していた。動かされることに恐怖感が強い状態である。物理療法やストレッチでは減弱しない痛みだった

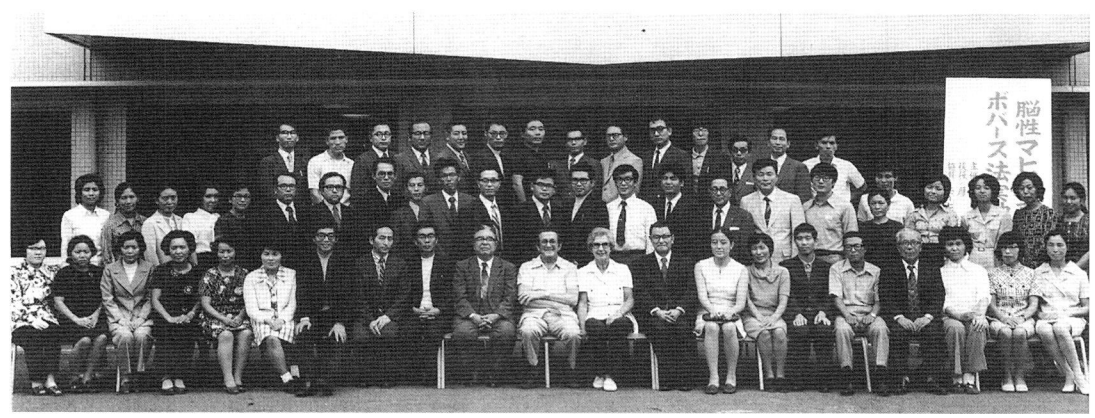

図3 ボバース夫妻の来日による講習会（1978年）

が、体幹の姿勢を変えたり曲げる方向にゆっくりと動かしたりすることによって、屈筋痙性が緩んでくるという発見を経験した。当初はリラクセーションと呼称した（後に、Karelの指摘でinhibitionと呼ぶ）。

この時代はRIP (reflex inhibitioning position/posture) という抑制姿勢が主流であり、1960年代になるとkey points of controlが導入される。1970年代にはself inhibition（自己抑制）が主流で、当時はOrtrud Eggersがそれを多く取り入れた書籍を出版し、それによって日本の多くの作業療法士が影響を受けた。1992年（平成4年）に『片麻痺の評価と治療』[1]が改訂（第3版）され、auto inhibitionの概念が追加される。対象者自身における体幹の自律的反応が治療において重要な役割を果たすということ、つまり、肩甲帯と骨盤帯が連結している体幹の機能的活動によって、上肢・下肢は効率的反応に変化するという画期的な流れでもあった。

1991年（平成3年）に2人はこの世を去った。以下はその直前の言葉である。
①常に中枢神経系の協調性を追求すること。
②実用的な機能に必ず結びつけること。
③感覚・知覚・行動適応の問題を運動障害と同時進行的に治療すること。

その後、TIPs (tone influencing patterns) という概念となる（**表1**、**図2**[2]）。正常姿勢調節機構と運動制御の相互作用を再確認・重要視するため、神経性と非神経性の問題を同時に考える。さらに、機能的場面（functional situation）や対象者に価値のある課題解決を提供・共有し、運動出力に対する感覚入力と知覚-認知の整合を臨床の中で分析・実践するということが求められた。背景としては、機能障害をもつ脳の運動学習があり、それは可塑性を追求するというものである[2]。

4 IBITA

IBITAとは、International Bobath Instructors Training Associationの略。1984年（昭和59年）に世界中でボバース概念を普及しているインストラクターと候補生のトレーニング目的のために結成された。現在、25ヵ国以上の理学療法士と作業療法士で構成された組織となっており、毎年開かれる国際会議・教育セッション等、海外のセラピスト同士の技術を研鑽している。長い歴史の中で、彼らから指導されたセラピストは何万人となるだろう。

第1章 神経−筋再学習

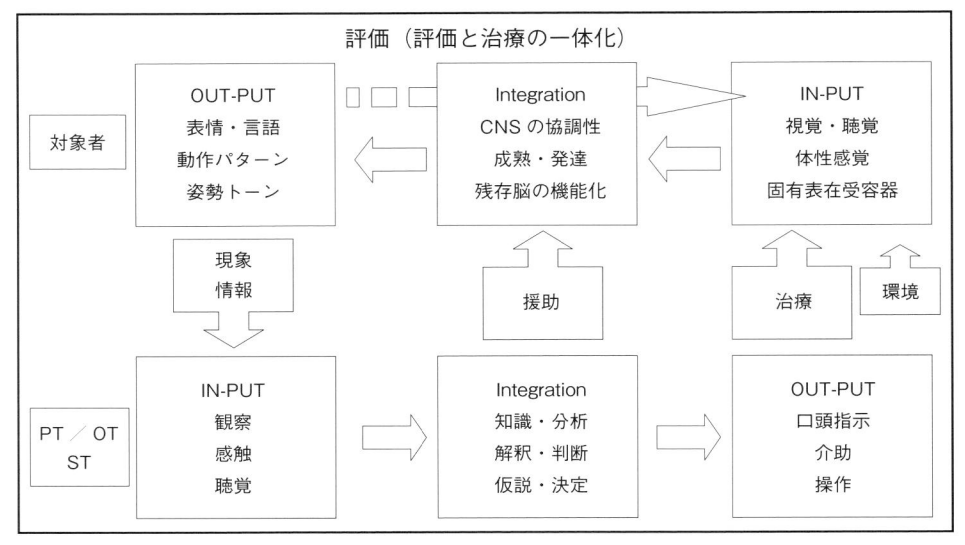

図4 評価（評価と治療の一体化）（文献2［第2巻］を改変引用）

5　日本における発展

　1970年（昭和45年）、大阪に脳性麻痺児の治療施設「聖母整肢園」が開設される。同年に、紀伊克昌氏（現：大阪市・森之宮病院名誉副院長・ボバース国際シニアインストラクター）がロンドンでボバース講習会を受講。1973年（昭和48年）、1978年（昭和53年）にはボバース夫妻が来日し、各種講習会を開催した（図3）。1982年（昭和57年）にボバース記念病院が開院し、小児・成人講習会開催開始。以来、紀伊氏を中心に高いレベルで日本の医師・セラピストらにボバース概念を普及してきた。そして現在、日本でもIBITA同様に組織だった活動を行っている。名称はJBITA。これは、Japan Bobath Instructors Training Associationの略である（構成は国際インストラクター・候補生・専任講師・地域研修協力員等）。年2回の会議、指導者のための教育カリキュラムによる技術研鑽、各種講習会・研修会の開催等を行っている。

6　ボバースコンセプトにおける評価と治療

1）対象者とのやりとり―ハンドリングを中心に

　ボバースは徒手介入をハンドリングと表現した。語源は「hand」からである。すべては、対象者とセラピスト間のフィードバックにかかっているだろう。テクニックは道具であり、交換可能なものである。われわれは対象者の「動き」に介入し、その操作に対する反応によって、どうするべきかが導かれる。これは、実際の治療の中に生じている「効果」をセラピストに示し続けている、といえるのではないだろうか。やりとりには相互作用があり、セラピスト・対象者間は主導権が行き来するといっても過言ではない。その過程においてはハンドリングを主軸に置き、もちろん多くの介入方法がある。

　治療の流れとして、セラピストは現象から得られた情報をもとに分析・解釈し、口頭指示や操作を行う。そして操作中に自らの手で感じたことなどを評価観察に関連づけて意味をもたせていく。

[key points of control]
central key point(CKP)
・Identified as being around a diagonal plane between the xiphisternum and T8 from which all postures and movement can be analysed.

proximal key point(PKP)
・Head shoulder, girdle, and pelvis.

distal key point(DKP)
・Hands and feet.

図5 key points of control ①

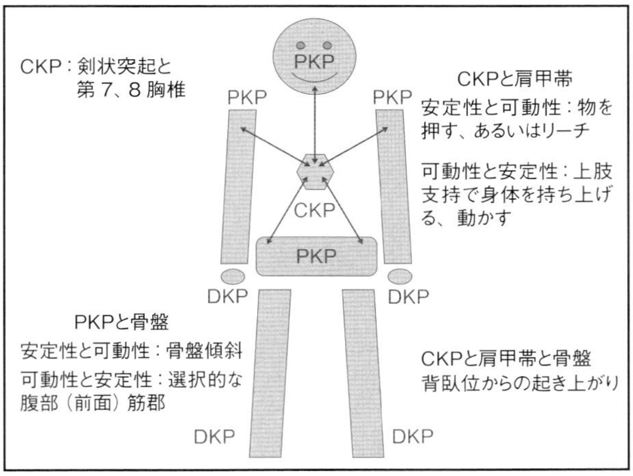

CKP：剣状突起と第7、8胸椎

CKPと肩甲帯
安定性と可動性：物を押す、あるいはリーチ
可動性と安定性：上肢支持で身体を持ち上げる、動かす

PKPと骨盤
安定性と可動性：骨盤傾斜
可動性と安定性：選択的な腹部（前面）筋群

CKPと肩甲帯と骨盤
背臥位からの起き上がり

図6 key points of control ②

そのうえで加減をしたり、刺激を強めたりと繰り返す。評価と治療は同時進行し続けるのである（図4）。この中では対象者の再学習を援助し、セラピストのhands onからhands offへつなげていくように段階づけることが求められる。つまり、能動的参加により具体的な目標（課題）設定の中で成果を上げること。それには、意味ある運動の繰り返しでなくてはならない。実用機能に結びつけることが重要である。

7 key points of control と core stability

ボバースは、key points of controlによって誘導・促通した。key pointとは、与えられた機能的目標のための姿勢アライメントをつくるような動作パターンに影響を与えることができる身体の一部である。身体のすべての動きに対して有効にコントロールすることができ、痙性を軽減させると同時により正常な姿勢反応を促通させる。それは、CKP（central key point）、PKP（proximal key point）、DKP（distal key point）に分けられる（図5、6）。

特にCKPは、第7、8胸椎と胸骨周囲・胸郭の両外側周辺であり、体幹の相反神経支配関係による選択運動・下部体幹の持続的な同時活動を促すことが可能であり、central stabilityにもなる。また、座位・立位への姿勢セットをつくるためのアライメントを良好にすることで、四肢のkey points of controlよりも全身への影響が大きい。つまり、1つの姿勢セットから次へのセットが容易なエリアといえるだろう。脊柱起立筋群の構造をみてもCKPを中心にして頭部・骨盤帯をつないでいることが伺える。もちろん、それに上肢・下肢筋群もコンポーネントされているのだ。いかに重要な部分であるかがわかる（図7）。

そのうえで、key points of controlがある。key pointから従属された運動が波及されること。例えば、distalである手をkey pointとしてリーチを誘導したとしよう。そうすれば肩・体幹・下肢は、選択された活動がなされるはずだ。部分をみながら全体を把握、反応を促通する。人間の運動は四肢の運動だけではなく、全身の選択的活動なのである。

その際には、core stabilityが背景となる。coreとは、腰部-骨盤-股関節の集合体である。もともと整形、スポーツ医学領域から注目されたものだ。体幹深部筋である多裂筋・腹斜筋・腹横筋（3

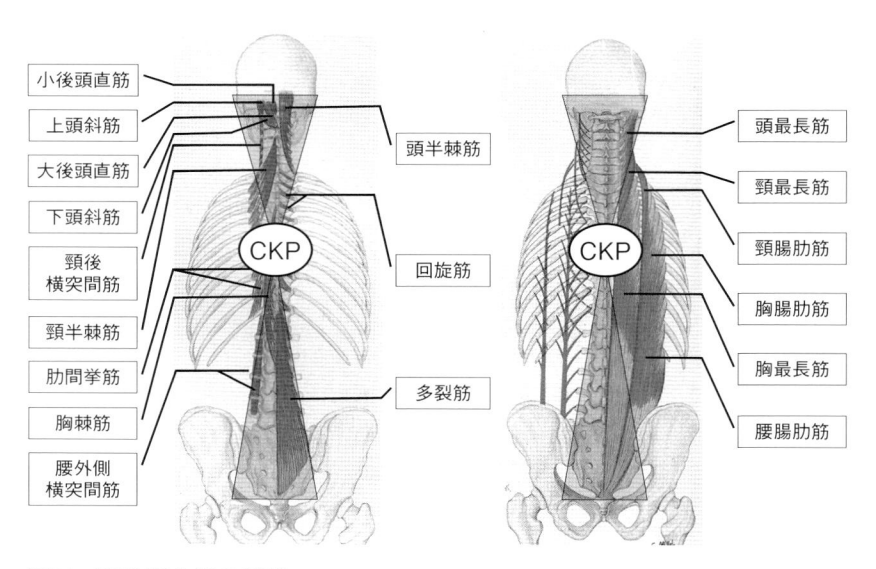

図7 脊柱起立筋の構造

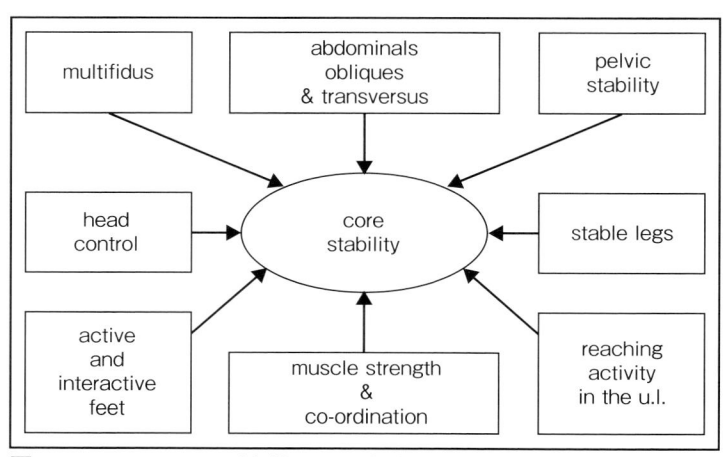

図8 core stability（文献3より引用）

つのコンポーネント）の同時活動＝co-activityによる体幹・骨盤の安定性をいう（pelvic stability, lumber stability, spinal stability）。これらの筋群は皮質神経支配が少なく、姿勢神経支配が高度に発達している。core stabilityは、①体重移動、②四肢の機能的活動（リーチやステップ）、③stabilityの限界のコントロールを調整する。これらのディスプレースメントをコントロールするための下部体幹・深部筋群のco-activationといえる

であろう（図8）[3]。特に多裂筋は、2～3の椎体に付着する。小さなレバーであるが脊椎分節の安定性のために活動し、筋紡錘の豊富な構成によって脊椎分節の長さの変換や位置感覚を捉える重要な筋である。常に、key points of controlの際にはsetとして成り立たなくてはならない。

8　作業療法への展開

　作業療法は環境や課題のもつ特性を分析し、身体反応との整合・適応することへの援助が求められる。本来は効率的であり、合理的展開が脳-身体間にはあるだろう。周囲の環境に対象者自らが適切な感覚-知覚情報をもとに動くことによって、はじめて意味のある行為となり、それが自律的な活動となる。この「感覚・知覚-運動」の観点からみると、たとえ対象者がどのような状態にあっても介入のチャンスがあるといえる。それは、人間と環境は互いに依存・共存しているという相互作用があるからだ。

　中枢神経疾患を抱えた対象者の生活においては、それぞれの課題の難しさの中で、麻痺側のみならず非麻痺側も高緊張に支配されることが多い。これらを解決するためには、対象者の身体の状況を考慮しないまま必要とされる動作を指導するのでなく、知覚と運動が密接に結びついていることを対象者自身にあらためて体験・体感してもらうことが大切である。中枢神経疾患に対する作業療法の目的の一つとして、行為が環境との相互作用として成立するという事実に目を配り、知覚行為循環をもとにした身体反応を導くこと。その中で対象者の気づきを促し、自律的・随意的活動を再構築していくことではないだろうか。

　そして作業療法は、治療用具としてのactivityの活用、福祉用具、住環境整備等の展開も行わなければならない。ボバースコンセプトは、常に身体・精神機能との整合された治療場面を心がけている。それには、環境を知ること。それに対して知覚-探索しているのが「人間」だからである。長い年月の中で現在の環境がある。その文化的背景も加味することが求められるのではないだろうか。

　文化は後天的に学習され、社会的に伝達される中で成し遂げてきたものであり、道具の概念にもつながる。つまり歴史は、形となって現れており、人間そのものを表現しているだろう。われわれ作業療法士は、文化的背景によって進化してきた道具や、環境特性を知る必要性がある。それは対象者の現象・反応・行動を客観的に捉えるための分析に役立つ。また、治療での関わり方によって、道具・環境が引き起こす外部環境としての機能的な相互関係としての「活動」も期待できる。文化そのものが対象者の潜在的な能力を発揮するための一手段になるといえるだろう。

　文化の特性・意味は、以下のとおりである。
　①人間が長年にわたって形成してきた慣習やふるまいの体系である。
　②それは、進化してきたからこそ存在する人間の構造が背景にある。
　③人間を取り巻く文化環境は、「人間だから」自律的・効率的に発展を遂げてきた。
　④まさしく中枢神経系の関与が大きい。
　⑤人間は、知覚探索活動そのものである。
　⑥だからこそ、文化環境は治療的に応用することが可能であり、必要である。

　治療用具としてのactivity選択のポイントは、以下のとおりである。
　①知覚探索器官である手を主として従属した肘-中枢部の連結作用を必要とする
　②つまり機能発揮のために全身の相反関係を考慮することが重要であり、それが中枢神経系とのinteractionを構築する。
　③activityは、創造性であり自由がある。
　④しかしながら学習には、対象者の能力と合致した課題の選択が不可欠である。
　⑤知覚探索における段階づけは、セラピストにしかできない。
　⑥生活への波及効果がactivityにはある。

　福祉用具・住環境整備等に関するポイントとしては、以下のとおりである。
　①成人片麻痺者の外部環境に対する反応や道具

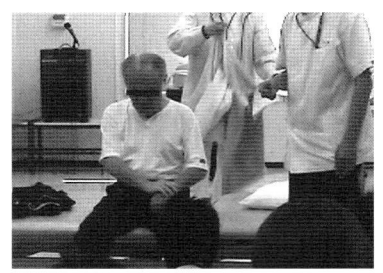

図9　評価（膝の上に手を置く）

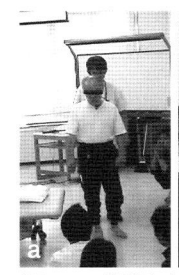

図10　評価（歩行）

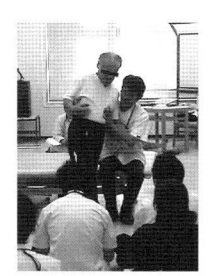

図11　評価（非麻痺側下肢を前に交差）

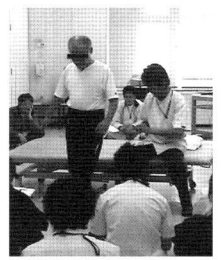

図12　評価（非麻痺側下肢の伸展場面）

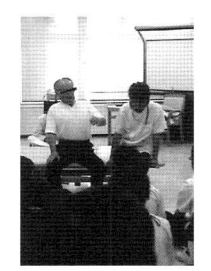

図13　評価（麻痺側上肢の挙上）

使用にあたっては、構造に則った行動とはいえないことが多い。

②しかしながら、それも適応しようとした結果であることを受け止めるべきである。

③どのような戦略（strategies）で知覚探索しているかを分析する必要がある。

④住環境整備では、既存環境に対する適応状態を評価したうえで手すりなどの設置を考えなくてはならない。

⑤そして、その環境下において幅のある健常域での活動をいかに引き出すかがセラピストの技量である。

9　治療の一例
—ボバースインフォメーション講演会の症例デモンストレーションより

1）症例紹介

60代、男性、脳梗塞後左片麻痺。発症より約3カ月での1回目の介入（2008年［平成20年］の講習会で協力を得た症例のデモンストレーション）。

2）評価：観察と分析

対象者からは、麻痺側手が「重たい・固い」との訴えがある。また、「膝の上に置きたいが無理だ」と非麻痺側手で麻痺側前腕を引っ張り込むようにしている。その際は、非麻痺側上肢の過剰な努力に伴い、肩甲帯の内転が著明。ますます麻痺側の連合反応による屈曲パターンが増強してしまう。同時に手指は、比較的動きがあるにもかかわらず握り込む格好となり、膝の上に置くことはできない。もちろん、麻痺側手指の使用は困難としていた。顔も険しくなってきたため中断する（図9）。

歩行においては麻痺側下肢を振り出す際、床をすっている。歩幅が短く、股関節の伸展相がみられない。歩行スピードも遅い印象を受ける。麻痺側立脚期には、肩甲帯内転・下制が増強する。麻痺側下肢にも問題はあるが、肩甲帯の影響が股関節の伸展相を阻害している状況が伺えた。そのため、方向転換時は、向かう方向に対する体幹の反

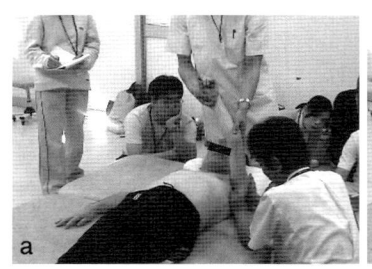

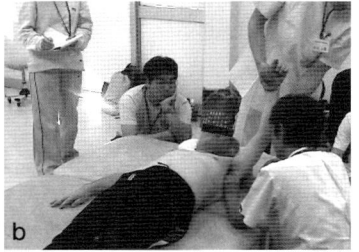

図14 治療(上腕と肩甲骨間の可動性)

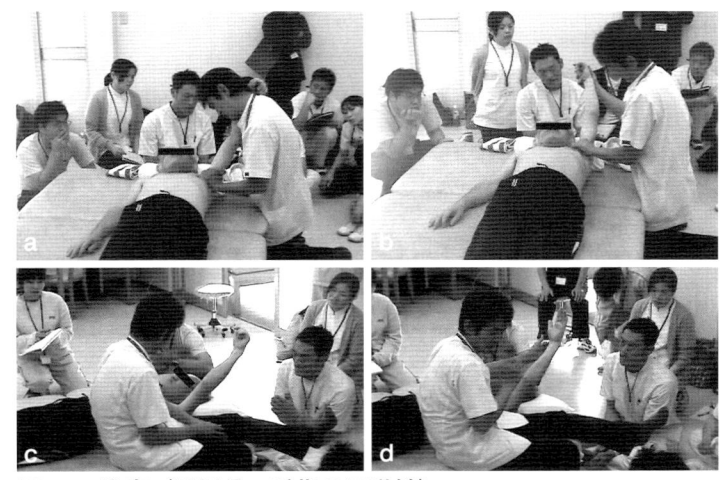

図15 治療(肩甲骨・手指の可動性)
a, b:肩甲帯外転・内転への可動性を引き出す。
c, d:空間滞空が可能となり、手指の開排がみられる。

応が乏しい(図10a、b)。

　非麻痺側下肢を前に交差させ、麻痺側股関節の伸展が必要となる評価場面では、肩甲帯が反応できない。そのまま後方へ倒れてしまう(図11)。

　非麻痺側下肢の伸展場面では、麻痺側股関節は屈曲位となる。この姿勢は症例自身が得意とする姿勢であり、何とか立位を保持することは可能である。しかし、麻痺側下肢の伸展パターン・足部の内反がみられる。また、肘・指が屈曲してしまう状況であった(図12)。これらのことが歩行における脳血管障害の印象像をつくり出していると推測できる。

　麻痺側の上肢挙上は、上腕と体幹が離れずに肩甲帯が内転方向に引き込まれている格好であり、肩屈曲約60°前後で精いっぱいと訴える。その際は、非麻痺側体幹の側屈と肩甲帯の挙上を強めてしまう。そのため、麻痺側体幹の下部肋骨-骨盤帯間は開いている。背部は非麻痺側腰部筋の緊張が強く、体幹の過剰な伸展とともに頸部もそれに引きずられる。三角筋後部周辺に痛みも訴えるため、他動的に挙上してみると肩屈曲約80°で強い痙性の抵抗感を感じる。肘は屈曲し、手指は橈側の緊張を高めてしまう。机上では、mass graspが若干可能であるにもかかわらず、その能力が空間では発揮できていない(図13)。

3)治療方針

　治療は、まず麻痺側上肢挙上にあたっての可動性低下と痛みに対して介入することとした。治療と評価を同時進行で行い、症例の潜在能力を引き

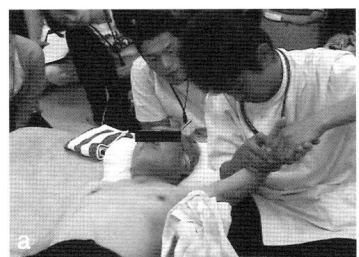

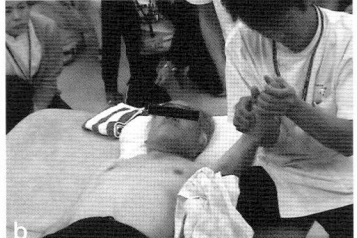

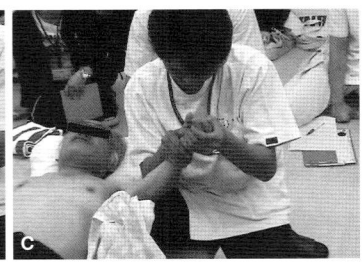

図16　治療（手首・前腕回外方向の可動性）

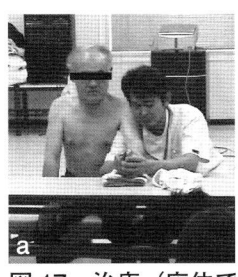

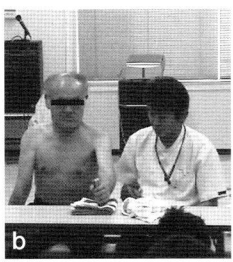

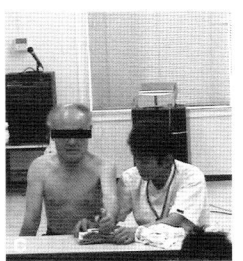

図17　治療（座位での活動）

出すこととする。そして、麻痺側上肢の機能向上とともに体幹の自律的反応を促通する方針とした。

4）治療展開
（1）背臥位での介入

麻痺側上肢挙上の際に感じられた強い痙性は、座位・立位の中で可動性を引き出すことが困難なため、背臥位から治療を進めた。上腕の回旋が起こっていない過剰な挙上による代償ではなく、より正常な関節包内運動を心がけなければならない。症例の場合、上肢挙上や他動的運動などにおいて生じる痛みは、上腕三頭筋-下制筋群間の重度痙性による過度な伸張から起こることを確認できた。そこで、下制筋群をグラスプして上腕の内・外転の動きを入れながら、上腕と肩甲骨間の可動性を引き出す。つまり、それは上腕三頭筋の長さを取り戻すことでもある（図14a、b）。

上腕骨頭が前後から引っ張られている状態であるため、鎖骨-大胸筋間を左手で開く。さらに肘の伸展を維持し、肩甲帯外転・内転への可動性を引き出す（図15a）。痛みの軽減とともに肩屈曲の可動性は約140°に改善した（図15b）。空間滞空も可能となり、手指の開排がみられる（図15c、d）。

しかし、手首・前腕回外方向の可動性の問題も抱えていた。特に尺骨-豆状骨-他手根骨間は動きを失い、手関節背底屈を阻害している。そこで橈尺屈の動きとともに、前腕尺側筋群の伸縮性を出していく。そのうえで手首の背底屈の可動性を引き出していった。小指球筋の可動性・伸縮性とともに、相互関係にある母指球筋は膨らみをみせ、対立運動の準備となる。手における横・縦のアーチの確保は、上肢・手の活動には欠かせない（図16a～c）。

上肢の重度痙性などの改善と背臥位でのコントロールが向上したため、座位での活動に展開する。しかしながら、抗重力活動は肩甲帯の下制・内転が起こりやすいため、セラピストの右肩に麻痺側上肢をのせて、肘伸展位での体幹筋の活動の促通を試みる。中枢部の緊張を高めるため手指には木棒を数本把持することとした。その把持下にはタオルを置き、グリップを維持したままワイピング

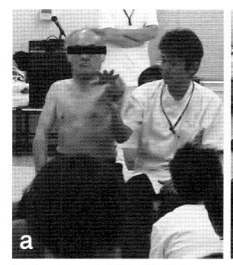

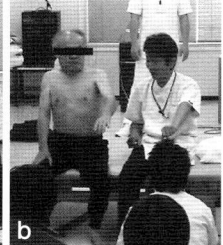

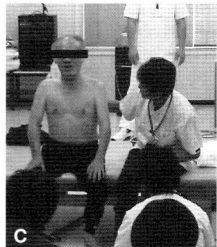

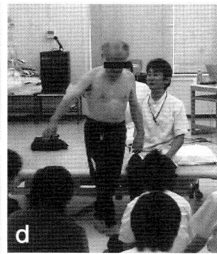

図18　再評価①

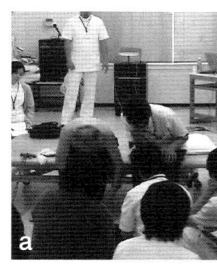

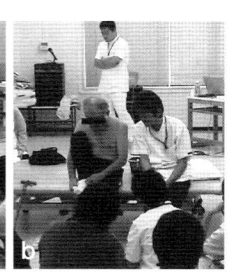

図19　再評価②

活動へ展開する。セラピストの肩からは、肩甲帯の下制が軽減したところで対象者自身による能動的運動とする。そのまま、前後左右にタオルを移動させ、上肢の分離運動を促進した（**図17a〜c**）。

5）再評価

セラピストの軽い補助で上肢の挙上・手指の開排が可能。自動運動においても、体幹の過剰な代償は軽減しており、空間での肘伸展が行える。また、膝の上に麻痺側手を置くことができ、手指は大腿部を探索するようになった。さらに麻痺側股関節伸展相の中でも肩甲帯は立ち直り、後方へ倒れなくなっている（**図18a〜d**）。前下方へのリーチはスムーズになっており、麻痺側手は自律的に靴下着活動に参加している（**図19a、b**）。

10　おわりに

ボバースコンセプトは、常に発展を遂げてきた。留まらない軌跡がある。対象者に応え続けた長い歴史は、嘘をつかない。そして、世界中に共感するセラピストがいる。その情熱は、ボバース夫妻が亡くなった後も途絶えることなく引き継がれてきた。それは、これからも続くことであろう。

コンセプト＝概念は、ある意味「自由」である。対象者を前にして、個性がおのおのに異なるセラピストが個別に関わる。自由さの中で、創造性が生まれるだろう。それは、対象者にもいえることだ。個性と個性が治療という枠の中で同じ時間を共有する。お互いがお互いに応えること。しっかりと向き合い、パートナーとして成り立たなければならない。そして対象者の自律でもあり、自立を陰ながら支えていく。それが現場ではないだろうか。

文献

1) Bobath B（著）、紀伊克昌（訳）：片麻痺の評価と治療，原著第3版．医歯薬出版，1992
2) 細田多穂，他（編）：理学療法ハンドブック，第1〜3巻．協同医書出版社，pp337-403，2000
3) 西村美佐緒，他：メアリー・リンチ女史による上級講習会参加報告（韓国）．ボバースジャーナル　30：69-71，2007
4) 山本伸一：成人片麻痺者の生活を支える作業療法の治療・援助−その障害像の理解と上肢機能への具体的介入について．作業療法　26：532-538，2007
5) 山本伸一：中枢神経系疾患における上肢機能アプローチ．活動分析研究会，2008

3 各種理論の実践
認知運動療法

宮口英樹
広島大学大学院・作業療法士

1　認知理論に基づいた治療介入

　認知運動療法は、1970年代後半にイタリアの神経科医ペルフェッティ（Perfetti）によって提唱された、認知理論に基づいたリハの治療介入の方法論である。Perfetti[1]は、「脳損傷後の運動機能回復は病的状態からの学習課程とみなすことができる。回復を目的とした運動療法を実施しようとするならば、運動療法が対象者の認知過程の特徴や意思の変化を徐々に複雑化させていくことによって、対象者の行動を再組織化しようとする治療法であることを理解しなければならない」と述べ、認知過程への適切な治療的介入が脳の可塑性を促すとした。

　認知過程とは、知覚・注意・記憶・判断・言語を表わし、さまざまな生活環境場面に人が適応しようとする一連の情報処理の過程である。この認知過程の情報処理に何らかの障害が生じると、生活場面でさまざまな問題（障害）が生じる。認知の定義は諸説があるが、認知機能は独立した機能ではなく、（生活）環境と切り離せない能力であるというのが、人と作業と環境の相互作用を重視してきた作業療法士にとっても馴染みやすいだろう。認知運動療法では、認知過程を活性化させる環境における適切な経験が脳の可塑性を促し、その結果として機能回復が得られるとしている。そして、対象者にとって最も適切な経験を独自に考案された認知問題として提供しようとするものである。

2　中枢神経障害に対する認知運動療法の視点

　どのような経験が対象者の認知過程を活性化させるかという議論は、認知運動療法がさまざまな対象者に臨床展開してきた過程において現在も積み重ねられている。ここでは、中枢神経障害に対して、3つの視点を取り上げる。これらは、筆者の臨床経験からも、中枢神経障害をもつ対象者に対して機能回復を考える際に特に考慮する必要があると考えられるものである。

1）機能解離

　旧ソビエトの神経学者モナコウ（von Monakow）は、機能解離（diaschisis）という考え方を示した。これは、神経系において突然生じる機能障害であり、脳損傷によって神経線維が破壊されると神経興奮の流れが中断され、遠隔部の健常神経構造の機能が抑制されるというものである。機能解離は、機能低下をもたらすと同時に、健常部を保護する機能抑制過程として作用を有すると考えられている[2]。現在よく知られている機能解離現象は、損

傷を負った大脳皮質と反対側に起こる小脳半球の機能低下（crossed celebreum diachaias）である。大脳皮質とつながりがある橋を介して小脳半球に影響を及ぼすといわれている[3]。

機能解離で注目すべきは、本来の損傷部位から離れているが、解剖学的に神経線維につながっている脳領域が障害を起こすということである。Perfetti[4]は、このことから機能の回復には、損傷した局在だけに注目するのではなく、機能的に結びつきのある領域[注1]を考慮に入れた訓練の必要性を論じている。例えば、大脳皮質の運動感覚野の損傷は、小脳の機能解離現象を引き起こしている可能性があり、そのため筋収縮を引き起こす機能回復訓練を中心とする方法では不十分だという。また、近年の研究では、小脳の損傷によって、計算能力や記憶などの認知的機能が低下すること（crossed cerebello-cerebral diaschisis）が報告されており[5]、これらは小脳の損傷によって前頭葉に機能解離現象が生じたと考えられる。このような機能解離現象を考慮すると、大脳皮質の運動感覚野に病変が生じているような場合は、小脳半球や視床の機能を適時要求するような要素を訓練として取り入れていくことが有効かもしれない。後述する運動イメージを用いた訓練などは、複数の脳領域の活動が必要となる効果的な訓練の一つであるといえるだろう。

2）機能の二重解離

二重解離（double-dissociation）は、神経心理学の代表的な研究手法として、脳の損傷領域の機能構造を分析するのに有益な方法である。二重解離では、ある認知過程での障害は出現するが、他の過程が障害しない場合には、それぞれの機能は別の構造によるものだと考える[6]。例えば、失語症の患者が、「りんご」という言葉が言えないが、「かごの中からりんごを取って」が理解できる場合には、「りんご」を発語するメカニズムと「り

注1）旧ソビエトの神経生理学者 Anochin が提唱した機能系。

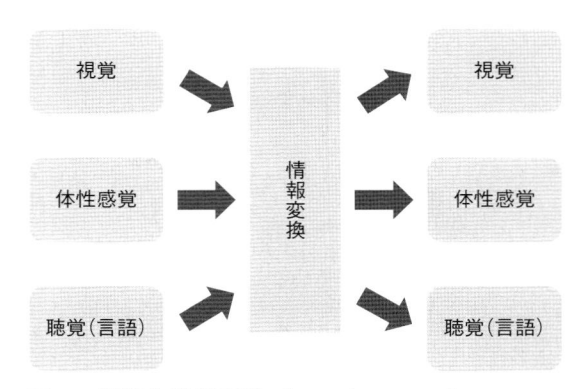

図1　解離と情報変換（transformation）

んご」という言葉を理解するメカニズムは異なると考える。これが、障害の構造分析につながるのである。同様の例として、右頭頂-後頭領域の損傷では、空間的認知の問題（失認）は現れるが、言語的問題は生じない。このことから、上記の領域は、知覚や運動の空間的構成に関する機能を担っていると考える。

認知運動療法では、このような解離の考え方を用いて、治療仮説を生成するヒントにしている。例えば、失行症の場合、ある手の形を模倣することはできないが、口頭指示では遂行可能である場合は、視覚における解離を表わす。逆に口頭指示のみで遂行ができない場合は、聴覚の解離を表わす。ここで運動の遂行と情報変換（transformation）という観点に注目すると、模倣動作は、視覚情報を分析し、体性感覚情報へ運動構成する情報変換であり、口頭指示の場合は、聴覚情報から体性感覚情報への情報交換と考えることができる(図1)[7]。このように考えると、感覚情報変換のプロセスのいずれかに問題があるのではないかという治療仮説を選択することができる。二重解離の考え方を用いて、複数のモダリティ間で生じる情報変換の問題を明らかにし、その機能を含む領域に対して、先に述べた機能解離現象を考慮しながら適切な経験が得られるように認知問題を提供する方略を考えるのである。

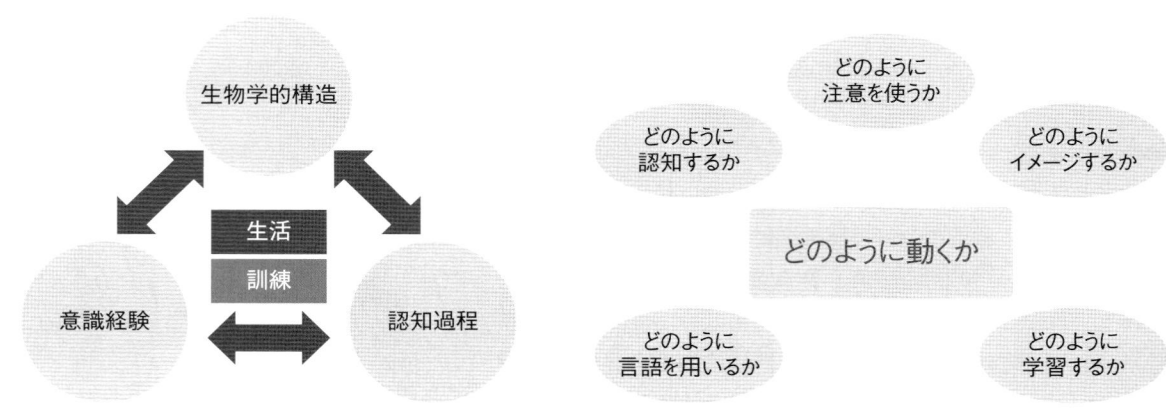

図2　3つの臨床的視点

図3　観察のプロフィール（文献11より一部改変引用）

3）神経現象学

イタリアの認知神経リハビリテーションセンター[注2]では、今世紀から「認知を生きる」研究プロジェクトが取り組まれている。これは、生物学者ヴァレラ（Varela）が提唱した神経現象学（neurophenomenology）の考え方をリハの臨床に応用する試みであり、現象学（phenomenology）、すなわち主観的・一人称的な経験の過程を、神経（neuro）、すなわち客観的・三人称的な過程によって理解する方法論を通して機能回復の手がかりを得ようとするものである[8]。

図2を見てもらいたい。これは、神経現象学の考え方をリハへ応用した場合に考えられるモデルである[9]。生物学的構造とは、脳やニューロン、筋、骨格といった身体構造を表わし、認知過程は、先に述べた注意や記憶などの情報処理過程を表わす。生物学的構造、認知過程、意識経験は相互に関連しており、認知過程への適切な治療的介入によって、対象者自身の経験として意味をもちうるものが主体的に学習され、それとともに中枢神経系の生物学的な構造の変化（可塑性）を伴うというものである。機能の回復はその結果として起こるものであり、訓練とは対象者が自己の認知過程を介して経験することで自らの質を高める「媒介」であるべきだというものである。

例えば、「手を上げると痛い」と言っている片麻痺者の場合、意識経験としては、「手を上げると肩が痛い」ということになる。この場合には、生物学的構造としては、肩甲帯周囲の筋緊張が過度に亢進している状態が観察されるかもしれない。ここでセラピストが対象者に働きかけ、肩甲骨の動きを認知することによって、生物学的構造として、筋緊張が低下し、その結果「手が上がりやすくなる」という意識経験をすることになる。

ここで重要なのは、意識経験すなわち対象者の言葉は、生物学的構造や認知過程を表わしている。つまり病理を反映しているものであり、治療的なヒントが包含されていると考えることである。さらに、認知過程に介入することは、対象者とセラピストが共通了解できることを目指すものである。共通了解とは、客観性は主体間の共通了解として提示されるという現象学の考え方である。例えば、半側空間失認の場合に、左側を無視しているという現象は、それを観察するわれわれは共通了解しているが、半側空間失認の対象者と健常者とでは共通了解は成立していないと考える。そこで、セラピストが対象者を理解するには、その事象（無視現象）が存在するという前提をいったん措いておいて、共通了解が成立しているものとそうでないもの、つまり対象者が身体、意識を通じ

注2）イタリアでは今世紀に入って認知運動療法から認知神経リハビリテーションと名称を変更。

て空間的な認識を確信している条件は何であるのかを確かめていく作業、すなわち還元する作業が重要だと考えられる。

認知運動療法では、認知問題を通じて、「どのように動くか」「どのように認知するか」「どのように注意を使うか」「どのようにイメージするか」「どのように言語を用いるか」「どのように学習するか」といった観察（図3）を行い[10, 11]（プロフィールの作成）、現象学的還元の手法によって、セラピストが対象者の「身体」「意識」と共通了解を得られるように対象者の思考をたどることによって、認知過程を活性化させる最も適切な経験を提供しようとするのである。

3 認知理論に基づいた認知構造の評価

臨床的には、疾患によって生じた認知過程の問題を分析・評価し、治療的介入を行うための計画を立て、その計画に基づいた介入によって、どのように対象者の意識経験が変化し、それとともに生物学的構造がどのように変化するのかを観察していく。ここでは、認知過程においてイメージする能力（どのようにイメージするか）に注目した治療介入を行った症例について取り上げる。なお、ここでいうイメージとは、目を閉じて浮かぶ猫や犬のような視覚的なイメージではなく、運動時に感じる筋感覚や皮膚感覚のことをいい、これを運動イメージといい、視覚的なイメージとは区別している。

この運動イメージについては、近年、脳血管障害、パーキンソン病、脊髄損傷を対象としたリハへの応用研究でも注目が集まりつつあるため少し触れておきたい。運動イメージは、実際に身体を動かすことなく、心の中でその行為を遂行することができる能力とされ、その役割は運動のシミュレーションであるとされる[12]。そのため、イメージを行っている間には、複数の脳の部位が活動

しているといわれている。イメージの研究は、1980年代のRolandらの研究から注目されるようになった。Roland ら[13]は、PETを用いて母指と残りの4指との対立系列運動を頭の中で行うイメージ想起時に、指と反対側の補足運動野や運動前野の脳血量が増加することを発表した。つまり、実際に指を動かす領域（運動野）以外の運動に関する領域が、イメージのみでも活動していることを明らかにしたのである。現在は、視覚イメージと運動イメージは、人の意識において厳密に分けることが難しいため、視覚−運動の統合的イメージとして表現されることもある[14]。

筆者の経験でいえば、麻痺をもった身体部位では運動イメージを想起することが難しく、イメージの中においても麻痺が生じている様子である。後述するが、認知運動療法では、対象者が運動イメージを用いる能力について評価を行う。リハへの臨床応用は1998年（平成10年）ごろより開始され、失行症や失調症、整形外科的疾患などで成果を上げている[7, 15]。認知運動療法では、このような認知理論に基づき、疾患に応じて認知過程の障害を分析され、治療仮説の生成、検証を通じて臨床展開を行う。

4 症例紹介

Aさん、女性。脊髄小脳変性症による失調症。独歩は不可であるが、立位は肩幅のベースで30秒程度可能であった。座位は端座位においても問題なかった。上肢運動時に振戦と測定障害が認められ、膝や肩の位置を指でポインティングさせると実際の位置よりも外側にずれるなどの様子が観察された。また、立位時に下肢の運動イメージを尋ねると、力を入れているのはわかるが、大腿四頭筋の筋収縮を実際に感じ、イメージすることがまったくできなかった。

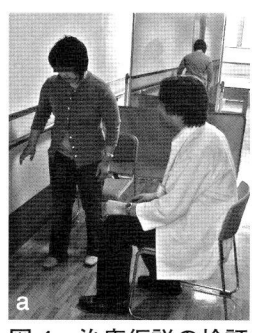

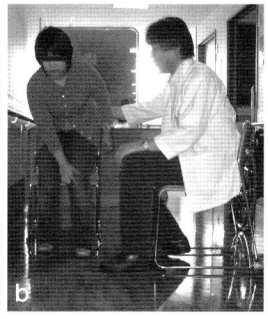

図4 治療仮説の検証（文献17より引用）
a：言葉を用いて筋感覚のイメージを想起する。
b：膝の位置をイメージし、ポインティングする。

1）治療仮説生成

近年、認知器官としての小脳の役割に関する神経生理学の成果が多く報告され注目されている[16]。これらの認知科学領域の知見をもとに失調症の治療方略を考えると、次のような治療仮説を提案することができる。すなわち、①身体各部位からの知覚情報を収集することを含む、②運動学的な複雑さよりも認知的な複雑さに注目する、③学習された運動よりも新しい学習を提供する、④感覚情報の選択を含む、⑤他動運動による知覚認識を含む、⑥運動イメージを活用する、というものである[7]。

2）治療仮説の検証

安定した立ち上がり動作の獲得を目的に、「身体各部位からの知覚情報を収集すること」「運動イメージを活用すること」の治療仮説に注目した介入を行った。最初は、大腿四頭筋への運動イメージを想起するが難しく、「どのように力を入れていいのかわからない」「どこに力を入れていいのかわからない」状態だったため、いろいろと作戦を練った（図4）[17]。骨と筋肉の仕組みを絵で説明したり、実際に筆者が立ち上がる際の大腿四頭筋の収縮を感じてもらったりした。一般に自動化している動作の筋感覚を意識化することは容易ではないため、運動イメージの意識化を行うための独自の技法としてメタファー、つまり言葉のもつイメージの力を用いた。Aさんは、以前、身体を動かすことが好きでいろいろなスポーツを経験していた。この経験が言葉を用いた運動イメージの想起に有効であった。

介入の結果、Aさんは、「太ももに力が入っているのがわかる」といい、両踵をつけて数分間立位をとることが可能となり、閉眼でも両踵をつけて立位が可能となった。生活への般化という点では、バス停で立って待つ時間が楽になり、外出時の移動が楽になり、さらに床の物を拾うことができるようになった。現在は、上肢への介入の結果、入浴時の洗体や洗髪が非常に楽にできるようになったと述べている。

5 機能系と予測、比較

Perfettiは、ここで取り上げた運動イメージ研究のような認知科学研究の成果をリハに応用するための方法論を提唱してきた。そして、この学習過程を考える際に、旧ソビエトの神経生理学者Anochinが提唱した機能系とシステム形成の考え方に着目した。機能系とシステム形成とは、ニューロンネットワークが機能的な結びつきによって絶えず構築されており、新しい要素が加われば、その機能全体に質的な変化を生じさせるというものである。

予測性とは、すでに構築されているニューロンネットワークによって行われる情報処理である。新しい要素が加わること、すなわち予測とは異なった要素が加わる（以前の状況と比較認識する必要が生じる）ことによって、ニューロンネットワークは質的な変化を生じる（これが生物学的構造の変化、可塑性である）が、これが学習となると考えられる。

そして、この予測制御のメカニズムを具体的なリハの方法論に取り入れて考えた場合に、認知問

題を通じて、対象者自らが、知覚、注意、記憶、判断、言語という認知の情報処理機能を用いて回答する計画（予測）を立て、自ら結果と比較することで、学習を促進しようとするものである（図5）。認知運動療法では、脳機能システムの問題によって生じるさまざまな運動や行為を、このような認知過程の障害（これを運動の特異的病理という）として捉え、治療介入を行うのが特徴である。

6 治療計画

対象者への治療計画は、対象者の認知の情報処理機能について認知問題を通じ観察（評価）によって行い、最終的に期待される改善、つまり目標設定を行う。そして、その目標に応じたプログラム（ワークユニットの選定）に基づき治療介入を行う。以下に具体的内容について述べる。

1) 観察に基づくプロフィール（認知運動療法カルテ）の作成

評価は、病歴などの一般的情報の聴取の他、初回面接時の印象や会話など、作業療法の臨床場面での観察情報も有用な情報となる。治療介入のためのプロフィール項目と観察の視点を表1に示す[9]。運動の特異的病理とその意味については表2に示した[9]。観察は、運動的要素に加え、前述したとおり、認知的要素について行うことが大きな特徴である。評価は、項目に従って機能回復にとって障害となる要素（陰性要素：negative elements）とプラスとなる利用可能な要素（陽性要素：positive elements）について重みづけを行い、個別のプロフィールを作成する。これらのプロフィールに基づいて、最終的にどの程度の期間にどの程度の改善が認められるかといった機能回復の予測を行う。そして、この予測に基づき、1週間～1カ月程度の期間に達成されうる目標を設定する[18]。先に提示した症例（Aさん）のプロフィールについて表3に表す。

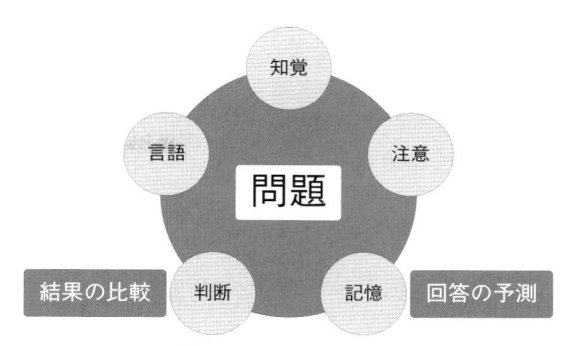

図5 認知の情報処理機能

2) 訓練の組織化

プロフィールに基づいて、治療プログラムを立てる。表4は、片麻痺上肢の訓練ワークユニット（治療プログラム）の一例である[9]。最終的な目標を「物体に手を持っていく機能の獲得」とした場合には、①肩関節や肘関節、前腕の動きを識別すること、②肩を基準とした場合の手の位置を認識すること、③上肢の各関節の位置と手の位置を認識すること、が構成要素（コンポーネント）として考えられる。このように治療プログラムは、目標に応じたいくつかの構成要素によって実施される。

治療プログラムを立てること（訓練の組織化）は、生体が環境に適応していく必要から起こる「神経ネットワークの組織化」と同義に考えられている[19]。つまり、「神経ネットワークの組織化」が促進させられるように、セラピストは、対象者に「何に注目し、学習する必要があるのか」が理解できるような認知問題を提示し、対象者自らが認知問題に仮説を立て（予測し）、比較・判断する、すなわち認知問題-知覚仮説-比較のプロセスによって学習できる治療計画を組織化し続けることが重要である。

訓練の組織化は、先に述べたプロフィール（認

第1章 神経-筋再学習

表1 プロフィール項目と観察の視点（文献9より一部改変引用）

プロフィール項目		観察の視点
どのように動くか	特異的病理 伸張反射	筋を他動的に伸張した場合に出現する異常な伸張反射が生じる筋の部位、角度、速度、程度、肢位による変化およびそれらの反応に対する自覚の有無について評価する。注意を向けたり、イメージを活用することによる変化も観察する
	放散反応	放散反応の異常が出現する筋の部位、随意運動と他動運動での違い、運動の難易度による違い、出現の程度、肢位による変化、自覚の有無を評価する。注意を向けたり、イメージを活用することによる変化も観察する
	原始的運動スキーマ	多様性や選択性について評価する。運動に多様性をもたせて（例えば、テーブルに手をのせる場合に肩関節から運動を開始させる、肘関節から運動を開始させるなど）空間的、時間的に評価を行う
	運動単位の動員	自動運動の有無や自動運動の程度、量的な低下、肢位による変化を記述する。注意を向けたり、イメージを活用することによる変化も観察する
どのように認知するか	関節覚	他動的に関節を動かし、運動の開始・停止の認識や、運動方向や範囲の認識を評価する。特に異常な伸張反射が出現していないかどうかを評価する。異常が認められる場合は、筋の伸張時の関節や筋の感じ、左右の比較、イメージや注意を働かせることによる変化などを観察および対象者への聴取によって記述する
	時間性	部位の異なる関節を他動的に動かし、その順序を認識ができるかどうかを評価する。例えば上肢では、肩関節・肘関節・手関節を順番に動かし、どの部位から動いたのか、どのような順番で動いたのかの認識を評価する。関節覚と同様に問題が認められる場合は、筋の伸張時の関節や筋の感じ、左右の比較、イメージや注意を働かせることによる変化などを観察および対象者への聴取によって記述する
	空間性	部位の異なる関節の空間的な相対位置関係の認識ができているかを評価する。例えば、下肢の場合は、足関節は膝関節よりも前にあるのか、後ろにあるのか、反対側と比較しながら、どのような相対関係になっているかを対象者への聴取によって記述する
	模倣	他者の模倣ができるのかどうかを評価する。視覚、体性感覚、言語における感覚モダリティ間の情報変換が可能かどうかを含む
	形状知覚	傾斜板などを用いてさまざまな対象の形状が認識できるどうかを評価する。また対象者と傾斜板との相対位置関係を変化させることで、面（前額面・矢状面・水平面）が変化した場合でも形状の認識ができるのかどうかを観察する
	触覚	主に足底や手掌の触覚を評価する。問題が認められる場合は、皮膚の感じ、左右の比較、イメージや注意を働かせることによる変化などを対象者への聴取によって記述する
	圧覚	スポンジを主に使用して、圧覚を評価する。問題が認められる場合は、皮膚の感じ、左右の比較、イメージや注意を働かせることによる変化などを対象者への聴取によって記述する
	重量覚	重りが認識できるかどうかを評価する。身体の重さ（上肢や下肢）についても対象者に聞き記述する。いずれも左右の比較、イメージや注意を働かせることによる変化などを対象者への聴取によって記述する
どのように注意を使うか		学習のポイントとなる注意についてさらに評価（持続性、覚度、選択性、配分性など）を進める。この他にも、注意を向けることで対象者の発言や特異的病理が変化するのかを評価する
どのようにイメージするか		対象者がさまざまな知覚体験をどのように認識しているのかを観察することで、イメージを治療介入に応用することができるかどうかを評価する。イメージに要した時間（部位、左右）に違いはあるのか、動かそうと思う関節運動がイメージ上でも可能か、体性感覚的なイメージを想起することが可能か、などを観察および対象者への聴取によって記述する。この他にも、イメージを用いることで対象者の発言や特異的病理が変化するのかを評価する
どのように言語を用いるか		理解の程度や言語表出の特徴（例えば、常に一側を視点とした発言や一人称的あるいは三人称的な発言）が特異的にみられる、モダリティの違いによる特徴（例えば、表現の豊かさなど）を観察および対象者への聴取によって記述し、言語の表出プロセスに働きかけることで対象者の認識や特異的病理がどのように変化するのか、どのように治療に応用できるのかを評価する
どのように学習するか		注意、イメージ、言語を用いることによって、特異的病理の観察結果や対象者の認識に改善が認められた場合にその効果がどの程度持続するかを評価する。持続が困難な場合には、注意、イメージ、言語を用いることで、変化が認められるまでの時間が短縮するかどうか、どのように注意、イメージ、言語を応用することが効果的な学習に必要かを探索する
どのように感情を表現するか		イメージや言語表出した場合に、感情の変化が生じるか、持続するかを観察する。場面に応じて適切に感情をコントロールできるかどうかを観察する

3 各種理論の実践―認知運動療法

表2 運動の特異的病理とその意味（文献9より一部改変引用）

伸張反射の異常	伸張反射は、筋を引き伸ばすとその筋が収縮する単シナプス反射であり、上位中枢やγループの影響を受ける。Nashner[21]は、立位の人間を不安定板にのせ、不安定板を急激に後方に引っ張るか、傾けるという実験課題において、傾けた場合に下腿三頭筋の伸張反射の活動が徐々に減少することを報告した。このことは、筋の伸張があらかじめ認識できるような課題を提供することによって、上位中枢からの伸張反射の制御を行うことができるというものである。伸張反射の異常は、このような制御メカニズムの異常が出現した現象といえる
放散反応の異常	上位中枢から介在ニューロンを介して脊髄に達するインパルスが機能的な筋の結びつきではなく、いつも同じ筋群に伝わるというもの[1]。例えば片麻痺者の示指の過伸展を行った場合、中指、環指、小指だけではなく、異なる筋群によって制御されている母指にも屈曲がみられる
原始的運動スキーマ	常に粗大かつ限定的な共同運動のパターンで運動が出現すること。原始的な運動スキーマが出現することによって手足からの知覚探索能力が著しく低下する[1]
運動単位の動員異常	運動単位は、1本の運動ニューロンが支配する筋線維の数で、下肢の筋のように粗大な運動をする筋では1本の運動ニューロンが支配する筋線維の数が多く、手や目の筋のように繊細な運動をする筋では少なくなっている。運動単位の動員異常は、質的側面（発射頻度と秩序）と量的側面の問題として出現する[1]

表3 症例（Aさん）のプロフィール（文献9より引用）

陽性（positive elements）	程度	要素	程度	陰性（negative elements）
意識清明、疾患について理解	+++	自覚・意識		
状態の変化は少ない	++	発症からの経過	－－	10年前より認知運動療法を実施。しかし、運動イメージの訓練は2年前から
		伸張反射		
		放散反応		
注意により質的改善 股関節-膝関節 膝-足関節 肩-肘 手-指	++ ++ + +++ ++	運動単位の動員	－－ －－	注意しない場合、頻度、リズムなど質的調節困難 足指
関節覚、時間性、模倣は問題ない	++	どのように認識するか	－ －－－ －－ －－ －－	空間性 形状知覚 触覚 圧覚 重量覚
基盤機能（集中、持続）	++	どのように注意を使うか	－－	ベクトル機能（分配、選択）
筋感覚イメージを想起可 股-膝 肩 手指	+++ +++ + ++	どのようにイメージするか	－－ －－－ －－－ －	筋感覚イメージを想起困難 下腿-足 足指 左右の比較
言語表出、理解良好	+++	どのように言語を使うか		
学習した内容を保持	++	どのように学習するか	－	定着までに1カ月程度必要
安定している	+++	どのように感情を表現するか		

知運動療法カルテ）の評価結果に基づき、次の4つの要素を考慮しながら行う[16]。

①身体部位の選択（上肢・下肢・体幹、他の部位との関係）

②運動の特異的病理（伸張反射の異常、放散反応の異常、原始的運動スキーマ、運動単位の動員異常）

③感覚モダリティの選択（視覚、体性感覚）

④認知問題（空間課題と接触課題）

図6は、脳卒中片麻痺者の肩関節の運動感覚の獲得に対する治療の組織化の一場面である[9]。認知問題は、図7のように空間問題と接触問題に大きく分類することができる[20]。空間問題は、距離、形、方向など、運動覚を中心とした感覚モダリテ

表4 上肢の各関節と手の位置関係を認識する訓練（文献9より一部改変引用）

作業ユニット：身体の異なる部位間の空間的な位置関係を理解する機能（上肢）		
目的		・上肢の複数の関節を基準点として手の位置を認識する能力の改善 ・上肢の各関節運動に対して注意を分配する能力の改善
方法	肢位	背もたれに接触した椅子座位
	道具	対象者自身の身体と五目板
	実施	・セラピストが上肢を保持し、上肢全体を他動的にゆっくりとさまざまな方向に動かして、手を空間内のある地点で止める ・セラピストが上肢を保持し、上肢全体を他動的にゆっくりと動かして、図形や文字を描き、回答させる ・五目板を身体正中線で左右に傾斜するように設置し、高さを認識させる ・机の上に身体正中線で左右に区分された五目板を置き、セラピストが上肢を保持し、上肢全体を他動的にゆっくりと動かし、ある区画で止めて手を板の上に置く
	要求	・手が肩関節や肘関節に対してどの方向にあるか（肩の回旋などを行い、手の位置を変化させて） ・左右の手が同じ位置にあるかを常に意識させ、異なる場合にはどのように違うか、どこに注意を向けるべきか ・五目板を使用するときは、手の位置が何番か ・正中線から手の位置はどのくらい離れているか

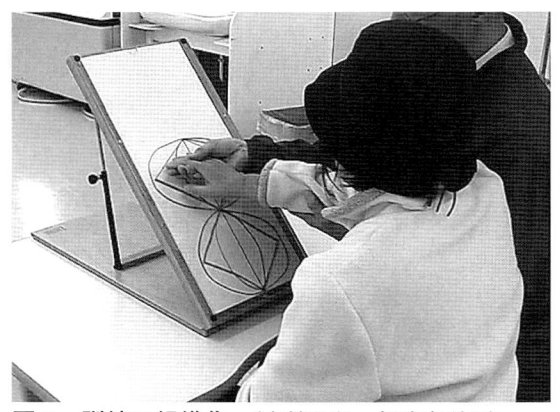

図6 訓練の組織化 （文献9を一部改変引用）

[**身体部位の決定**]：写真は、片麻痺者の上肢を用いてボード（傾斜板）に書かれた軌跡を他動による体性感覚情報によって認識しようとする場面である。セラピストは、まず対象者が認知問題の認識に必要な身体部位を決定する。この場面で主に用いる部位は、肩であるが、肘と手首が傾斜板に対して適切な関係がつくれないと肩で認識できない可能性がある。同様に体幹の位置も肩に与える影響がある。身体部位の決定は、他の身体部位との関係性の中で決定する。

[**運動の特異的病理**]：次にどういった運動の異常要素を制御していくのかを決定する。写真は、肩と前腕に伸張反射の異常が認められ、軌道が識別できないために、注意やイメージを用いて上位中枢からの制御によるコントロールを行っている。

[**感覚モダリティの選択**]：また、どういった感覚モダリティを使うのかも考慮する。写真では、運動覚を用いて予測させ、視覚を用いて予測と比較することを要求している。

[**認知問題**]：さらにどのような認知問題を提示するのかも重要である。接触課題は、それがどのような性質かを認識させる課題のことである。写真では、接触することによって紙であることはわかるが、軌跡を認識することはできない。ここでは、空間課題の方向の要素を主に用いて軌跡を認識させている。

ィを用いて識別が要求される課題である。例えば、**図7**の距離の課題は、空間問題では、スティックの長さが机と指との距離を表わし、スティックの長さを識別するためには、母指のCM関節の運動覚を用いることが要求される。もう一方の接触問題は、摩擦、重量、表面形状、圧など、触覚、圧覚、筋感覚などの感覚モダリティを用いて識別が要求される課題である。

感覚モダリティとは、視覚、体性感覚、聴覚などの感覚の種類とそれに即した体験内容のことを表わす。それぞれの感覚モダリティには、サブモダリティがあり、視覚であれば、色や形、大きさなどが該当する。

7 おわりに

認知運動療法では、「治療で使用する道具は、それぞれが外部世界の一面を単純な形で表しており、この物体の介在により身体と環境との相互作用や、対象者自身があらかじめ設定されたレベルの知覚仮説の検証に向かうような治療方略を、計画的かつ厳密にプログラミングすることができるもの」[10]をいう。つまり、治療道具を介してセ

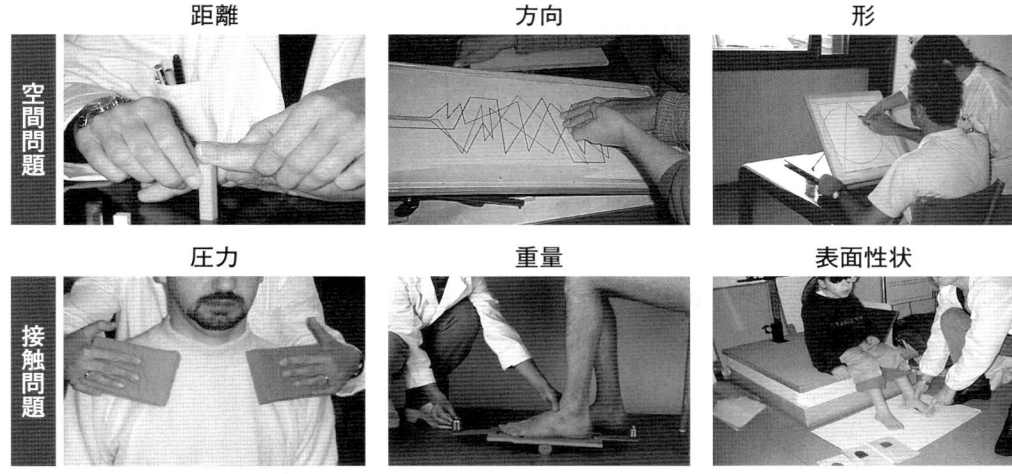

図7　認知問題の分類（文献20より改変引用）
空間問題：運動覚を中心とした感覚モダリティを用いて識別が要求される課題．
接触問題：触覚，圧覚，筋感覚などの感覚モダリティを用いて識別が要求される課題．
接触課題には，このほかに「摩擦」に関するものもある．

ラピストと志向性を共有できる能力を獲得することに重点が置かれている．そういう意味で，治療介入の手段は，社会的な文脈においては，作業療法士に特殊な印象を与えるかもしれない．しかし，それだけにセラピストは対象者と外部世界，すなわち社会との橋渡しを行う重要な役割をもっているといえるだろう．

謝辞

本稿で使用した，個人情報に関わる写真・資料は，了解を得て掲載した．患者様，ご家族の皆様に深謝いたします．

文献

1) Perfetti C, 他（著），小池美納（訳）：認知運動療法．協同医書出版社，1998
2) ステッドマン医学大辞典編集委員会：ステッドマン医学大辞典，改訂第5版．メジカルビュー社，2002
3) Baron JC, et al：'Crossed cerebellar diaschisis' in human suptratentorial brain infarction. Trans Am Neurol Assess 105：459-461, 1980
4) Perfetti C：リハビリテーションにおける機能解離の解釈．認知運動療法研究 7：7-14, 2007
5) Broich K, et al：Crossed cerebello-cerebral diaschisis in a patient with cerebellar infarction. Neurosci Lett 83：7-12, 1987
6) Luria AR（著），鹿島晴雄（訳）：神経心理学の基礎—脳のはたらき，第2版．創造出版，1999
7) Perfetti C（編著），小池美納（訳），沖田一彦，他（監訳）：中枢神経疾患，脳のリハビリテーション：認知運動療法の提言 第1巻．協同医書出版社，2005
8) Pieroni A, et al（著），小池美納（訳），沖田一彦（編）：「認知を生きる」ことの意味．協同医書出版社，2003
9) 宮口英樹：作業療法における神経リハビリテーションの「今」—認知運動療法の立場から．OTジャーナル 43：333-342, 2009
10) Pante F（著），小池美納（訳），宮本省三（編）：認知運動療法講義．協同医書出版社，2004
11) 日本認知運動療法研究会（編）：L'Esercizio Terapeutico Conoscitivo（マテリアル）．日本認知運動療法研究会，2008
12) 内藤栄一：イメージング技術の成果．久保田競，他（編）：運動と脳．サイエンス社，2000, pp175-198
13) Roland PE, et al：Supplementary motor area and other cortical area in organization of voluntary movements in man. J Neurophysiol 43：118-136, 1980
14) Stevens JA：Interference effects demonstrate distinct roles for visual and motor imagery during the mental representation of human action. Cognition 95：329-350, 2005
15) Perfetti C（編），小池美納（訳），沖田一彦，他（監訳）：整形外科的疾患，脳のリハビリテーション：認知運動療法の提言 第2巻．協同医書出版社，2007
16) Schmahmann JD, et al：Cognition, emotion and the cerebellum. Brain 129：290-292, 2006
17) 宮口英樹：認知運動療法の基本スタイルについて．OTジャーナル 41：1046-1049, 2007
18) 高橋昭彦：脳卒中片麻痺に対する認知運動療法の臨床とアプローチ．PTジャーナル 42：259-269, 2008
19) 宮本省三，他（編）：認知運動療法入門．協同医書出版社，2002
20) 宮口英樹：身体を使って考える—認知問題の分類と難易度の設定について．OTジャーナル 42：149-152, 2008
21) Nashner LM：Adaptation reflexes controlling the human posture. Exp Brain Res 26：59-72, 1976

第2章

基本動作の分析と具体的介入例

―上肢機能・アクティビティまで―

総論 介入の基本原則

山本伸一
山梨リハビリテーション病院・作業療法士

1 介入への実際

　病棟におけるADLアプローチでは、対象者とその諸活動における身体状況を見きわめ、治療的介入の手がかりを見つけていくことが要求される。まずは、対象者の動作をていねいに観察し評価することが重要だろう。関節可動域などの数値ではなく、対象者がどのようにその動作を行っているかを見るのである。多くの場合、何かをするときに動作が粗大になってしまったり、使うべき関節や筋肉が使えていないなどの現象が生じていることに気づかされるはずだ。何となく見過ごしてしまいがちな一つひとつの行為をしっかりと観察し、対象者特有の身体反応を捉えていくことが大切である。そうして見つけた治療的介入の手がかりを確かなものとし、具体的な実践に結びつけていくためには、対象者が行おうとしている動作を健常者はどのように行っているか知っておく必要がある。つまり、健常者の行為を観察して分析することも、対象者を理解する一つの方法といえるのである。

　セラピストが対象者に治療的に介入する一連の流れは、決して一方通行に終わるものではなく、導き出された結果を振り返り、次なる回復のステージへと常にステップアップしていかなければならない（図1）。以下、観察～具体的介入の方法について詳しく解説する。

2 健常者の観察と自身による動きの内感

　そもそも健常者の生活活動は、ほとんどが自律的な活動である。自然に動き、そして速い。どの関節がどのように動いているかなどは考えていないだろう。だからこそ、知覚的分析は難しい。しかし、セラピストが提供する情報は「知覚−探索経験」である。そのため、健常者による知覚−運動経験は何を探索しているのかを再発見する必要がある。

　そのポイントは以下のとおりである。

　①まず、しっかりと目で見て観察する。人間の構造を考慮したうえで、「どこから動き始めるのか」「何を感じているのか」を推測してみる。

　②次に動きの戦略、つまり体幹・四肢・頭部の相互関係がどうなって動いているのか。

　③そして、自分自身でその動きを行ってみる。課題にもよるが、原則は「ゆっくりと内感」しながら動いてみる。

　④意識的に自分の身体を感じてみることで、普段は自然な活動が「何を感じて、探索」しながら動いているかということに気づく。

　⑤目で見たことと内感したことを照らし合わせ、動くための情報と、その結果生じている姿勢・

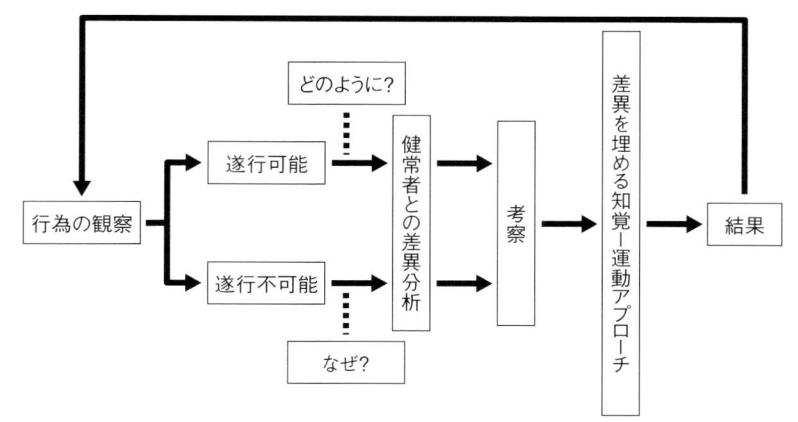

図1 健常者との差異分析から知覚−運動アプローチへ

運動が相互関係であることに分析・照合できれば介入に役立つこととなる。

例えば、「目の前の物体をつかむ」という動作一つを考えてみても、その物体の形・素材によって手の向かい方や構えは変わってくるし、その場の状況に応じた自然な動きになる。知覚行為循環の中で最適な運動を行っており、物体に向かう手先という一部分だけでなく、全身が探索した動きとなっていることに気づかされる。さらに、その探索活動は連続性をもち、絶え間なく生活の中に継続されているのだ。

3　中枢神経疾患をもつ対象者の観察

対象者の観察では、なぜこのような行動をとるのかがすぐには理解できないこともある。例えば、ベッドで寝ているときには、後頭部・肩甲帯部・仙骨部・足腫部をマットに押しつけた高緊張の姿勢となっていることが多い。食事場面では連合反応の出現から麻痺側上肢がテーブルの上から落ちてしまったままで気がつかないことがあり、また更衣動作ではそうした麻痺側上肢が衣類に絡みつき、着脱が困難になる。

注意深く観察すると、対象者は日常生活において自立しているようにみえても、その動作の質は健常者とは明らかに異なっているのである。対象者の各動作は、ADL評価の点数上では自立となっているかもしれない。しかし、実際には対象者は多くの時間と労力を費やし、本質的な機能の回復とはほど遠いところで何とか課題を達成している可能性が高いのである。

健常者と対象者の差異を分析するポイントは、以下のとおりである。

①健常者の課題遂行において、何を感じて動いていたのかを整理しておくこと。
②そのうえで対象者の動きを観察する。
③健常者の感じている「場所・対象」と対象者の感じている「場所・対象」は、ズレがあるのか。
④また、その感じ方の程度は？　健常者より過剰？　それとも弱い？
⑤それに対する対象者の姿勢・動きはどうなっているかを照らし合わせる。

このような視点で分析を行う。多くの対象者は健常者と異なっており、その探索は過剰で、連続性をもたない知覚行為となっていることに気づく。その差異がわかれば、実際に健常者の場合の「いわゆる感触−知覚情報」を提供してみるという流れとなる。

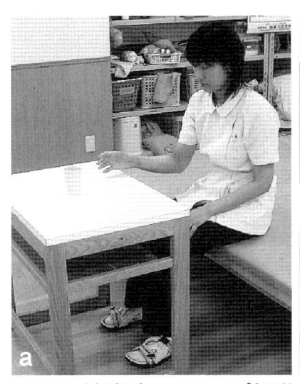

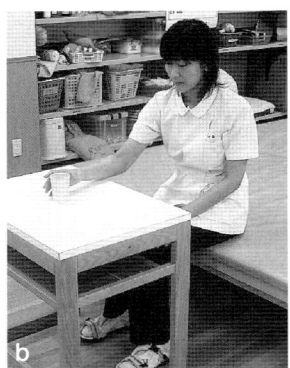

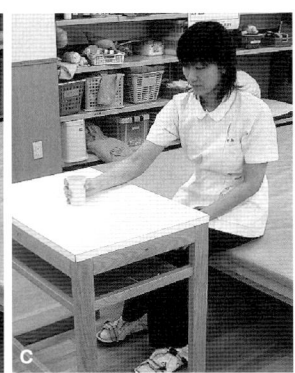

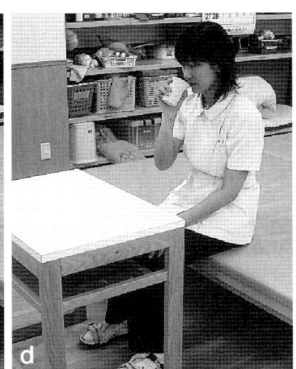

図2　健常者のコップ操作

4　両者の行為の比較

　例えば、「コップに入った水を飲む」という動作を例にとってみよう。

　健常者を観察すると、体幹を安定したまま指先から運動が始まる。リーチでは、対象のコップの形状に合わせた手の形となる。そして、それに従属した肘・肩が連続的にスムーズな動きをみせ、コップを把持する際は指先・手掌面に適度な圧が加わる。コップから受けた抵抗が強いほど、小指球筋側に収縮が強くなる。もちろん、意識をすれば母指球筋側に力を入れなおすことも可能である。決して過剰とはならないし、コップの操作が手掌内で変えられるというのも健常者の特徴だろう。肘や肩の動きは、手首・手指が柔軟に動くことができるように保証しているのだ。また、水が入っていれば、こぼさない程度でコップ操作が可能な範囲の握りとなる（図2a～d）。こうした動きは、経験の積み重ねで得られた知覚－運動経験である。

　対象者を実際に観察してみる。図3は典型的な片麻痺者の座位である。そこから対象者は、前方の机上にあるコップに対し麻痺側上肢にてつかみにいこうとするが、コップの柄部分になかなか到達できない。運動の開始は、非対称な体幹の伸展と麻痺側肩の挙上ばかりが目立つ。また非麻痺側では体幹の側屈と上肢全体で反対側の動きをコン

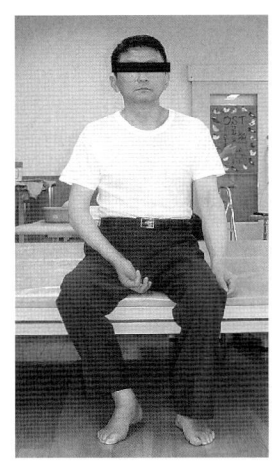

図3　典型的な片麻痺者の座位

トロールしているようにさえ感じられる。何度も試みようとするが、肩甲帯周囲の断続的な高緊張を生じてしまい、屈曲共同パターンによって随意的に動かせるはずの肘伸展・手の動きが出現してこない（図4a）。そのため、セラピストは他動的に麻痺側手にコップの柄をつかませる（図4b）。対象者は、過剰な努力によって口唇部にコップを近づけるが頸部は麻痺側側屈・過伸展し、コップから遠ざかる反応となった。より近づけようと上肢は外転・手首の屈曲が著明となり、コップは左斜めに傾いてくる（図4c）。そのため口に持ってくることができない。

　では、非麻痺側上肢によるリーチをみてみる。健側といわれているはずの側ではあるが、末梢

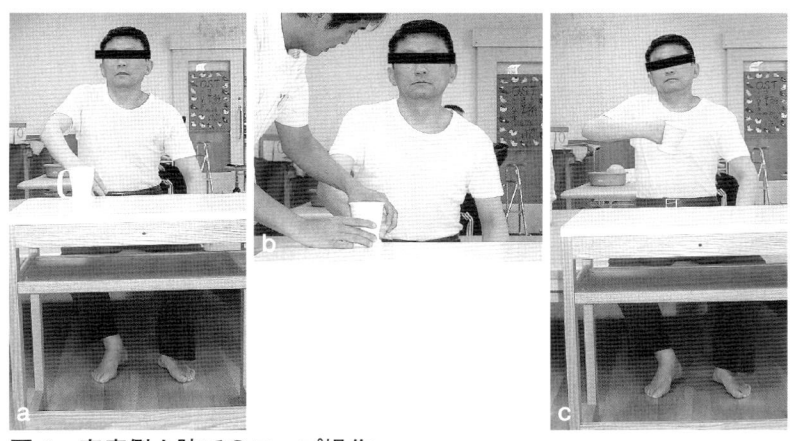

図4　麻痺側上肢でのコップ操作

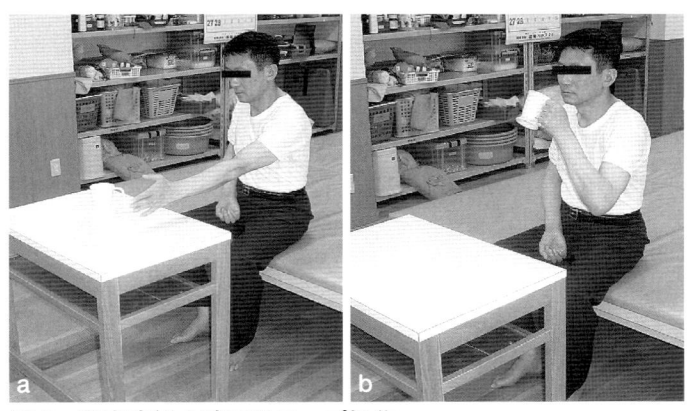

図5　非麻痺側上肢でのコップ操作

部・中枢部が同時に動きはじめる。よく観察してみると麻痺側肩甲帯は非麻痺側に引っ張られるかたちで連合反応に支配される。非麻痺側は肘がつっぱり、手掌面はゆとりがない。手の形がコップの柄の形に適したものとなっていないのがわかる。手部は橈側が高緊張となり母指側の対立が機能していない。手掌は縦横のアーチがつくりだされず、扁平となっている。全体的には、麻痺側上肢によるリーチ時の高緊張とまではいかないが、健常の場合と比較すれば過剰努力になっているだろう（図5a）。さらに、頸部の過伸展を伴った口唇へのリーチは健常の取り込みとは異なる。若干ではあるが下顎が突き出た格好となっていること

に気づく（図5b）。

　図6は、片麻痺者の非麻痺側上肢によるリーチングの問題を整理してみた。セラピストとしてこうした動作上の違いを常に意識しておき、対象者にみられる知覚と運動の関係性の歪みを修正する方向で治療的介入を進めることが大切になってくる。しかし、もしそうした差異が把握しにくく、介入のポイントを見いだせないときには、ていねいに観察することに加えて、対象者と同じ動作をセラピスト自らが試し、内観してみるとよい。

　以上のように、諸活動における知覚と運動の関係性に目を向け、中枢神経疾患をもつ対象者がどのように動いており、「何を」「どのように」感じ

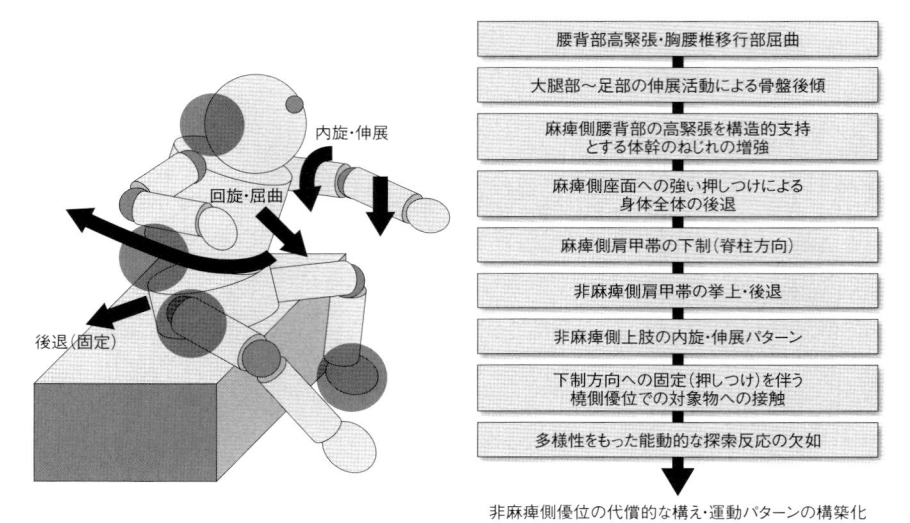

図6　片麻痺者の非麻痺側上肢によるリーチングの問題

ているのか、または感じられていないのかを分析する。つまり、セラピストが対象者の潜在的な能力に着目し、その能力を伸ばす適切な課題を設定することによって、対象者は獲得すべき運動能力を身につけることができるのである。

　動作の観察からだけではアプローチすべき点を把握できないときには、その動作をセラピストが実際にやってみて健常者の身体内部で起きている現象を考察し、何を対象者に求めていくのかという目的を明確にすべきである。漫然と治療的な関わりをもつのではなく、常に知覚と運動が連動しているという事実に目を配り、提供した課題を対象者がどこまで達成可能なのかを見きわめながら治療を進め、部分的にでも活動の内容に変化がみられれば全体的な活動にも変化が生まれる可能性があることを忘れずに取り組んでいくべきであろう。

5　具体的介入の中で考慮すべきこと

　セラピストの介入は個別に応じて関わり方も工夫しなければならない（図7）。それは対象者の状況に合わせて駆使する。セラピストの姿勢・ポジションも気をつけなくてはならないだろう。徒手誘導のためには、基本的にセラピストはリラックスしていることである。つまり精神状況だけでなく、その四肢が十分に動けることが大切である。末梢と体幹部の中間にある肘・膝がコントロールされており、そのうえで末梢部の手がゆとりをもっていること。これは対象者の状態を分析・理解するために必要といえる。

　さらに対象者においては、体性感覚を通した経験が運動学習において大切なポイントとして考えるべきであろう。それに加えて、口頭指示も工夫が必要である。いつ、どの場面で声をかけるのかによって対象者の能力アップも期待できるが、数多くの声かけでは混乱を招き、逆に少ないと動けない人もいることはいうまでもない。さらには、セラピスト自身のもつ雰囲気や集団力動も知識と経験によって培われ、対象者の活動を向上させる重要なものである。

　先ほどの手を伸ばすというリーチングの動作で考えてみよう。セラピストが動き方の見本を示すことで動作の改善が図られる場合もあるが、対象

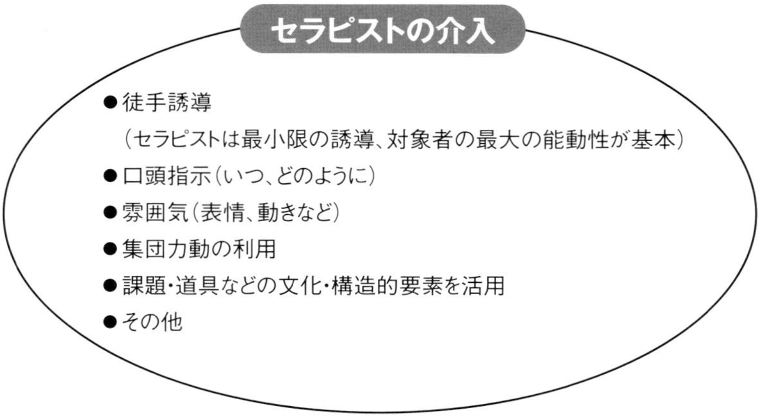

セラピストの介入

- 徒手誘導
  （セラピストは最小限の誘導、対象者の最大の能動性が基本）
- 口頭指示（いつ、どのように）
- 雰囲気（表情、動きなど）
- 集団力動の利用
- 課題・道具などの文化・構造的要素を活用
- その他

図7　具体的介入の中で考慮すべきこと

者は真似できないことが多い。なぜなら、これは目から入る視覚情報を関節や筋という体性感覚情報に変換するという、脳に損傷を負っている対象者にとっては非常に難しいレベルの運動だからである。このようなときは、健常者の動きをもとにその感覚情報に注意しながら、リーチングの動作をセラピストの手によって誘導してみる。

対象者の手の動きは、いわゆる屈曲パターン・伸展パターンという一言で表現されるが、詳しくみていくと多くの場合は体幹・肩や肩甲骨のところから動き出し、肘・手へと運動が続く。または、体幹・肩・肘・手が同時に動きはじめる。なぜなら手は探索器官であるはずなのに、対象者の手は感覚・知覚情報が乏しいものとなっているからである。低緊張・高緊張の混在や筋短縮・拘縮を伴った手は、情報の途絶えた器官といえるのだ。だからこそ粗大な動きを主とし、回復段階で動きを得やすい体幹の伸展・肩の挙上から運動が始まる。また、末梢部を保証しなくてはならない中枢部に生じる片麻痺特有の低緊張や同時収縮性のなさは、さらにそのことを助長する。しかし、健常者の動きを思い起こせば、手の指先から動きはじめることがほとんどである。多くの場合、本来の探索は末梢部なのだ。環境への接近・操作は手掌が対象物に向かっている。それもその対象物に対して適度な手の形となっているという点が重要である。

われわれは、発達段階で無駄な動きを制御し、合理性・機能性を学習してきた。何度も課題を遂行し、熟練する。その獲得過程は特殊な運動形態の習得ではなく、課題から受ける抵抗変化の特性に基づいた基本的な知覚−運動経験の蓄積である。この過程は運動技能獲得のすべてにおいていえることであり、一生涯続くといえるだろう。そして、その末梢部の探索反応には中枢部の選択的な活動が必要である。選択的とは課題に対する選択という意味である。機能的な中枢部の運動がなければ末梢部の操作は生かされない。そのため、セラピストは運動開始を手の背屈から誘導し、続いて肘の動き・肩の動きへと波及させる介入を試みることが必要ではないだろうか。

このときに大切なことは、まずは対象者の筋収縮に対して伸張する動きを促すのではなく、原則はリラックスした状態でゆっくりと「動く感触」を感じてもらうことである。セラピストが不必要な力を入れて対象者に触れていれば、余計な感覚情報が入力され、対象者が学ぶべき動作に伴う感覚情報を捉えることができなくなってしまう。逆

に、単に優しく触っているだけで対象者が注意を向けるべき動作上のポイントを伝えられないようでは、対象者はただ他動的に動かされているにすぎない。対象者に学んでほしい知覚と運動の連鎖のポイントを伝えるという意図をもって、適度な力でていねいに動作を導いていく必要がある。そして、難しい危険な位置（関節）で長時間治療することは避けなくてはならない。確実な、しかし患者にとって心地の良いグリップで持つようにすること。それには、洋服の上からよりも直接皮膚の上からのほうが効果的に持つことができる。つまり、摩擦低下により手掌の広い面でのグリップが可能となるからだ。決して爪をたてるような持ち方をしないようにしてほしい。

もちろん対象者は、誘導した運動すべてを再現することはできないことが多い。しかし、動作の誘導を行っている中で、それまで重く感じていた腕が少し軽くなったり、導いている運動に少しでも反応してくるようであれば、その動きを何度か繰り返してみる。対象者の状態によっても異なるが、介入前とは動きが違ってくることを確認できるであろう。そのことを対象者自身が認識でき、また動作にも安定性が出てくるようであれば、対象者自らの力とペースで肘を伸ばしたり曲げたりして、さまざまな状況の中でリーチを行えることが次の目標となる。

こうした知覚と運動のつながりを自分の経験として対象者自身が学べるよう、動作を直接的に誘導していくことが、対象者の本質的な回復を促す一つの有効な手段となりうるのである。

6　おわりに

介入の基本原則を述べた。しかしながら、対象者によって学習効果が異なる。思いもよらぬ対象者の活動反応が得られる場合もあるだろう。逆に、もっと動けるはずではと感じることもあるだろう。対象者個人の個性もある。セラピストは、それを受け止めながら「その人・その人」と向き合いながら、個別の積み重ねを大切にしなければならない。決して、対象者のせいにはしないこと。自分の技量に責任をもち、少しの成果でもその活動を広げていければと思う。それが、責務ではないだろうか。

文献

1) 山本伸一，他（編）：活動分析アプローチー中枢神経系障害の評価と治療．青海社，2005
2) 柏木正好：環境適応ー中枢神経系障害への治療的アプローチ，第2版．青海社，2007
3) 佐々木正人：アフォーダンスと活動．活動分析研究会，2002
4) 佐々木正人：からだー認識の原点．東京大学出版会，1987
5) 佐々木正人：アクティブマインドー人間は動きのなかで考える．東京大学出版会，1990
6) 佐々木正人：知覚はおわらない．青土社，2000
7) Gibson JJ（著），佐々木正人，他（訳）：生態学的視覚論．サイエンス社，1998
8) 柏木正好：治療アプローチからみた麻痺側による相違．OTジャーナル　27：331-336，1993
9) 佐々木正人：アフォーダンスー新しい認知の理論．岩波書店，1994
10) 佐々木浩輔：成人片麻痺の感覚障害に対するアプローチ．ボバースジャーナル　19：36-40，1996
11) 南　誠一：脳卒中後遺症者の上肢手への治療の実際．ボバースジャーナル　24：152-157，2001
12) Afforter：パーセプションー発達の語源から言語の発見まで．シュプリンガー・フェアラーク東京，1993
13) Neisser：認知の構図ー人間は現実をどのようにとらえるか．サイエンス社，1978
14) Davies PM：Starting again. Springer-Verlag, New York, 1994
15) 山本伸一，他：中枢神経疾患の活動分析ー道具の分析と機能的作業療法．OTジャーナル　36：1223-1228，2002

1 ポジショニング
背臥位・車いす等

野頭利幸(のがしらとしゆき)
諏訪赤十字病院リハビリテーションセンター・作業療法士

1 はじめに

ポジショニング（positioning）とは、一般的には適当な場所に置くこと、位置を定めること。スポーツでは、攻撃あるいは守備体制での選手の適切な位置と意味づけられている。ちなみにpostureとは、姿勢・態度・様子と訳されており、ポジショニングのほうがより活動的で動的な印象を受ける。

さて、リハの領域ではどうだろうか。特に片麻痺者の急性期では、意識障害・運動障害・感覚障害をあわせもつため、麻痺側上下肢とも異常姿勢となりやすく、加えて非麻痺側との相互関係も機能的とはならない。不良姿勢による呼吸器・循環器系への影響も大きいものと考えられ、治療介入が必要であり重要である。

ポジショニングによって姿勢を整えることは、片麻痺者の姿勢アライメント、姿勢緊張、支持基底面（BOS：base of support）との最適化を図り、姿勢コントロールに寄与すると同時に、急性期に必要な呼吸器・循環器系の機能改善にも影響を与える。適切なポジショニングは、身体の対称性とBOSとのより良好な関係をつくりだし、関節可動域や上下肢・頭頸部と体幹の姿勢アライメントを維持・改善することを助け、より正常な運動を導き出す一助となる。ポジショニングが静的・固定的で、身体の自由な運動を妨害するようなものではあってはならない。

良好なリハを実施していくにあたり、われわれ理学療法士、作業療法士、言語聴覚士と他職種とのチームワーク（連携）が重要である。また、長期におよぶ成人片麻痺者の治療において、対象者や家族に対して、チームが一貫した指導や助言を与え続けなければならない。異なった対応の仕方、課題の与え方によって、対象者やその家族を混乱させることがあってはならない。

2 背臥位

背臥位は座位・立位の姿勢に比較して、支持基底面に対し支持面を多くもっているが、そのことによって安定しているとはいえない。また、共通要素はあっても、背臥位姿勢そのものは個々人によってまったく変化に富んでいるといえる。さらに、背臥位姿勢からの運動（活動）は、支持面に接している身体部位を空間（抗重力位）に持ち上げなければならない。

観察のポイントⅠ

①背臥位姿勢の特徴として、広い支持面をもつ半面、運動の制約を受けている。
②座位、立位と運動の自由度は増すが、背景と

なる適切な筋活動による単関節や分節部位の分離がなされ、選択された運動とバランスが必要である。

観察のポイントⅡ

①アライメントをよくみる（推測できることは？）。

②頭頸部、四肢の重さ、関節の可動性を確認する。

③必ず左右差、全体と部分、部分と全体など相互関係の中でみていく。

④皮膚の状態（シワの状態、色、張り）、筋の状態はどうか。

⑤感覚・知覚の状態はどうか（診て、触れて、動かして確認する）。

観察のポイントⅢ

①実際の動きの中では、健常者であっても、どちらかに偏った運動を示す。

②各関節における選択的な運動、適切な筋緊張の配分により、目的運動と姿勢調整ができているか（他動運動に対する抵抗、追随、無反応）。

③観察してきたさまざまな情報から、どのような影響・相互関係からなぜそうなっているのかを推測する。

（1）背臥位の特徴

骨の周りに軟部組織がついているため身体の断面は丸い、そのために転がらないように固定をする。転がっても大丈夫ならば緩み、支持面を受け入れられる。

（2）背臥位の利点

頭部・体幹・四肢のアライメントをよくみることができる。よいアライメントが得やすい、支持面が広い、重心が低い。

（3）背臥位の欠点

背部をみることができない。対象者は支持面をみることができない。

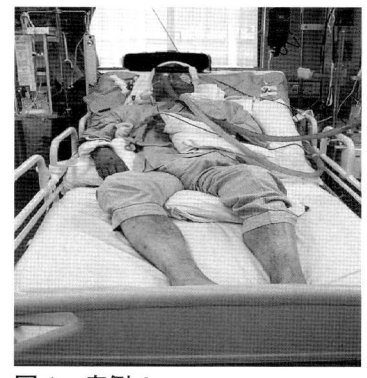

図1　症例A

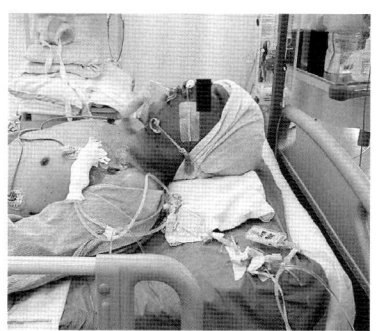

図2　症例Aの上部体幹、頭頸部

（4）観察の視点

表情、皮膚のコンディションも忘れずにチェックする。

3　片麻痺者の陥りやすい現象

1）症例A

図1の症例Aは、くも膜下出血の症例（左片麻痺）であるが不穏状態にあるため、不用意に右手で点滴などを引き抜かないよう、抑制帯で右手関節をベッド柵に固定されている。動くはずの右手が抑制されているため、その影響で、全身性に姿勢緊張が高く、身体の左右非対称性を増強している。また、ポジショニングのために使用されている、クッション・枕などはあまり効果がなく、患者の身体を面で受けられず、身体表面で受ける圧の分布は分散し、ある特定の部分に集中する。

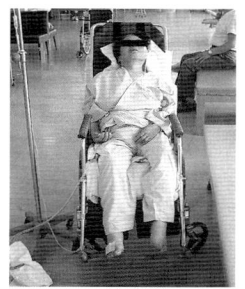

図3　症例 B

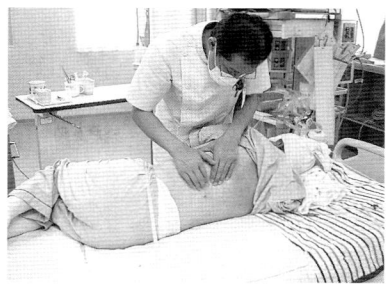

図4　症例 C の側臥位での治療①

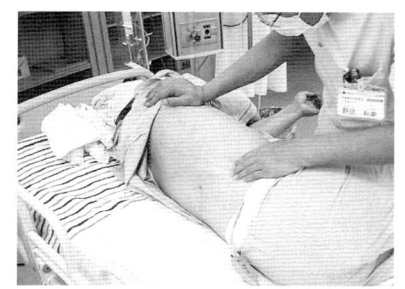

図5　症例 C の側臥位での治療②

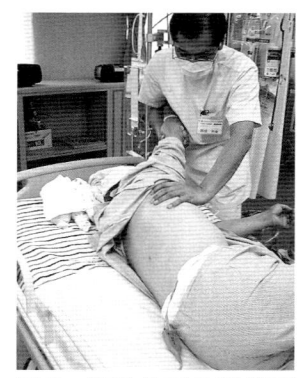

図6　側臥位での関節可動域訓練

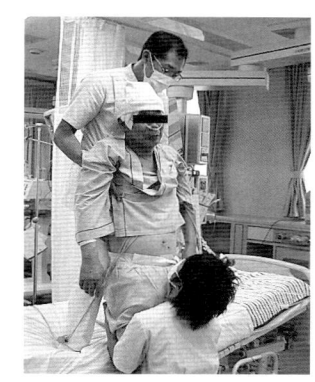

図7　立位での治療場面

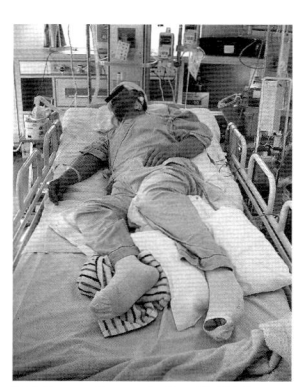

図8　ICU でのポジショニング

　症例Aの上部体幹、頭頸部を**図2**に示す。頸部は過伸展位で胸郭の運動性も乏しく、呼吸も浅い状態である。また、肩甲帯は挙上位でかつ後方に引かれている。この状態で痰の吸引が行われると咳き込みながら、上記の状態をさらに増強させる。

　急性期のベッド上における対象者のこれらの状態、問題は病状が安定し起き上がり、座位、立位と治療を進めていく中で、初期症状として回復期以降も姿勢運動パターンに影響する。急性期における背臥位の不良姿勢からくる問題を早急に解決していくことが重要である。

2）症例 B

　図3は、発症から2週間ほど経過した症例Bである。視床出血後に軽度の水頭症を併発し、意識障害と四肢麻痺状態を呈している。リクライニング式の車いすに乗車し、リハセンターに初めて来室したときの状態である。まったく自発的な運動がないため、ただ車いすに乗車させられたという状態であり、このような状態で長時間乗車すれば重力に押しつぶされ、身体部位に不動・適応性筋短縮、関節拘縮を助長する。ポジショニングの介入は、車いす乗車に対しても重要である。

4　治療介入のポイント

1）症例 C

　図4～8は、くも膜下出血後の症例CのICUでの治療場面である。クッション・枕を取り除き、**図4**のように側臥位とし、左右身体の対称性を姿勢セットするとともに、体幹背面にある広背筋・僧帽筋・脊柱起立筋群等の筋群の伸縮性、粘弾性の改善を意識し介入している。また、体幹背部は重力あるいは不良姿勢によって押しつぶされたよ

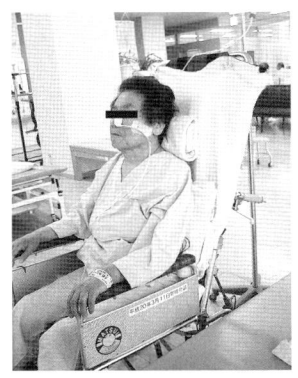

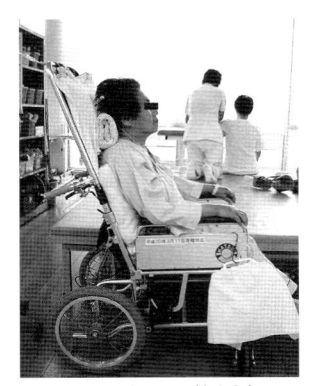

図9　症例Bの治療後　　図10　症例B（側方）　　図11　症例B（正面）

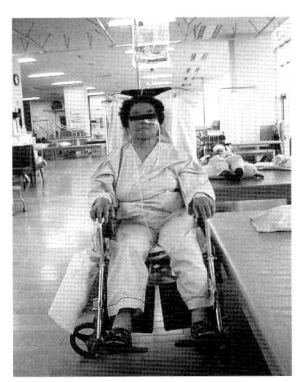

うになっているため、筋群の走行に沿って十分伸張し長さをつくると同時に、循環・浮腫の軽減を意識してスウィープする。図5では体側を十分伸張し、肩甲帯と骨盤帯をコントロールし体幹の回旋を行っている。体幹背面に停滞している浮腫も存在することが多く、四肢の関節可動域運動にとどまらず、背部への治療介入は重要である。看護師が行う清拭とは少し違った視点から、タオル等を用いて介入することもある。

図6は上肢の側臥位における他動的関節可動域訓練であるが、肩甲帯の運動性とともに、筋・皮膚の伸縮性・粘弾性にアプローチした後であるため、容易に関節可動域運動が可能である。

図7は、2人の作業療法士で行う立位での治療場面である。対象者の自発性、活動性が乏しいときには効果的であり、お互いに過剰な努力なしに可能である。早期よりリスク管理のもと、立位場面を対象者が経験することは神経学的にも重要と考えている。

図8は、症例CのICUにおけるポジショニングの一場面であるが、身体背面にかかる圧を分散して背臥位をとっている。見た目には、それほど窮屈さも感じない。ICUであれば短い時間で体位変換が行われるが、一般病棟ではどうだろうか。われわれは長時間にわたって、同じ姿勢をとり続けることはないのである。ポジショニングによって、

対象者が少しでも快眠できたらと思う。また、楽に呼吸でき、そして早くその状態から脱出できるよう治療展開できたらとも思う。

2）症例B（治療後）

図9は症例Bの治療後であり、タオルを使用した車いす乗車時のポジショニングの一例である。体幹の両側に円柱状に丸めたタオルを置き、安定を図っている。殿部の上に体幹・頭部がアライメントできるよう、頭部後面にもタオルを使用している。いろいろな工夫はあると考えられるが、乗車姿勢が改善しただけで、表情が変わり、目つきが変わり、それを見た家族の表情も安堵の表情となる。

ベッドに臥床しているより車いす乗車が安易に選択されるが、対象者の体型に合った車いすを選択するべきで、さらに対象者が安定して乗車するためには作業療法士としての工夫が必要である。しかし、長時間の車いす乗車は苦痛となりやすいため、注意が必要である。図10、11はそれぞれ側方・正面からの場面である。

症例によってはたった数分の乗車で姿勢が崩れたり、バックレストに体幹を強く押しつけるとともに、殿部が前方にずれてくる対象者も多く見受ける。ポジショニングで解決しようとするのではなく、座位における姿勢コントロールを治療（機

能的座位）することが重要と考える。

5　まとめ

　中枢神経疾患の対象者が背臥位をとる場合、柏木は次の2点に注目している[1]。第1は、身体の各部位間を強く連結しておこうとする傾向があることである。基本的には身体を小さく縮めようとする屈曲傾向が加わっている。第2は、外部環境との接触抵抗に固執して、なるべく強くかつ変化しない抵抗を求めようとする傾向である、と述べている。

　ポジショニングによって問題解決になる部分もあるかと思われるが、最も大事なことは対象者の今置かれている身体状態を的確に評価し、直接治療介入し、対象者が少しでも自由に自発的に、そして能動的になれるよう作業療法士が対象者と一緒にチャレンジしていくことだと考える。

謝辞

　写真撮影にご協力いただいた患者さんとそのご家族に感謝いたします。

文献

1) 柏木正好：環境適応―中枢神経系障害への治療的アプローチ. 青海社, 2004, pp12-15
2) 野頭利幸：ICUにおける脳卒中急性期の作業療法. OTジャーナル　39：202-208, 2005
3) 野頭利幸：バランス器官としての役割. OTジャーナル　43：158-163, 2009

2 寝返り

長澤 明
順天堂大学医学部附属順天堂東京江東高齢者医療センター・作業療法士

1 はじめに

　寝返りは、安静時姿勢（背臥位）より姿勢を変化させるために対象者が最初に体験する抗重力運動で、例えば褥瘡管理や清拭・更衣動作など急性期の対象者のケアでも欠かすことのできない動作である。日に何度も繰り返される動作であるため、その後の抗重力姿勢や歩行、ADLなどの機能的な活動や社会復帰にも影響を与えてしまう。そこで、健常者の「寝返り」の運動要素と対象者が動作を困難としている要素とを比較し、その解決の手段としていくつか例を挙げ報告していく。

1）運動の連結性

　人体は頭頸部・体幹・四肢とそれぞれのパーツが筋骨格系により結びつき、筋の活動により運動が行われる。体幹に働く筋活動は、①重力と反対方向への運動（求心性の筋活動）、②身体に働く重力やその他の力によって引き起こされる運動を押し止める運動（等尺性の筋活動）、③運動にブレーキをかけたり重力方向への運動をコントロールする運動（遠心性の筋活動）が調節され、協調されて動いている。

　体幹筋の運動性を伴った安定性は、四肢や頭頸部を自由に動かすためにとても重要となり、特に腹壁を形成する腹斜筋群や腹横筋は肋骨や腹直筋などの筋腱膜から起こり、骨盤や背部の胸腰筋膜まで筋線維を伸ばしている。体幹の回旋運動に重要なこれらの筋群はほとんどが筋膜に付着するため、左右の筋活動が協調し効率よく働き、運動性と安定性の両方に作用しなければならない（図1）。これらの筋群が効率的に働くためには筋線維のある程度の長さと張力が必要であり、胸椎が過度に後弯し、屈曲していれば筋の起始と停止が接近してしまい筋活動が起こりづらい。そこで、胸郭や肩甲帯と骨盤帯の距離が確保された十分な筋の長さを保っている必要がある。さらに、肩甲骨の運動性を保障する胸郭の安定性と選択的な運

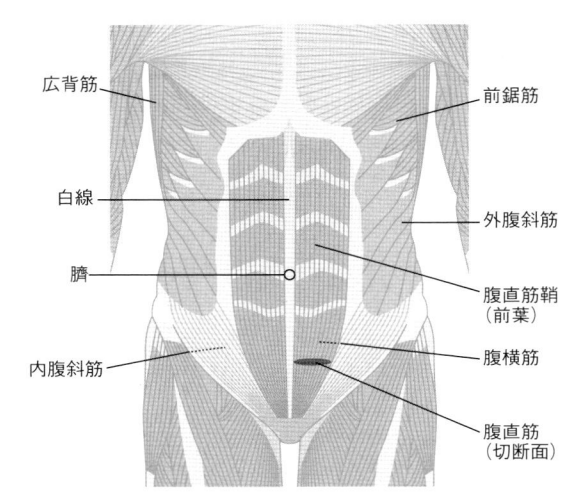

図1　体幹の回旋運動に重要な筋群

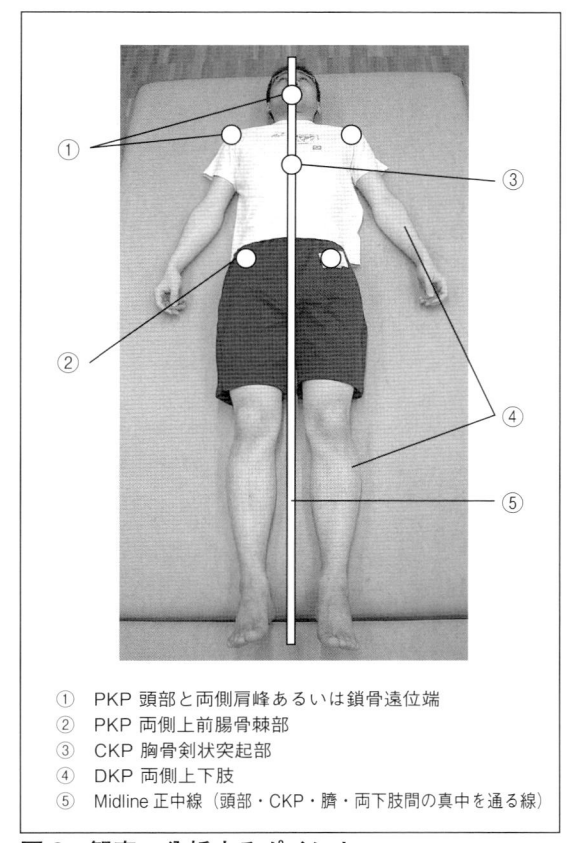

① PKP 頭部と両側肩峰あるいは鎖骨遠位端
② PKP 両側上前腸骨棘部
③ CKP 胸骨剣状突起部
④ DKP 両側上下肢
⑤ Midline 正中線（頭部・CKP・臍・両下肢間の真中を通る線）

図2　観察・分析するポイント

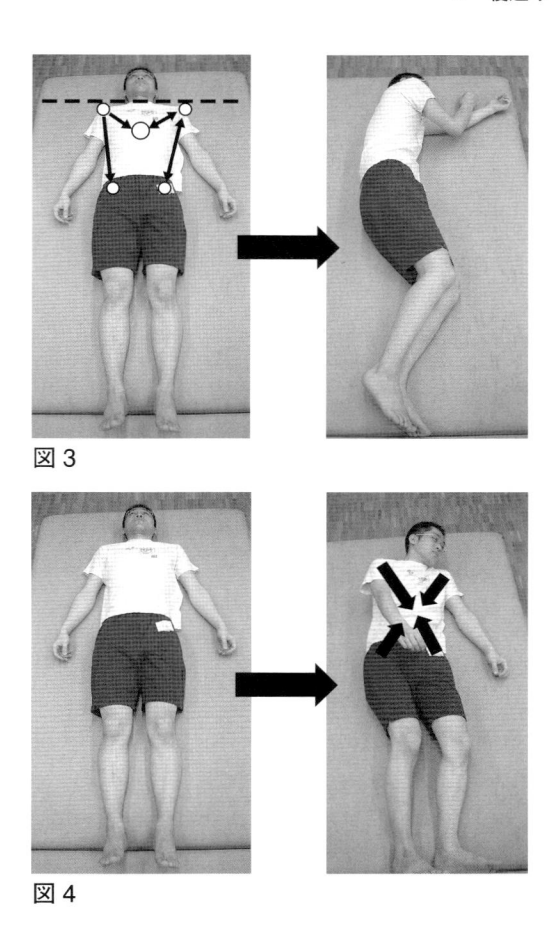

図3

図4

動性（伸展活動）が必要条件となる。

2）背臥位の分析

　寝返りを分析するにあたり、観察・分析するポイントを図2に示し説明する。

　背臥位で正中線に対し左右が対称的姿勢であるか観察する。このときcentral key point（以下、CKP）に対し、proximal key point（以下、PKP）や肩甲帯部と骨盤帯部間のPKPの距離を観察する。さらに、肩甲帯から背部・骨盤帯に手を入れ、抵抗感など身体の支持基底面の反応性を評価してみる。このそれぞれのkey pointと支持基底面の関係が対象者の寝返りを開始するスタート姿勢である。

　例えば図3のモデルの場合、右側の肩甲帯のPKPが左側の肩甲帯に比べCKPに近く、右肩甲帯が支持基底面よりやや浮いた状態である。また、右側肩甲帯と骨盤帯のPKPの距離も短い。つまり、右側の体幹は屈曲傾向にあり右側の肩甲帯が左側の骨盤帯に近い状態である。このモデルが寝返りを開始する方向は左方向と予想され、実際に寝返ってもらうと左方向へ寝返りを開始した（図4）。

　このように身体反応から対象者の特徴を捉え、評価し誘導などを加えていくのが望ましい。

3）寝返りの分析

(1) 背臥位から側臥位

　寝返り動作の開始は、PKPが身体の中心に向かうように筋活動が起こり連結性を増す。さらに

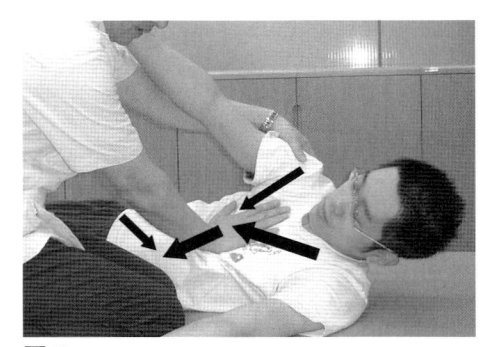

図5

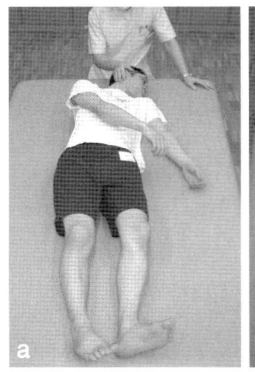

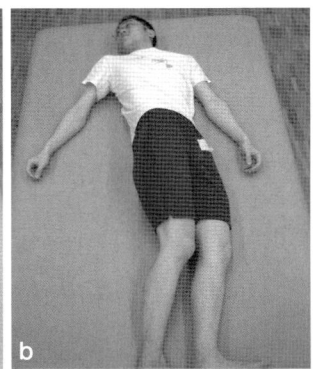

頭頸部や肩甲帯が空間に持ち上がるためにCKPが下制・屈曲方向に動いていく（図5）。このように空間で身体を動かし保持するためには、頭頸部と体幹、胸郭部と肩甲帯、肩甲帯と骨盤帯、身体左右の運動の連結が大切であり、図5のように肩甲帯とCKPから体幹の連結性を誘導し、寝返りを開始させることができる。CKPからの誘導は胸骨部より肋骨を下制させることで体幹の安定性が増す。結果、頭頸部の屈曲（空間への保持）と肩甲帯の前方への動き（肩甲骨の外転）を保障してくれる。重心を一側に移動させていくと、肩甲帯は反対側の骨盤帯と距離を近づけていく。この時、両側肩甲骨は胸郭上を外転していくが、上肢の屈曲を優位とした引き込みや肩甲骨が内転し内側縁が浮き上がったりせず胸郭上に安定している必要がある。

次に頭頸部の動きは運動の方向を決定するために大切で、前庭系や視覚系と連動し身体を中間位に保とうとする。例えば頭頸部を一側に向けるよう誘導していくと、向けた反対側の体幹や肩甲帯は支持面から離れ、顔の向いた方向へ立ち直り、頭頸部に対し体幹は左右対称の関係を保とうとする（図6a）。しかし、顔や眼球を運動と逆の方向へ向かせ誘導すると、頸部の過伸展と体幹や下肢の伸展を伴った全身的伸展パターンを強め、完全な側臥位にはなれない（図6b）。

対側は姿勢を支持するための安定として働き、

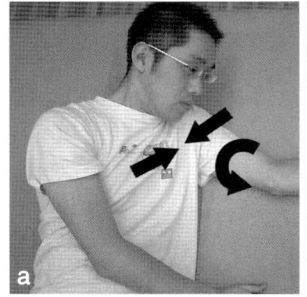

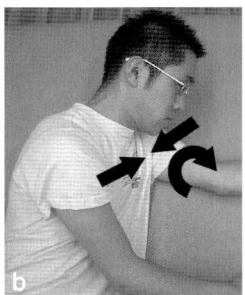

図6

図7

支持側体幹はベッドや床からの反力を知覚し、さらに運動に伴った圧の変化（移動）を知覚していかなければならない。寝返り動作中、重心が片側へ移動し反対側が空間へ持ち上げられていくとき、運動のあらゆる部分で姿勢を空間で保持し、支持側はその動きを保障する安定性が必要である。特に肩甲骨の外転と四肢の近位関節である肩関節や股関節の運動性が重要である。

重心を一側へ移動しようとすると、両側肩関節と股関節は内転・内旋方向に筋活動が起こり体幹との連結を強め、重心が反対側へ移動し対側が空間に持ち上げられていく。しかし、運動が進むにつれ支持側の肩関節と股関節は内転・内旋方向に動いていくが、支持のため外転・外旋筋の筋活動を徐々に高めていく。このように重心移動に伴った協調した筋活動は、安定性と運動性を保障し側臥位へつないでいく。

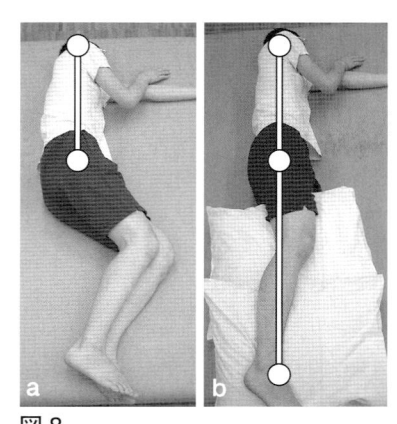

図8
支持基底面への接地があり、また空間に保持される側の肩甲帯と骨盤帯も直線上にあるアライメント。

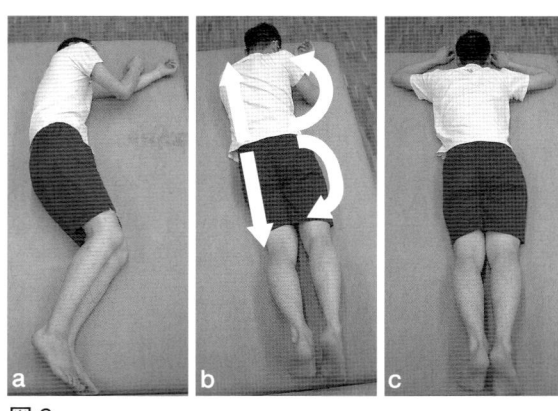

図9

(2) 側臥位

側臥位は、背臥位から腹臥位あるいはその逆に動くとき必ず通過する姿勢である。つまり、背臥位と腹臥位どちらの姿勢にも変化できる中間の姿勢であり、どちらの姿勢にも変化できる筋活動の状態でなければならない。例えば、重心が背側に移動すれば重力に抗するよう屈曲優位の姿勢筋緊張となるし、腹側に移動すれば伸展優位の筋活動に変える必要がある。多くの患者の場合、背側に重心が移動しており、屈曲優位の姿勢で完全側臥位になれない。逆に、腹側に重心が移動すれば重力に抗して姿勢を保持できず前方へ倒れたり、屈曲を強め抵抗したりしてくる。また、一側が空間に保持され、対側が安定した支持を保障しなければならないとても協調された姿勢でもある。

側臥位で大切なことは支持側の支持基底面の側頭部から片側頸部、肩甲骨が外転位にある片側肩峰部、片側体幹側部（胸郭から側腹）、片側腸骨外側部から大腿骨大転子部、片側大腿外側から下腿外側・足部外側がベッドと接し、支持していることである（図7a、b）。また、空間にある側の肩甲帯と骨盤帯は直線上にあり、支持側の肩甲帯と骨盤帯上に位置する必要がある。このことは、側臥位でのポジショニングにも重要で、枕やクッションなどを置く場所や支持基底面の安定した接地を誘導するための参考となる（図8a、b）。

(3) 側臥位から腹臥位

側臥位から腹臥位に姿勢が変化するとき、運動の方向は従重力方向となるため、空間にある側を重力に対し段階的に降ろしていく筋活動が必要となる。特に骨盤帯は前方へ倒れていきやすく、このときCKPは伸展の方向に動き、頭頸部は伸展し肩甲帯と骨盤帯のPKP距離も離れていく（図9a～c）。多くの患者は股関節や肩関節の可動域の問題や体幹の支持性の問題から股関節の屈曲や肩甲帯の後退を強めてしまい、大腿部や下腿・足部が支持面から浮いたり、胸郭から肩甲帯内側縁が浮き上がったり、上肢の屈曲を強め運動に抵抗したりする。

このように、臥床した姿勢から行われる寝返り動作は、体幹をコントロールする能力を学習させ四肢の選択的な活動の準備として利用することができる。特に体幹の回旋運動は、上肢をリーチし物をとる訓練や、歩行などの運動要素に応じた筋活動や姿勢コントロールを注意深く用意すれば、後の機能的な上肢の活動や歩行に影響を与えることができる。

寝返り動作での治療は、肩関節の保護と対象者が運動の範囲を受け入れられる負担の少ないリズミカルな動きで誘導する必要がある。例えば、側

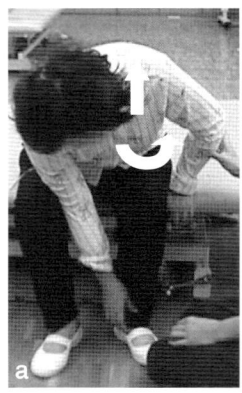

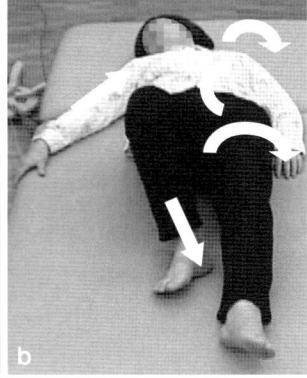

図10

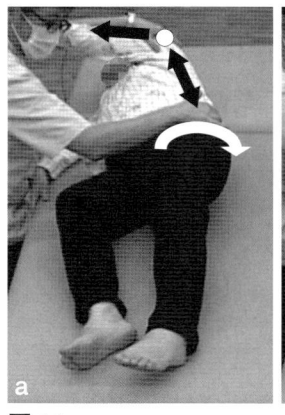

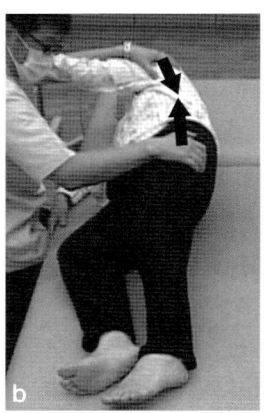

図11

臥位から呼吸運動を利用し、脊柱伸展や胸郭の動きをわずかに誘導することで安定性を伴った運動を促すことができる有用な手段である。

以下に実際の症例から寝返りの場面で観察される問題を分析し、介入を行った結果を紹介する。

2　非麻痺側への寝返り

　非麻痺側への寝返りを利用した治療は、空間に持ち上がる麻痺側体幹の連結を促し、体幹と肩甲帯の分離運動や肩甲帯と骨盤帯の分離運動（体幹の回旋運動）に役立つ。特に体幹の回旋を伴った屈曲や伸展、それに側屈のコントロールが要求され、頭頸部の立ち直りの促通や上下肢の異常筋緊張（特に屈筋）の減弱を図る。

　しかし、麻痺側上肢を前方に挙げるとき、肩関節に伸張するようなストレスがかかるため十分注意が必要である。介助は上肢を引っ張るのではなく、手を組んだり上肢を治療者の肩に置き肩甲帯から肩甲骨の外転を誘導したり、上肢の重さの介助や連結性を引き出すようにする。実際の症例を通し紹介する。

1）対象者の紹介

　脳梗塞発症後10病日の60代女性。左片麻痺。端座位や移乗動作は監視から軽介助で可能であったが、麻痺側胸郭部の屈曲と肩甲帯が挙上・後退した非対称姿勢である。麻痺側上肢は屈筋に高緊張を認めたが随意性の低下した低緊張の状態で、活動への参加はみられず無視傾向を認めた。機能的活動は右側優位となり、麻痺側上肢は体幹と一体化し十分前方へ降ろしていくことができなかった（図10a）。

　非麻痺側方向への寝返りは、非麻痺側下肢の蹴りと体幹の伸展を利用した動作で開始し、麻痺側体幹の低緊張がみられ、肩甲帯と骨盤帯は後退し、背部筋の高緊張を伴った短縮した回旋の少ない動作となっていた。結果、抗重力的な活動に麻痺側の肩甲帯と骨盤帯は後方に取り残され、床上動作と起居動作に介助を要した（図10b）。

2）作業療法士の介入

　麻痺側体幹の低緊張に対し、肩甲帯と骨盤帯から腹部筋の活動を促す方向に圧を加え、健側下の側臥位へと誘導した。非麻痺側が支持基底面に安定し上下肢の屈曲を優位とした同時収縮性を強めないよう、側臥位から背臥位またその逆方向にゆっくりわずかな範囲から誘導し、麻痺側体幹の連結性の改善に努めた（図11a）。

　安定した側臥位が可能となったら、肩甲帯と骨盤帯から回旋運動のタイミングをずらしながら肩甲帯と骨盤帯間が伸張された脊柱の分節運動の改

善を図った。同時に麻痺側上肢を治療者の肩に置き、肩甲骨の外転と上肢の前方へのリーチの動きと体幹の伸展への動きの協調性を図った（図11b）。このとき、伸張されていく背部や体側の筋に他動的な伸張がかからぬよう注意し、対象者の骨盤帯の重さを介助しながら骨盤帯を従重力方向にコントロールし、降ろしていくことを誘導した。

3）結果・考察

麻痺側体幹の低緊張から非対称姿勢を強め、活動時の背部の異常筋緊張を強めていた症例である。非麻痺側への寝返りの中で、麻痺側が抗重力への活動を高め、運動への連結性を改善する必要があった。この連結性が増してくることで支持側の非麻痺側はベッドへの適応を可能とし、運動の範囲が拡大したと考える。また、体幹の回旋運動によりリーチに必要な体幹・骨盤帯の安定した筋の活動性と肩甲帯の運動性が改善した。

結果、座位での前方へのリーチ範囲は拡大し、麻痺側上肢も前下方へ降ろしていくことができるようになった（図12a）。また、麻痺側骨盤帯の後退と股関節の外旋は軽減し、中間位での支持と体幹の非対称性の軽減が図れた（図12b）。

3　麻痺側への寝返り

麻痺側への寝返りは、麻痺側へ重心が移動することで麻痺側への感覚情報や支持性を引き出すのに役立つ。しかし、肩の痛みを引き起こす危険があるため十分に注意が必要である。特に脳梗塞患者の場合、肩甲帯周囲筋は低緊張で肩関節の内旋を強めた不良なアライメントにあることが多い。この不良なアライメント上に非麻痺側や頭部の重量が移動していくことで、上腕二頭筋長頭腱や関節包の挟み込み現象などを引き起こしてしまう。治療は枕の高さや肩甲帯が前方に位置し、肩関節

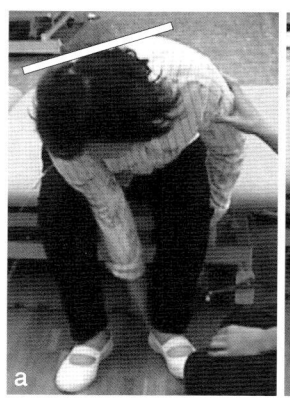

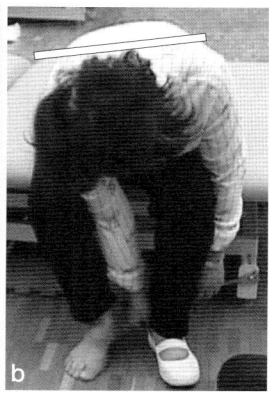

図12　前方への体幹の屈曲が拡大し、姿勢の非対称性が改善してきた。

が外旋した肢位を確保することなどが大切である。

実際の症例を通し、介入を行った結果を紹介する。

1）対象者の紹介

脳内出血後、開頭血腫除去術を施行した発症36病日の70代女性。右片麻痺、全失語。床上動作や起居動作に重介助で終日ベッド上臥床で経過した。麻痺側体幹・上下肢は低緊張で、麻痺側が後退した非対称姿勢であった。眼球運動も右方向への追視の範囲は狭く、右方向への定位は難しかった。臥床姿勢も頭頸部は左へ回旋し、手すりを手で引き込んだり、膝を立て支持面を押しつけたりしていた。座位・立位でも屈曲優位の姿勢で非麻痺側上下肢を支持面に押しつけ、麻痺側へ押し返すため姿勢保持は難しかった。

寝返りは非麻痺側の屈曲を強めた動作で、非麻痺側の足部と上肢による支持面への押しつけや引き込みにより抵抗した。特に麻痺側への寝返りは介助に対し目をつむり「怖い」「ダメ」と拒絶し、さらに非麻痺側上下肢の引き込みや屈曲を強め、頭頸部の伸展を強めた（図13a）。また、非麻痺側へは非麻痺側上下肢の屈曲優位の同時収縮が強まり、肩甲帯の後退と肩関節の外転を伴った屈曲

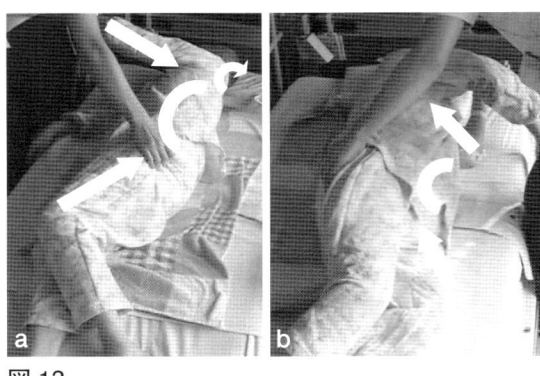

図 13

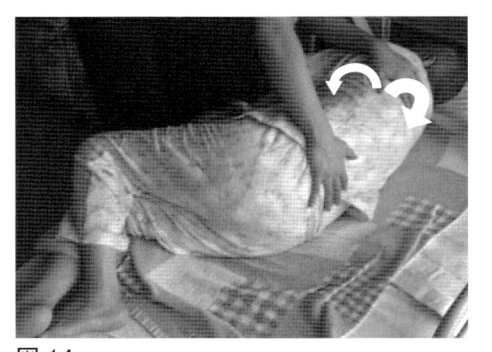

図 14
下肢を屈曲位にし、腹部、骨盤帯の安定性を図り胸郭・肩甲帯の可動性の改善を図った（特に脊柱の伸展と回旋、肋骨間の伸張への動き）。

図 15
上肢へのリーチ活動を利用し、肩甲骨の外転と体幹の正中位での安定性を促した。また、肩甲帯に対し肘関節の分離運動を図り、さらにリーチ活動と体幹の安定性（筋活動）を促した。

や引き込みを強め抵抗した（図13b）。

2）作業療法士の介入

　介入は下肢を屈曲させ、骨盤帯・腹部の安定性を保障した麻痺側下の側臥位から行った。非麻痺側胸郭から軽く圧迫を麻痺側胸郭の支持面へ加え、安定性を保障し、肩甲骨の外転位・肩関節外旋位での麻痺側体幹の支持を促した（図14）。徐々に表情は緩み、開眼し右側への注視も安定してきた。

　次に脊柱の屈曲位の強い第7〜8胸椎部を支点に左肩甲帯の内転と肩関節の外転を誘導し、肋間の伸張と胸郭の伸展した背臥位としていった。内旋筋の緊張が強かった肩関節は運動性を増し、肩甲骨の外転を伴った上肢の前方へのリーチが可能

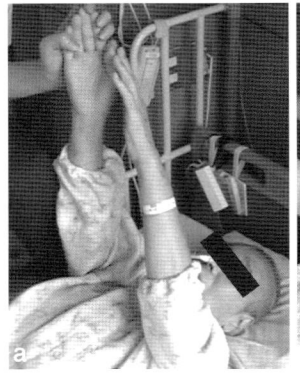

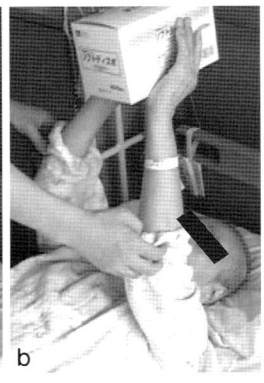

となった。背臥位で上肢の正中への両側リーチを利用し、非麻痺側手での探索活動や視覚による探索活動が麻痺側上肢の前方へのリーチに必要な体幹と肩甲帯周囲筋の活動性の改善が図れた（図15a、b）。

3）結果・考察

　麻痺側体幹と上下肢の低緊張から非対称姿勢を強め、非麻痺側の同時収縮を強めた過活動を引き起こし、麻痺側への視覚や認知機能にも影響していた症例である。特に体幹機能は両側ともに活動性は低下していた。そこで、腹部の活動を伴った体幹の安定性にアプローチしたことで、側臥位の保持と胸郭の運動性を伴った肩甲帯の分離運動を促すことができた。また、正中位での両側活動は、体幹の安定性を促すとともに目と手の協調性や身体図式にも影響を与えた。

　結果、寝返り介助への抵抗は減り、本人も「できた」「怖くない」と動作を受け入れた様子であった。また、上肢と肩甲帯からの誘導により起き上がりが行えるようになり（図16a〜c）、端座位も短時間であれば保持ができるようになり、姿勢の修正も可能となった（図17a、b）。

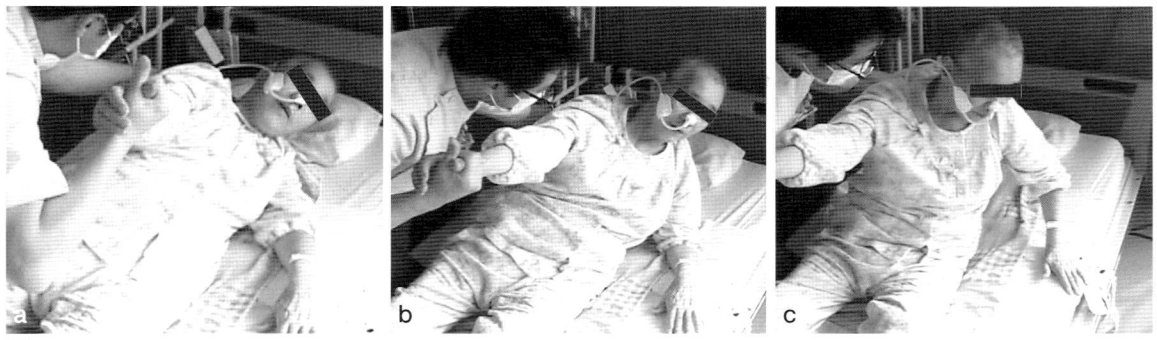

図 16 上肢での引き込みが軽減し、起き上がりでの体幹のコントロール（抗重力活動）と上肢の支持が改善した。

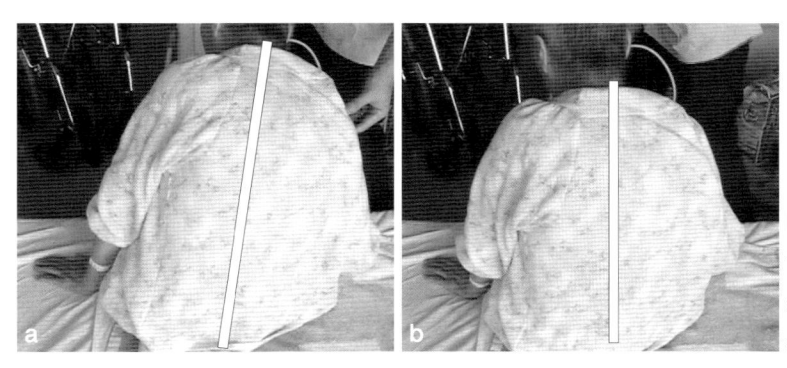

図 17
座位での正中線が支持面に対し垂直となり、重心も基底面内に収まっている。左上肢の支えは必要であるが、端座位保持可能となった。
a：治療前、b：治療後

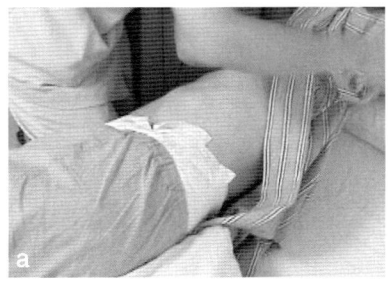

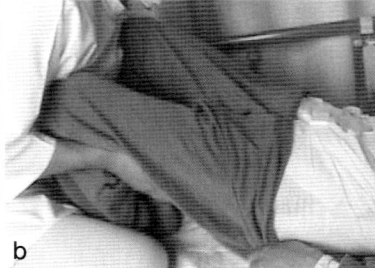

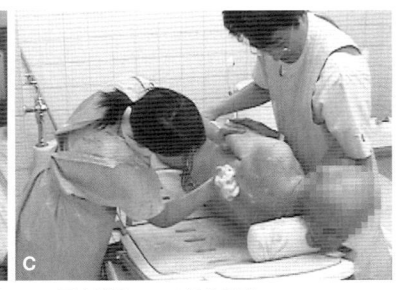

図 18 病棟での機能的場面の関わりで、寝返り(a)と背臥位(b)でのブリッチングを利用しての更衣動作。cは洗体動作。

4 おわりに

　寝返り動作についての分析と症例の治療場面を紹介した。治療は中間の姿勢である側臥位から開始し、従重力方向への体幹のコントロールを学習していくことが寝返り動作には有用であった。また、寝返り動作の中で体幹に対し、頭頸部や上下肢の可動性や抗重力へのコントロールに変化を与えることができた。結果、寝返りへの介助量の軽減や座位バランスの改善・獲得へつながった。

　治療者にとって重要なのは、「寝返るための寝返り運動を練習・治療しているのではないことに気づく」ことである。対象者は生活の中で何か目的があって寝返り動作を利用しているのである。例えば、急性期の対象者であれば更衣動作や清拭は看護部門と協力することで対象者の機能回復や後の座位や立位・歩行などでの機能的な活動にも影響を与える（**図18**）。動作を獲得できるチャンスがあれば、それに機能的な活動を提示し獲得できるよう援助することがとても大切である。後の

章にも述べられる、ADLの運動要素と分析を参照していただき、対象者の機能と姿勢反応の関係を考えていければと思う。

文献

1) Davies PM（著），冨田昌夫（監修），額谷一夫（訳）：Right in the Middle. シュプリンガー・フェアラーク東京，1991，pp18-31，78-93
2) Davies PM（著），冨田昌夫（監訳）：Steps To Follow―ボバース概念にもとづく片麻痺の治療法．シュプリンガー・フェアラーク東京,1987, pp205-220
3) 長澤　明，他：病棟での作業療法．ボバースジャーナル 73：13-15，2005
4) 渕　雅子，他：ボバース概念に基づくADL・IADLへの介入．ボバースジャーナル　77：27-32，2007

3 片麻痺者の起き上がりへのアプローチ

佐尾健太郎
山梨リハビリテーション病院・作業療法士

1 はじめに

 ヒトの活動の多くは座位や立位で行われる。起き上がりは、休息のための臥位から活動のための座位へと姿勢を変化させることであり、突如の発症から片麻痺者が誰の手も借りずにADLを営むことができるようになるための第一歩といえる。その一方で、臨床では、立位・歩行が可能であっても、自力では起き上がることが困難な片麻痺者は少なくないのも事実である。
 本稿では、健常者と片麻痺者の起き上がりを分析・比較し、片麻痺者の起き上がりへの知覚-運動アプローチを紹介する。

2 健常者の起き上がり

 起き上がりは、頭部と上半身の重さを平面から空間へ持ち上げていく活動であるため、体幹、特に両側腹部の強い抗重力活動が必要になる。また、臥位での広い支持面を狭くしていく活動ともいえ、座位では殿部から大腿後面と足底に支持面が変化する。
 健常者の起き上がりは個人によって異なるパターンを示す。また、健常者は環境や目的に応じて起き上がりのパターンを変えることが可能である（図1、2）。

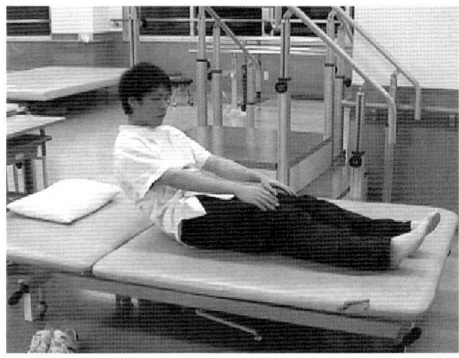

図1 背臥位から長座位への起き上がり（健常者）

 以下に、健常者の右側への起き上がり（背臥位から端座位へ）の特徴を述べる。まず、寝返りの場合と同様に、向かう方向（右側）へ視線を向ける。これに先導されて、頭頸部から上部体幹・骨盤帯へと連続的な回旋が起こる。頭頸部や体幹・下肢は、身体の中心に向かって全体的に屈曲し、支持面は身体背面から右上肢と右体側面へと移り変わっていく。頭頸部と体幹の立ち直り（左側への側屈）が起こり、腹部の筋活動がさらに高まる。右上肢の支持はあくまで補助的なものであり、肩甲帯から肘関節、手掌へと支持面は滑らかに変化する。一連の動作において頭頸部・体幹・四肢はタイミングよく同時進行的に活動していく（図3）。

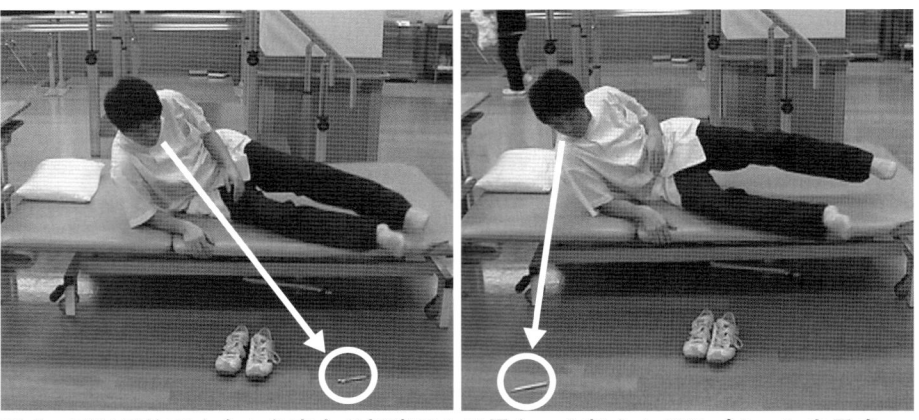

図2 同じ目的でも向かう方向の相違により異なった起き上がりパターンを示す（健常者）

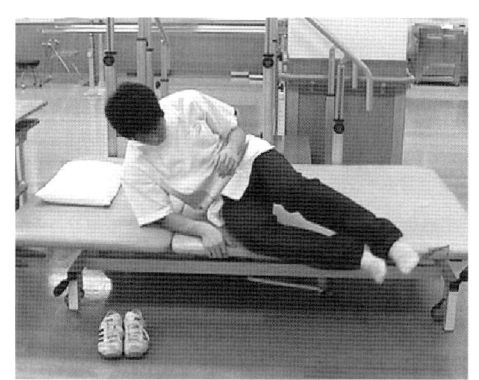

図3 背臥位から端座位への起き上がり（健常者）

3 片麻痺者が陥りやすい起き上がりにおける反応

　片麻痺者の起き上がりは、背臥位姿勢や寝返り動作における問題の影響を強く受ける。すべての身体部位は丸みのある形状をしており、平面上では不安定な状態にあるものの、適切な筋緊張による体幹と頭頸部・四肢の連結によって、背臥位における支持面は本来広く安定しているはずである。
　しかし、片麻痺者は、低緊張により身体各部の機能的な連結を失っていたり、感覚・知覚の問題などによって支持面からの反力が感じられなかったりするために、まるで胸郭や骨盤、四肢の転がりを止めようとするかのように、屈曲・内転方向への緊張を強めている。同時に、限られた部位を支持面に強く押しつけることで安定を得ようとしており、それ以外の部位は逆に支持面から浮き上がった状態になっている。多くの場合、後頭部・肩甲帯・仙骨・肘・踵などが支持面と強く接しており、連続的な広がりをもつ面ではなく、途切れ途切れの点で支えている。
　寝返りにおいては、背臥位での姿勢筋緊張を変えられないまま、後頭部や肘、踵での押しつけや骨盤の前傾をよりいっそう強めることで動作が行われるため、胸郭と骨盤の連結はさらに失われ、全身を反り返らせる活動になってしまう。これにより、肩甲帯や骨盤帯は麻痺側後方へ回旋してしまい、行きたい方向とは反対に身体が回転してしまう。
　以上の姿勢・運動パターンは、起き上がりのための抗重力屈曲活動とも相反するものである。重たい麻痺側を後ろに置き去りにしたまま、非麻痺側上肢によりベッド柵を強く引き寄せることで、重心を真上に持ち上げようと起き上がっていくため、体幹・下肢が身体中心に向かう屈曲方向への運動にはならず、必要以上の筋活動が要求される

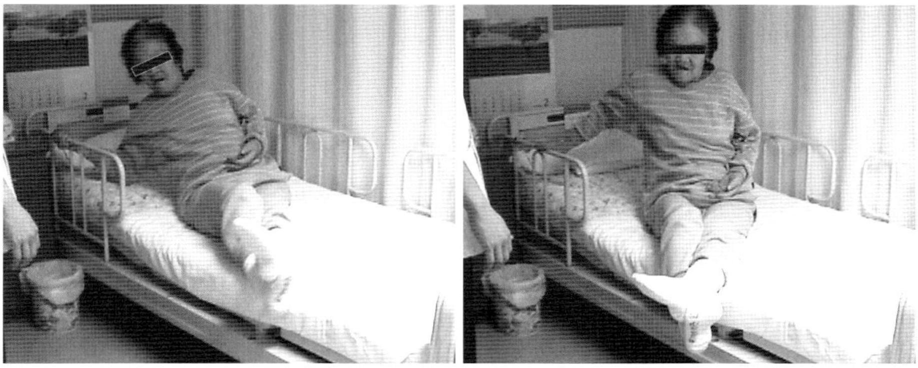

図4　ベッド上背臥位から端座位への起き上がり（片麻痺者）

非効率的な活動に陥ってしまう。健常者は上肢の支持がなくても起き上がりが可能であり、上肢を支えに使うとしても、それは運動を方向づける手がかり程度のものである。しかし、片麻痺者の多くにみられる非麻痺側上肢でベッド柵を引き寄せる活動は、体幹を非麻痺側へ側屈させ、麻痺側腹部の連結を失わせるだけでなく、限られたベッド空間において非麻痺側へ寝返っていくスペースも失わせてしまう。

　麻痺側下肢を非麻痺側下肢の介助にてベッドから下ろしていくが、麻痺側後方に回旋していく骨盤に引っ張られてベッドの端から遠ざかる。このとき、膝関節が伸びきってしまい、より重たい下肢となる。同様に、随意性が乏しい麻痺側上肢を事前に非麻痺側の介助で身体の前方へ引き出すが、動作を開始した途端に肩甲帯が後退し、麻痺側上肢も後方へ引かれてしまう。場合によっては完全に身体の後ろに回ってしまい、起き上がりの失敗により身体の下敷きになってしまうこともある。

　何とか長座位にはなれたが、重心が後方に残ってしまい、非麻痺側ではベッド柵を放せない。このとき、足元の床は見えず、自身と支持面（床面）との距離や高低差が実際以上に遠く大きく感じられることで、さらに屈曲活動を阻害してしまう（図4）。

4　片麻痺者の起き上がりへの知覚-運動アプローチ

　起き上がりに必要な要素は、連続的な支持面の変化と抗重力屈曲活動であるといえる。背臥位から座位になるにつれて支持面は狭く、重心は高くなる。身体の末梢にある頭部は最も大きく移動するため、視覚や前庭・迷路系への配慮も必要となる。

　ここでは、両膝を立てて、麻痺側肩甲帯と大腿から寝返りを誘導した。作業療法士は麻痺側の求心的な筋活動を促しつつ、支持面の移り変わりを強調していった。同時に、対象者には寝返る方向へ視線を向けるよう指示し、支持面の移動による固有感覚や触・圧覚の情報の変化と視覚や前庭・迷路系への情報の変化が一致するように促した。繰り返す中で、頭部や非麻痺側肘、足底での押しつけが軽減し、誘導に対する追従が得られてきたためスピードにも変化を加えた（図5）。

　起き上がりの誘導では、対象者に非麻痺側下肢にて麻痺側下肢をベッドから下ろしてもらいつつ、作業療法士は腹部の連結と支持面の移動を強調した。このとき、寝返りが不十分であれば、腹部の連結も不十分となり、後頭部や肘での押しつけと麻痺側肩甲帯の後退が強まった。また、先に完全に寝返りをした場合では、ベッドから下ろし

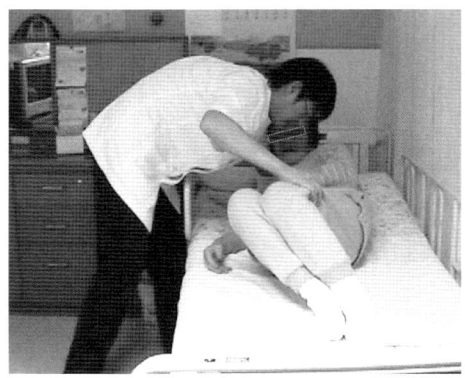

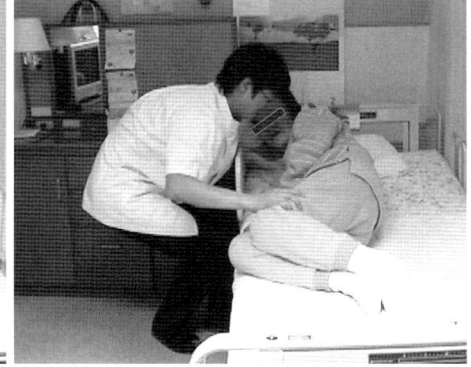

図5　寝返りの誘導

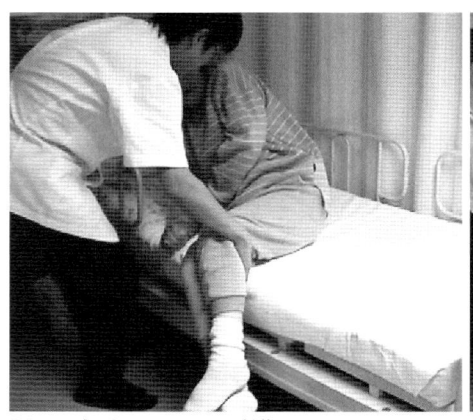

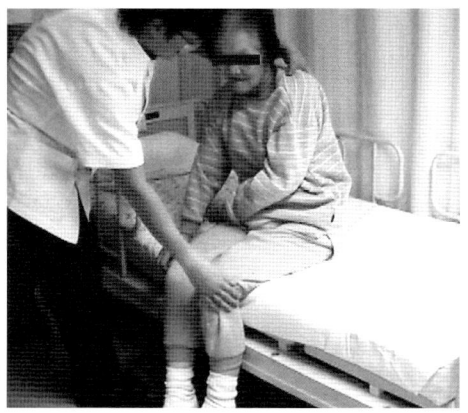

図6　起き上がりの誘導

た下肢の重みにより骨盤が引っ張られ、麻痺側腹部の連結が失われてしまうことで、非麻痺側上肢の力だけで上体を持ち上げざるをえなくなり、そこから動けなくなるか、あるいは麻痺側肩甲帯と上肢の重みによってうつ伏せの方向につぶれていってしまった。そのため、寝返りから起き上がりに切り替わる際には、タイミングと方向、スピードにも配慮が必要になる。

　基本的には、行き先に視線を向けることと、頭頸部の立ち直りが先行するように誘導すべきであり、これにより視覚と固有感覚、前庭・迷路系への情報が一致し、起き上がりの際にめまいを訴える片麻痺者の場合にはその改善につながりやすい。また、重心が高い位置へ移動することによる床面との高低差に対する視覚的な恐怖感を少なくするために、作業療法士は寝返りの段階から対象者との距離を一定に保ち続けることにより、自身の身体で対象者の前方の空間を適度に埋めることも大切になる。

　頭頸部からの立ち直りが起こり、腹部の連結が高まるのを感じると、その連結を維持したまま連続的な支持面の移動（非麻痺側肩甲帯→非麻痺側骨盤および大腿外側→両側殿部と大腿後面）を誘導し、座位では重心が坐骨結節よりも少し前方にくる位置で、肩甲帯から支持面に向かって圧を加えることにより安定感を強調した（図6）。

　介入後の起き上がりでは、麻痺側上下肢の管理を含む一連の活動が非努力的に途切れることなく可能となった（図7）。

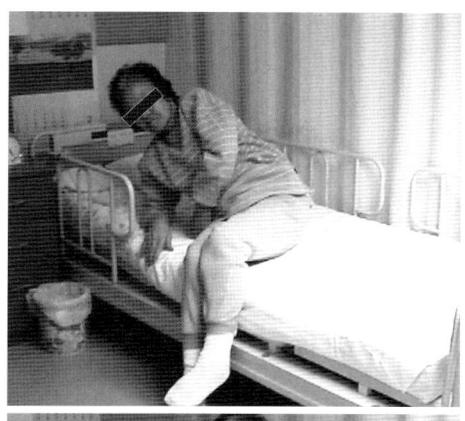

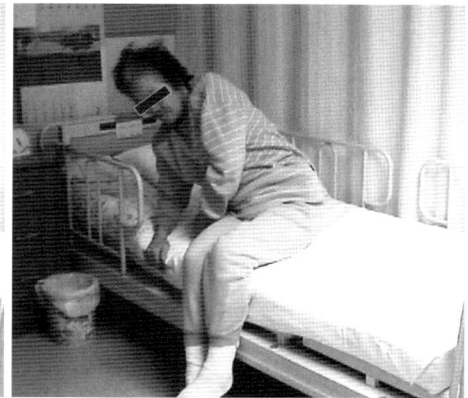

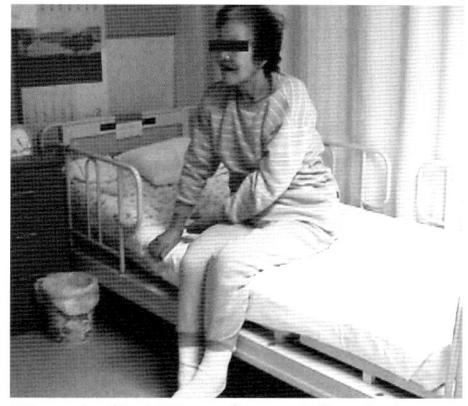

図7　知覚-運動アプローチ後の起き上がり

5　おわりに

　片麻痺者の起き上がりの特徴とそれに対する知覚-運動アプローチについて述べた。片麻痺者の起き上がりには、その多くに共通してみられる特徴が確かにある。しかし、健常者の起き上がりが多種多様であるように、片麻痺者の場合も個人に対する評価と介入が必要である。また、ここでは取り上げなかったが、ベッド柵やマットレス、布団などといったベッド環境の評価や工夫も作業療法士に求められる役割の一つであり、これらに対しても、知覚-運動アプローチによってその適応を促すことが重要と考える。

文献
1) 柏木正好：環境適応―中枢神経系障害への治療的アプローチ，第2版．青海社，2007
2) 山本伸一，他（編）：活動分析アプローチ―中枢神経系障害の評価と治療．青海社，2005
3) 伊藤克浩：知覚と運動―ADLに向けて．活動分析研究会，2003
4) 石田利江：歩行．第16回活動分析研究会特別講演抄録，2005

4 座位

野頭利幸
(のがしらとしゆき)
諏訪赤十字病院リハビリテーションセンター・作業療法士

1 はじめに

　医療制度改革によって、疾患別リハが施行されて3年が経過した。その中で当院のような急性期病院では、在院日数の短縮化が加速している。急性期では救命処置はもちろんのこと、リスク管理下で急性期リハが開始され、地域連携パスによって、対象者の機能回復状態と関係なく急性期症状が安定すれば、次の時期別リハである回復期へと転院・移行していく。次の回復期リハにスムーズに移行できるためにも「座位」の獲得は（障害の程度にもよるが）重要であり、その後の機能回復にも大きく作用すると日々の臨床の中で経験している。また、急性発症後の初期治療とその後の医療連携は重要であり、対象者自身と家族、機能回復の促進にとっても大切な時期である。

　本稿では、「座位」をテーマに健常者・片麻痺者の一般的特徴を概説し、症例を通したアプローチを紹介する。

2 健常者の反応

　座位は臥位と立位の関係の中でいえば、中間姿勢である。また、日常生活場面の中では休息、何らかの作業をするために使用される頻度の高い姿勢である。さらに、各動作の中継的役割を担い、そのことは臥位からの寝返り、起き上がりの姿勢運動パターンの影響を受けやすく、動作の連続としての立ち上がり、立位、歩行へも影響するといえる。つまり、姿勢制御、バランスを背景として目的とする活動に向けて、自由に姿勢変換できることが「機能的座位」として必要である。

　ヒトは体幹（骨盤帯も含む）を中心として正中位のバランスを保ちながら、外界に目的的に働きかける5つのアンテナ、つまり頭頸部、両上肢、両下肢の活動を体幹によって保証されていると考えることができる。姿勢制御系によって姿勢がバランスよく保たれ、最も効率的で安定した機能的活動を実現できる。さまざまな環境下における自由度と多様性は、中枢神経系の効率的な働き、相互作用によって保障されているといえる。

　図1は座位における姿勢の状態によって姿勢筋緊張、アライメントが支持基底面（BOS：base of support）上で変化することを示している。身体を垂直に維持するための抗重力筋の活動性が増加している状態が図1bで、抗重力筋の減弱は図1aになる。健常者は屈曲位から伸展位、伸展位から屈曲位（体幹の左右側屈・回旋を含む）の間を連続的に必要に応じて自由に調整できる。内的あるいは外的環境からの変化要求に応じて、さらには要求に応じた結果としての姿勢調整、筋活動を中枢神経系の能力として健常者は常に運動制御

図1　体幹による姿勢調整

姿勢筋緊張は低い方向へ変化
- 頭頸部屈曲
- 胸部屈曲
- 腰背部屈曲
- 骨盤後傾
- 股関節伸展
- 坐骨は前方へ

姿勢筋緊張は高い方向へ変化
- 頭頸部伸展
- 胸部伸展
- 腰背部伸展
- 骨盤前傾
- 股関節屈曲
- 坐骨は後方へ

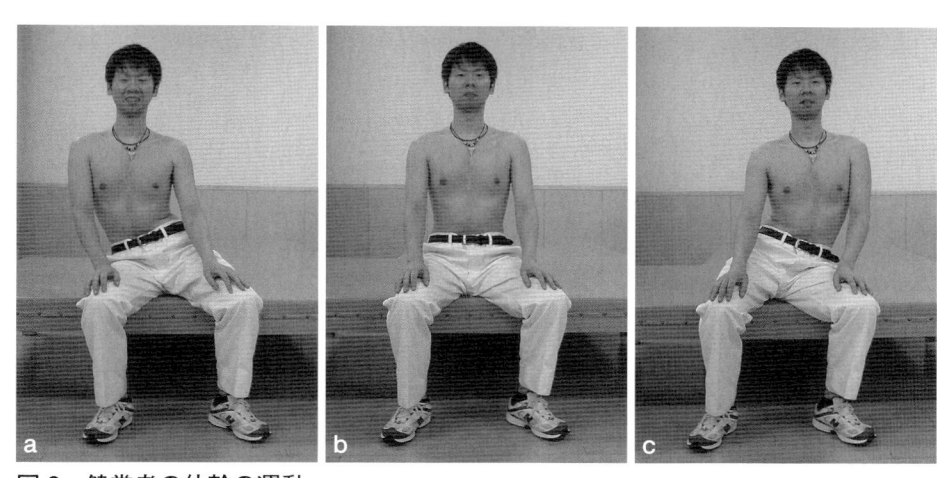

図2　健常者の体幹の運動

の背景、そして影のようにいつも共存させている。

図2a～cは座位における左右方向への体幹の運動を示した図であるが、実に滑らかにスムーズにBOS上で姿勢調整とともに運動できている。

A.Shumway-Cookは、姿勢調整（postural control）に関して2つの要素を述べている[1]。①姿勢定位（postural orientation）：身体各部位の適切なアライメント、課題のための身体と環境の適切な関係を維持する能力のことで、多重感覚が必要である、②姿勢安定性（postural stability）：BOSに対して質量中心を制御する能力である。この要素には筋骨格系として、筋の十分な長さ（伸縮性および粘弾性）、筋力が必要であり、各関節の十分な可動性が必要なことはいうまでもない。また、1981年Kuypersはアカゲザルを使って中枢神経系が運動を制御する際に、基本的な系として腹内側系（直立姿勢の維持、頭部・体幹の方向づけ、四肢と体幹の運動の統合など）と背外側系（四肢の独立した運動、特に手指の高度に独立した運動）に分けた[2]。このことは評価治療において、重要な神経生理学的確認事項となる。加えて、体幹筋群は両側性活動が中心であり、体幹は姿勢緊張

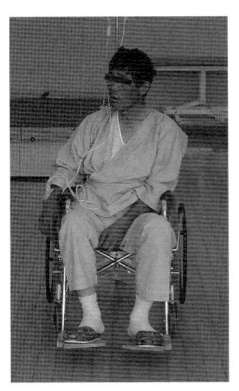

図3　左片麻痺者の車いす座位① 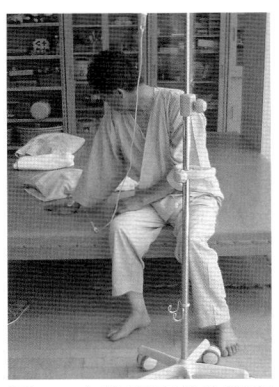　　図4　左片麻痺者の端座位① 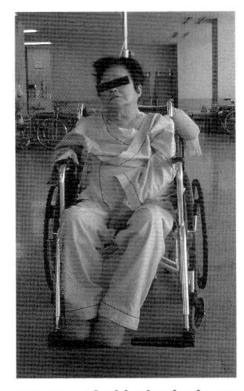　　図5　左片麻痺者の車いす座位② 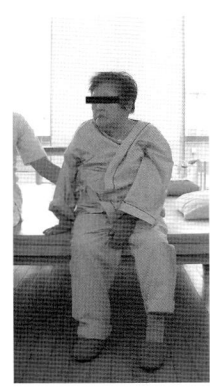　　図6　左片麻痺者の端座位②

（core stability）を構成する筋群（腹斜筋，腹横筋，多裂筋，骨盤底筋群など）により安定性と運動性を得ていることから，体幹の動的安定性のためにcore stabilityに着目することは重要といえる[3]。

3　片麻痺者の代表的な反応

われわれが対象とする多くの片麻痺者は，中間位をつくれず体幹の選択運動の欠如から左右どちらかに偏った非対称姿勢を呈している人が多く，たとえ座位保持できたとしても偏った位置から動いていくことは効率性に欠け，瞬時に運動の切り換えができない。急性期の対象者においては，座位保持できたとしてもあくまでも静的であり，そこから上下肢を自由に動かすことは姿勢制御に対して外乱の要因となり，座位におけるバランスの許容量が広がるまでは監視をはずせない。

図3～6は左片麻痺者の車いす座位とプラットホームにおける端座位である。症例は両者とも左半側空間無視を呈した症例であるが，代償の程度には違いがあるものの，車いす座位では両者とも非麻痺側上肢はアームレストを手がかりに把持し，体幹の右側屈，頭頸部の回旋を伴う側屈を強め，身体の過剰連結とともにバックレストに対して体幹は右後方回旋し，もたれかかり，左後方位に崩れている。

座面をみると骨盤は麻痺側に傾斜・後傾し，股関節は外転・外旋位であり，BOSとの相互関係の中で生まれる情報にはなりえていない。非麻痺側は股関節の屈曲を強め，上肢と同じように車いすのフレームとフットレストに下肢を押しつけ，現時点での姿勢保持のための情報源としている。

左側肩甲帯・上肢は体幹に対して下垂位にあり，治療介入されずに放置されれば不良姿勢の影響による肩甲骨のアライメントの変位が生じ，肩関節の亜脱臼，手の浮腫の原因となる。プラットホームでの端座位は車いすとは違って，側面構造にもたれることができないため，車いす乗車姿勢がより誇張された姿勢となり，特に頭頸部の側屈を伴った回旋固定と上肢を支持に使用しているときの肩甲帯周囲の過剰緊張がみられる。以上のことも含め，一般的な片麻痺者の座位の特徴と問題を以下のようにまとめることができる。

①姿勢を座面であるBOSとの相互関係の中で，身体反応に合わせて選択的に自由に変えられない。

②急性発症後からの背臥位・起き上がりなどでの異常な姿勢運動パターンの影響を受ける。

③低緊張状態の影響でcore stabilityは機能不全の状態となり，良好なアライメントをつくれず，

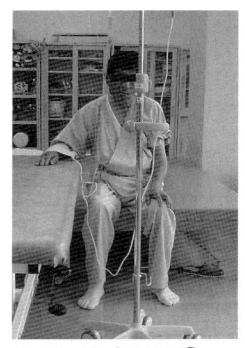

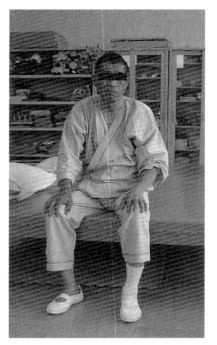

図7　治療場面①　　図8　治療後の座位姿勢①　　図9　更衣動作の練習

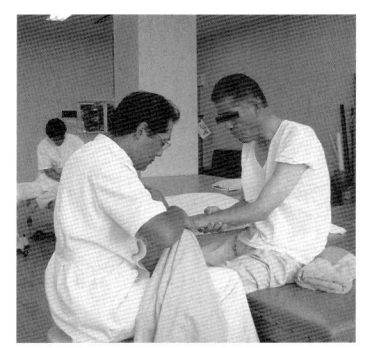

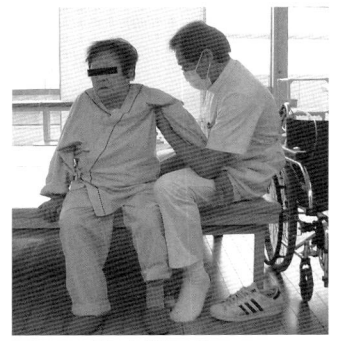

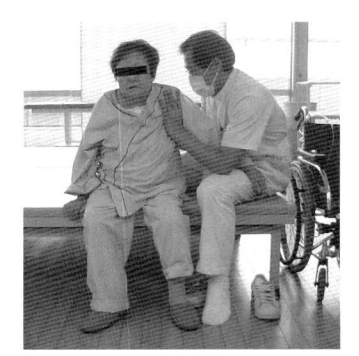

図10　治療場面②　　図11　治療場面③　　図12　治療後の座位姿勢②

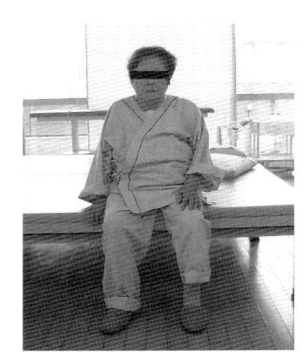

またそれを変えられない。

　④異常な代償性、努力性の座位は連合反応、痙性の要因となり、そこからの連続運動としての立ち上がり、立位、歩行に影響する。

　⑤異常代償固定での運動は選択運動に欠け、常に意識的でフィードバック・フィードフォワードに影響し、感覚・知覚・認知・運動学習過程を低下させる。

　⑥ADLにおいて姿勢制御を背景とした選択運動の欠如、運動効率性の低下、運動範囲の狭小化、多様性の低下が起こる。

4　具体的知覚-運動アプローチ

　われわれは、①身体イメージ：自分自身の身体について意識的にもつ表象と、②身体図式：自分の身体の姿勢や動きを制御する際に、ダイナミックに働く無意識のプロセスという2つのシステムによって自己身体に気づく[4]。身体を動かすためには、動かす場所がどこにあるかを知る必要がある。対象者は、動かせないためにそれがどこにあるのかわからない。まさに身体イメージ、身体図式の障害であり、左右身体の非対称性と努力的な定型的姿勢運動パターンに陥りやすく、そのパターンを変えられない。治療はBOSとの関係の中で、姿勢コントロールと視覚系、体性感覚系、前庭系からの感覚入力とともに自己身体に気づき、能動的になれるよう具体的機能の獲得のために進められる。

　図7は、図3、4の症例に対して視覚的フィードバックを用いた座位保持の治療場面である。対

象者の前方に点滴スタンドを置き、自分の身体を点滴スタンドに合わせる中で、垂直軸を学習していく。また、対象者の右側に治療テーブルを設置し姿勢コントロールのためのリファレンスとしている（図7）。治療後は右側の代償性の過緊張を若干残すものの、図4に比較して対称性が獲得され安定した座位姿勢となっている（図8）。より能動的で機能的な座位獲得のために、その後の治療では座位を上肢キーポイントで姿勢コントロールする中で更衣動作の場面につなげている（図9）。

　図10は、図5、6の症例の治療介入の場面である。作業療法士の左手は対象者の上肢・肩甲帯の重さを直接的に感じさせないように調整・把持し、体側を伸張し、作業療法士の右手では殿筋群を把持するとともに骨盤の傾斜をハンドリングしている。右半身の状態と協調し左側をハンドリングするとともに、呼吸状態の変化を感じ、さらには下部体幹部のcore stabilityの変化を期待している（図10）。安定してきたら左手で大胸筋を前方から持ち上げるように把持し、右手では肩甲骨をscapula-setするようハンドリングしている。このとき作業療法士はBOSとの関係の中で姿勢コントロールし、同時に体幹の伸展コントロールも行っている。一方的で他動的な運動とならないよう、対象者の反応を待つことは重要である（図11）。

　図12は治療後の座位姿勢である。頭頸部、右肩甲帯周囲の代償的な姿勢および姿勢緊張は改善され、リラックスした安定した座位となった。この症例も治療はこれで終わることなく、運動の連続としての立ち上がり、立位、歩行と練習している。易疲労性で受身的であったが、座位の安定とともにそれらは改善され、軽度から中等度介助、誘導にて立ち上がり、立位、歩行が可能となった。

5　おわりに

　座位について一般的事項を概説し、健常者の特徴について述べた。また、症例を通して座位における特徴と問題を整理し、具体的治療介入の一部を紹介した。治療介入は対象となる症例によって異なるため、一症例一症例の治療経験を積み上げていくことが重要である。

　常に対象者から学び、それを多くの対象者に返せるよう日々の臨床を大切にすることはいうまでもない。

謝辞
　写真撮影にご協力いただいた患者さんと、そのご家族に感謝いたします。

文献
1) Cook AS, et al（著）, 田中　繁, 他（監訳）：モーターコントロール―運動制御の理論と臨床応用. 医歯薬出版, 1999, pp118-119
2) 中陦克己, 他：歩行と大脳皮質. BRAIN MEDICAL　19：333-339, 2007
3) 西村美佐緒：メアリー・リンチ女史による上級講習会参加報告（韓国）. ボバースジャーナル　30：69-71, 2007
4) 泰羅雅登：脳とボディイメージ. PTジャーナル　39：1043-1051, 2005
5) 野頭利幸：ICUにおける脳卒中急性期の作業療法. OTジャーナル　39：202-208, 2005

5 座位からの立ち上がり

青木栄一
山梨リハビリテーション病院・作業療法士

1 はじめに

　立ち上がり動作は、日常生活を拡大するために必要不可欠な動作である。ベッド空間から食堂への移動や、トイレ、入浴など生活行為の中で存在している。支持基底面を考えた際、殿部・大腿後面・足底からなる座位姿勢から、足底のみの立位姿勢へと変化し減少していく。重心は、より抗重力方向への移動が大きくなり、座位から立位姿勢への移行は視覚情報の変化もみられる。
　片麻痺者の立ち上がり動作は、中枢部の不安定性や股関節周囲の支持性の乏しさなど、姿勢コントロールの影響を受けやすい動作となる。加えて、前方への重心移動を伴い、視覚情報の変化や支持面への適応などの知覚的要素の問題も影響し困難性がみられている。
　今回、健常者の立ち上がり動作を分析し、片麻痺者の陥りやすい反応に対し介入したので以下に報告する。

2 健常者の反応

　立ち上がり動作は、座位から立位姿勢へと重心が抗重力方向へ大きく移動する動作である。また、立ち上がる際には、前方への重心移動を伴い、支持面の変化や視覚情報の変化など知覚的要素が重要となる。
　支持面の変化として、端座位から重心を移動した際には、殿部-大腿後面-足底間で座面・床面から受ける反発力の変化がみられている。上半身を前下方へ移動した際には、殿部→大腿後面→足底へと、重心移動の変化により固有受容感覚が変化していく。
　視覚情報の変化としては、身体を前に傾けていくに従い、座っているときに見えていた床面との距離が近づいてくる。反対に立位になるに従い、床面との距離が遠くなっていく。前方にテーブルなどがあれば、その陰で見えていなかったところが見えてくる。また、見えていたところが見えなくなるなど、「見え」の変化が起こってくる。
　支持面の変化と視覚情報の変化が主な知覚情報となり、経時的に変化する。

3 片麻痺者の陥っている反応

　片麻痺者の立ち上がり動作は、座位姿勢からの問題に影響を受けやすい。片麻痺者の座位姿勢は、麻痺側の低緊張状態により身体連結を失い、バランスを維持するために非麻痺側上下肢の固定を強めている。その固定は、屈曲傾向を優位とした引き込みや伸展傾向を優位とした押しつけとしてみられていることが多い。このような座位姿勢から

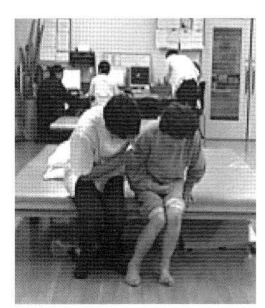

図1　屈曲傾向を示す例
　　　（症例1：右片麻痺）

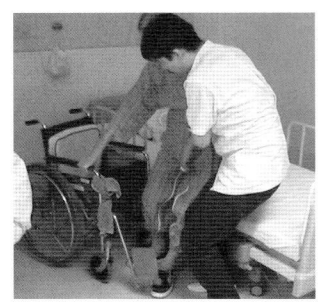

図2　伸展傾向を示す例
　　　（症例2：左片麻痺）

の立ち上がり動作においては、殿部・大腿後面→足底へと支持面の変化が捉えにくい状態となる。殿部が座面から離れる際には、座位姿勢でみられた屈曲傾向を積極的に強めるか、あるいは伸展傾向をさらに強める動作となる。以下に屈曲傾向、伸展傾向を示しやすい2症例を挙げ、陥っている反応を提示する。

1）屈曲傾向を示す例【症例1：右片麻痺】（図1）

　座位姿勢から麻痺側肩甲帯・骨盤帯の後方への崩れがみられ、麻痺側肩甲帯下制、股関節内転・内旋し、足底は外側での接地となっている。麻痺側上肢の重さを訴え、肩関節内転・内旋し、末梢部には屈筋群に痙性が強くみられる。非麻痺側股関節は屈曲・内転・内旋位にて、膝関節とともに屈曲位での固定が強い。非麻痺側肩甲帯は挙上位にて、ベッド端を引き込んでいる。

　立ち上がりでは、非麻痺側肩甲帯の下制を強め、ベッド端の引き込みがより強くみられる。また、非麻痺側股関節の屈曲・内転を強め、踵で床を引き込み足趾は過伸展している。頭部を前方へ傾けるも、麻痺側肩甲帯・骨盤帯が前方へ突っ込む形となり、麻痺側股関節は内転・内旋位を強め、足関節は内反し足底全体での支持が困難となる。ベッド面から殿部が離れるも、非麻痺側股関節屈曲・内転位での固定が強く、足底への重心移動、抗重力伸展活動への切り換えが困難となっている。

2）伸展傾向を示す例【症例2：左片麻痺】（図2）

　座位姿勢では、骨盤が後傾位にあり、麻痺側後方への崩れがみられた。非麻痺側股関節屈曲・内転位にて前足部より麻痺側後方へつっぱる反応となっており、麻痺側股関節は外転・外旋位にて支持性を失っている。背面部は過伸展、両肩甲帯は挙上・内転位にあり、下制筋（広背筋・大円筋）には短縮を伴う緊張の高さが認められる。重心移動を伴う動きに対し、背面部の過伸展、非麻痺側上下肢のつっぱる反応が増強する。

　立ち上がりでは、上部体幹と一緒に非麻痺側上肢が前方に突っ込みながらアームレストにリーチし、アームレストに触れてからは押しつけが強まる。麻痺側肩甲帯・骨盤帯は後退、股関節は外旋・外転し足部の内反が強まり、麻痺側下肢の支持は得られない。非麻痺側上肢・下肢はつっぱったままの同時収縮が強く、非麻痺側下肢への重心移動は困難となり、作業療法士の介助に対し押してくる反応となっている。

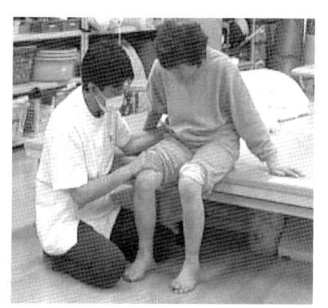

図3 作業療法士の介入①（症例1：右片麻痺）　　図4 作業療法士の介入②（症例1：右片麻痺）　　図5 作業療法士の介入③（症例1：右片麻痺）

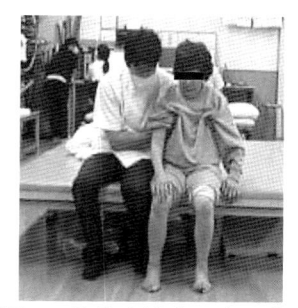

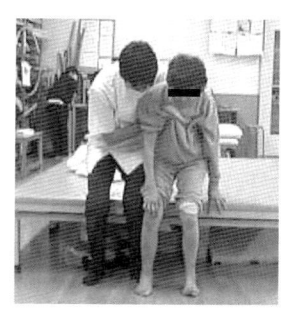

4　作業療法士の介入と結果

1）屈曲傾向を示す例【症例1：右片麻痺】

麻痺側肩甲帯・肩関節の可動性を引き出した後、体幹の伸展を持続した姿勢を保持してもらうために両側肩関節外転位でのon handsにて治療を展開する。麻痺側骨盤が後方へ崩れないように、足関節底背屈・足底部の可動性を引き出す準備を行った。

殿筋・大腿四頭筋を作業療法士の手掌内で把持しながら、対象者の前方への重心移動にあわせ足底部への圧を強調する。前方への重心移動時に殿筋、大腿四頭筋の収縮が感じられ、骨盤の前傾がみられる（図3）。

立ち上がりの誘導では、作業療法士が胸郭部を両手で包み、座面へ圧を加え、体幹の伸展を保持したまま前方への重心移動を誘導。また、作業療法士の左下肢を対象者の麻痺側下肢外側部に接触させたまま誘導を行う。麻痺側股関節内転・内旋に陥らず、足底全体での支持が可能となっている（図4）。

殿部・大腿部から足底部へ支持面が移行する際も作業療法士の接触が途切れないように、両足底内に重心を収めたまま、股関節・体幹の伸展反応を誘導する（図5）。誘導を外した中でも、非麻痺側肩甲帯の下制が軽減し、麻痺側下肢の支持する反応がみられた。

2）伸展傾向を示す例【症例2：左片麻痺】

机上にon handsの座位姿勢をとり、四肢末端からの触覚情報を多くし、作業療法士は体幹の反応を誘導、体幹–四肢の相互作用を調整していく場面とした。また、机を用いることで床との距離を制限し、視覚情報の変化を捉えやすくし、逃避的な後方への伸展反応を軽減した。

常に非麻痺側股関節屈曲と非麻痺側肩甲帯の下制により、体幹部は右側屈方向へ短縮する傾向にあり、肩甲帯・骨盤帯の運動性に低下がみられた。両上肢を机上にのせた状態で作業療法士は体幹の屈曲・伸展を誘導し、体幹の屈曲時に股関節伸展・肩甲帯外転を引き出し、体幹の伸展時に股関節屈曲・肩甲帯内転を引き出した。背面部の過伸展、非麻痺側下肢のつっぱる反応が軽減した。

次に机を押す課題へ展開し、両側肩甲帯が安定した状態で、前方への重心移動を行う。両下肢での支持する反応を引き出すため作業療法士は、前方へ重心移動したとき、両側の大腿四頭筋を把持し足底への圧を強調した（図6）。

前方への重心移動時に、大腿四頭筋の収縮に増強がみられたため、立ち上がりを誘導。麻痺側肩甲帯・骨盤帯の後退を出さないために、作業療法士の体幹前面部で接触しながら、両足底部への重心移動を誘導した（図7）。

立位になってからも作業療法士の接触は外さずに、両足底部に重心を収めたまま両股関節・膝関

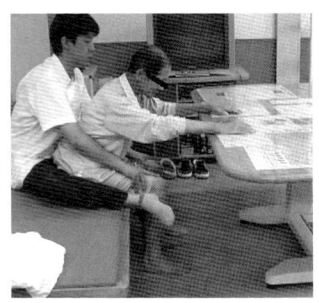

図6 作業療法士の介入①（症例2：左片麻痺）

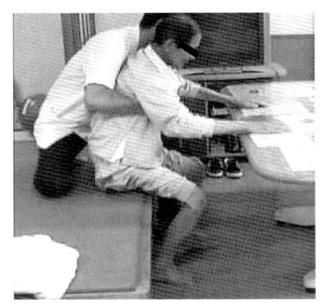

図7 作業療法士の介入②（症例2：左片麻痺）

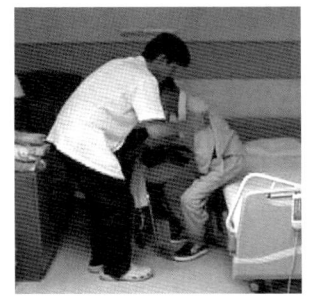

図8 作業療法士の介入③（症例2：左片麻痺）

節の屈曲・伸展の切り換えを誘導した。

　作業療法士は麻痺側肩甲帯が後退しないように、前方へ引き出す誘導は外せないものの、麻痺側下肢の足底接地がみられ、前方への重心移動が容易になった。また、非麻痺側上肢の前方に突っ込む反応は軽減し、アームレストへのリーチはゆっくり行うことができた（図8）。

また、机上にて四肢末端に触覚情報を加えた中で、作業療法士は体幹の分節性を引き出し、体幹-四肢の相互作用を調整していくことが重要であった。

　⑤介入では、健常者でみられた知覚情報同士を協調するように、場面を設定し、誘導していくことが必要であった。

5 考察とまとめ

　①健常者の分析にて、立ち上がり動作は支持面の変化や視覚情報の変化などの知覚的要素が重要な情報となっていた。

　②片麻痺者は、麻痺側の身体連結を失い、非麻痺側上下肢の固定を強め、非効率的な立ち上がり動作に陥っている。麻痺側・非麻痺側ともに、殿部・大腿後面から足底への支持面の変化は捉えにくい状態となっていた。

　③症例1への介入では、肩甲帯・体幹・骨盤帯のアライメントを修正し、重心移動に伴った殿部・大腿後面・足底間の支持面の変化を知覚することが重要であった。

　④症例2への介入では、机を使用することで視覚情報から受ける逃避的伸展反応を軽減できた。

6 おわりに

　立ち上がり動作について、健常者・片麻痺者の分析・介入について述べた。立ち上がり動作は、座位姿勢の影響を受け、座位姿勢の問題を助長させる形で動作が行われている。同様に、立ち上がり動作での問題も、立位・歩行動作に影響を与えているものと考えられる。今後、さまざまな対象者・活動での分析が必要といえる。

文献

1) 伊藤克浩：移動の障害の理解とアプローチ．山本伸一，他（編）：活動分析アプローチ―中枢神経系障害の評価と治療．青海社，2005，pp220-222
2) 佐々木正人：アフォーダンス―新しい認知の理論．岩波書店，2002
3) 伊藤克浩：第14回活動分析研究会 特別講演抄録．活動分析研究会，2003

6 立位から歩行、応用歩行まで

工藤 亮
山梨リハビリテーション病院・作業療法士

1 はじめに

　歩行とは、倒れないための働きと移動して動くための働きが調和してなしうる全身的活動であり、固有感覚や前庭感覚・視覚情報などに基づいた知覚システムの組織化により実現される。これに対し、応用歩行は課題遂行のために行われる歩行活動のすべてを指し、身体を環境へ適応させる能力が求められる。

　片麻痺者の歩行にアプローチする際、作業療法士は後者に着目する機会が多いと思われる。なぜなら、日常生活上の活動は、目的に合わせてさまざまな動作が連続的あるいは同時進行的に起こっているからである。尿意をもよおしたのでトイレへ行く、喉が乾いたので冷蔵庫からジュースを取り出す、など例は数え切れない。大切なのは、移動空間を3次元的に捉えられてこそ効率的な歩行や行為が可能になるということである。

　よって本稿では、健常者と片麻痺者の分析を通して応用歩行に必要な要素を整理する。また、介入で考慮すべきポイントを紹介する。

2 健常者の分析

　歩行の獲得には、①正中軸を確立すること、②四肢と体幹、左右身体間、一肢において分離運動が実現されること、③重心移動に伴い筋活動が調整されること、が必要となる。スタンスでは、足底面における触運動覚情報の変化に伴い同側股関節の伸展・外転や骨盤の後傾、lateral tilt、ならびに体幹・頭部の抗重力伸展活動が出現する。これらは、空間における身体の定位を促し、対側下肢のスイングや上肢の自由な活動を保障する（図1a）。

　一方、スイングではステップポジションでの重心移動やトゥオフに向けた下肢の屈曲活動が必要となり、股・肩関節の回旋コントロールや下肢の空間保持能力、足関節の分離運動により実現される。よって、これら①～③の事項は足底からの知覚情報をもとに固有感覚、前庭感覚が協調的に機能する必要があるといえる。

　また、移動空間を3次元的に捉える視知覚の役割も重要である。前方の椅子に座る場合、私たちは歩きながら椅子を確認する（図1b）。この場合、目標となる椅子は中心視で捉えられ、接近に合わせて拡大して見える。同様に周囲の対象物は周辺視野で捉えられ、身体が向かう方向とは反対に流動する。このように歩行の中で起こる視覚情報（見え）の変化が、椅子の形状や身体との距離を特定化し、身体と対象物との相互関係を背景にした空間知覚を可能にするのである。椅子を正面に捉えながら最短距離で近づくことやスピードを調整し

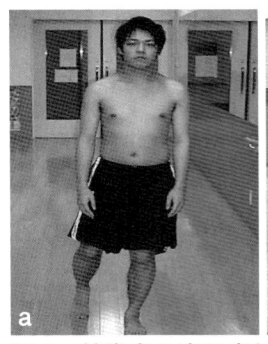

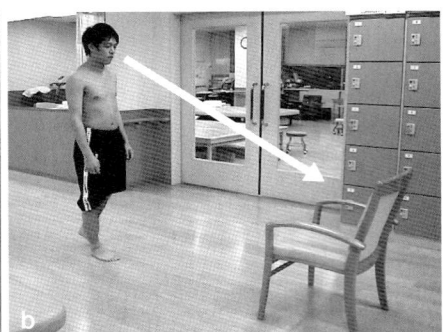

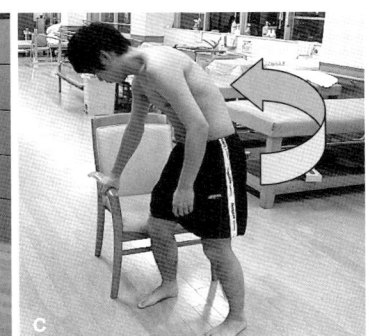

図1　健常者の応用歩行

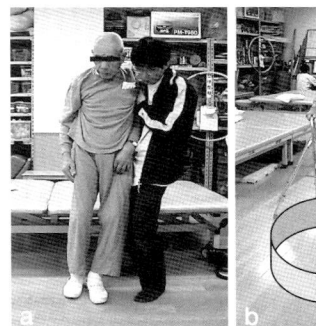

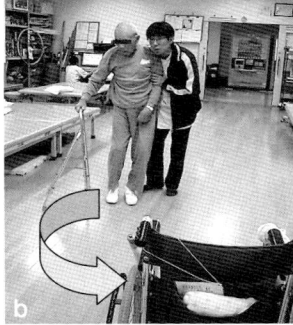

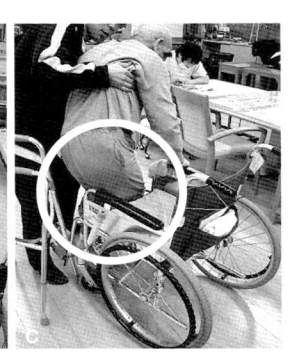

図2　片麻痺者の応用歩行（左片麻痺）

て滑らかに座る動作は、これらの条件が満たされてこそ実現される（図1c）。

3　片麻痺者の分析

　片麻痺者の歩行は、立位での問題が助長されやすい傾向にある。麻痺側の随意性低下や感覚障害、高次脳機能障害などにより麻痺側身体や視空間の認識が困難な状況では、先に述べた足底面からの知覚情報は阻害され、固有感覚や前庭感覚との協調関係が保てない状態となる。また、頭部の代償的な固定により視覚情報も取り込みにくい状況となる。このことは、身体の定位を困難にし、体幹・非麻痺側下肢での過剰な伸展活動を誘発するほか、上肢が過度に内・外転する反応や道具操作の拙劣さも引き起こす。結果、身体軸は非麻痺側方向へ変位し、身体アライメントも抗重力的な連結から逸脱してしまう。作業療法士は、これらの問題に対し環境との相互作用がどこで分断されているかを評価する必要がある。

4　介入例の紹介

1）車いすへ座る

　症例は脳梗塞により左片麻痺を呈した80代の男性。ADLは食事を除き要介助。Br-stageは上肢Ⅲ・下肢Ⅲ。高次脳機能障害（左半側無視や注意障害、行為遂行障害など）や随意性低下、感覚障害の問題により、麻痺側上下肢や左視空間の認識欠如が著明であった。非麻痺側では代償的にpusher症状が認められ、麻痺側下肢のスタンスは屈筋痙性の増強により踵の接地が困難であった（図2a）。また、杖歩行では過剰反応の増強とともに頭部も右側屈位を呈し、視線も右下に位置し

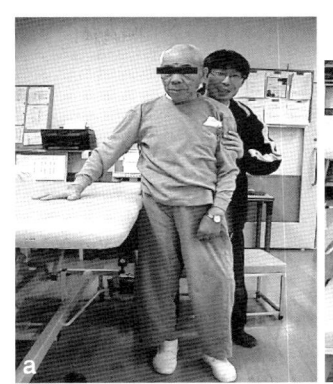

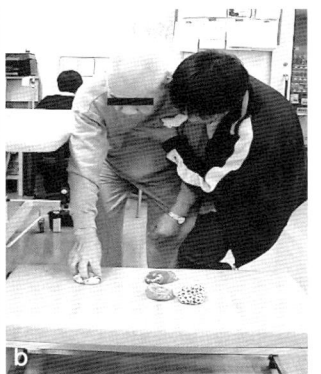

図3 治療

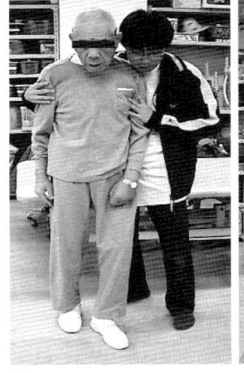

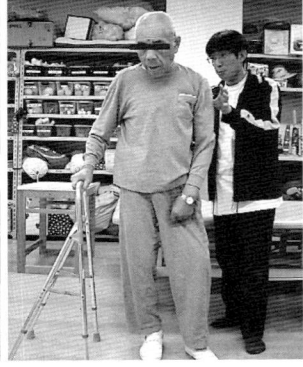

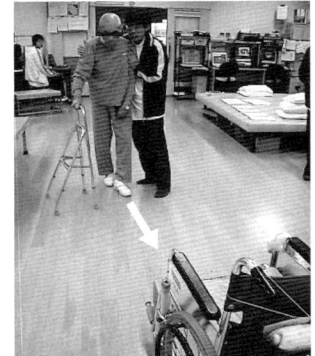

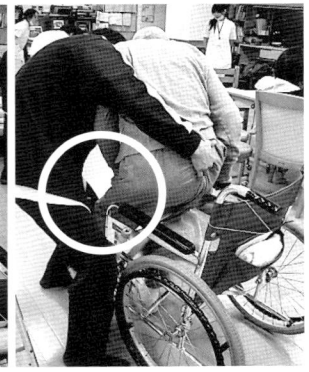

図4 治療結果

やすい状況にあった（**図2b**）。そのため、車いすへの接近では右に膨らむ軌道をとりやすく、車いすの形状に合わせて身体を回す動作に多大な介助を要した（**図2c**）。①治療では、麻痺側身体からの感覚入力を促して左右身体間の協調運動を実現すること、②車いすへ直線的に接近できることを目標とした。

(1) 治療

まず、正中軸の確立を目的に台を用いた場面を設定した。ここでは、右側に置いた台に手と骨盤外側を接触させることで、非麻痺側肩甲帯の下制や体幹のねじれを防ぐとともに肩関節の回旋運動や接触面の皮膚が歪む反応を期待した。また、作業療法士は背面と麻痺側上肢から足底面に対して圧迫刺激を強調し、麻痺側身体における固有感覚情報の入力や頭部の運動性拡大を促した。結果、麻痺側下肢の支持性向上や非麻痺側の肘・膝関節の緩みが図られ、安定した立位保持が実現された（**図3a**）。

そして、前方の低い台から側方の台へお手玉を移動する課題へと移行した。ここでは、リーチに伴う体幹・下肢の協調運動や視覚情報の変化（見えの変化を通して3次元的に台を捉えること）を意識しながら、身体が対象物に向かっていく反応を誘導した（**図3b**）。

(2) 治療結果

麻痺側下肢のスタンスが安定し（**図4a**）、車いすを見ながら歩けるようになった。また、車いすへ直線的に接近できるようになり、殿部がアームレストにぶつかる問題も改善された（**図4b**）。

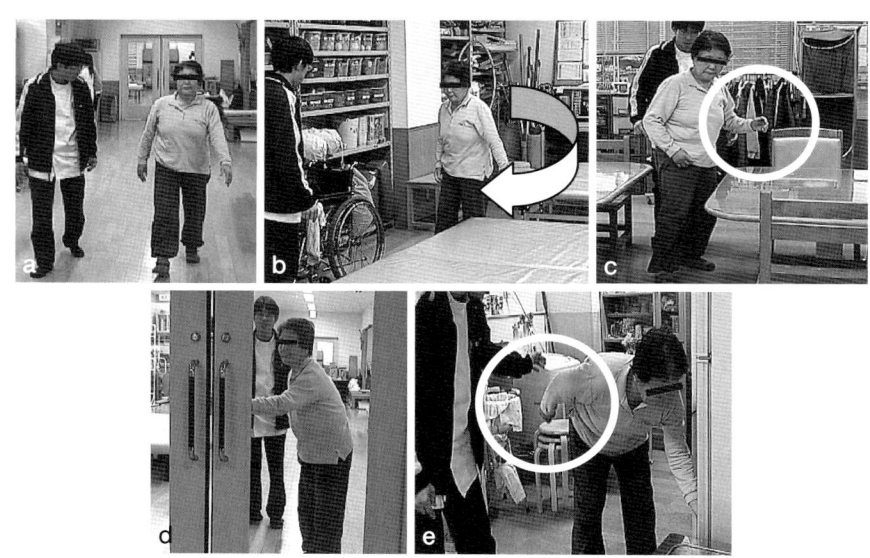

図5　片麻痺者の応用歩行（右片麻痺）

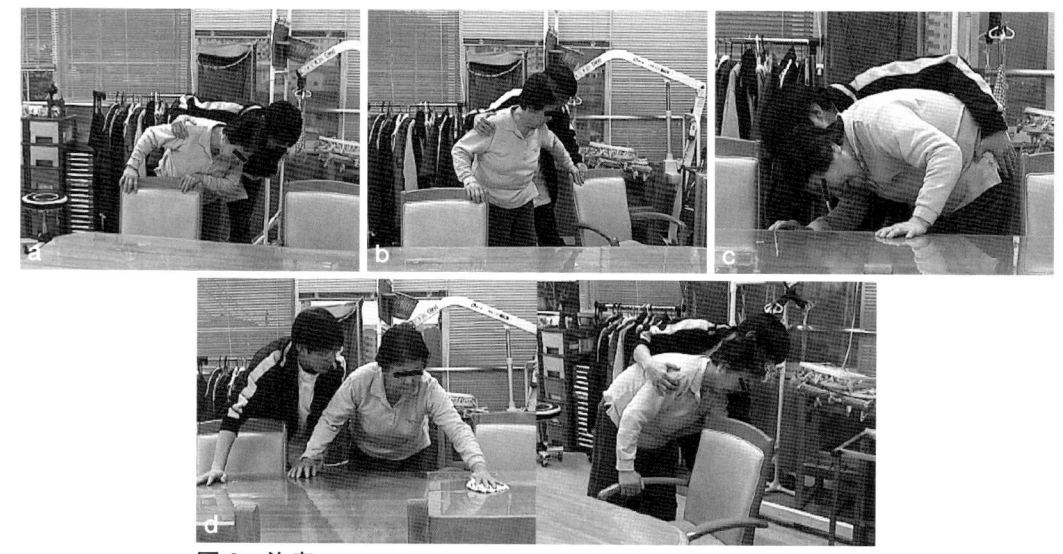

図6　治療

2）作業療法室を移動する

症例は脳出血により右片麻痺を呈した60代の女性。ADLは入浴を除き車いすにて自立。Br-stageは上肢Ⅳ・下肢Ⅴ。特徴として、異常筋緊張に伴う足底や手掌面からの知覚情報欠如の問題が、体幹背面筋や肩・股関節、頭部の動きを阻害していた。そのため、歩行では周囲を見渡す余裕はなく（図5a、b）、対象物を通り抜ける課題では距離感の歪みにより立ち止まる反応が認められた（図5c）。

また、ドアや冷蔵庫を開ける場面では、対象を正面で捉えることや非麻痺側手でドアを知覚探索する反応が困難であった（図5d、e）。このように動作は可能であるが、視覚・固有感覚・前庭感

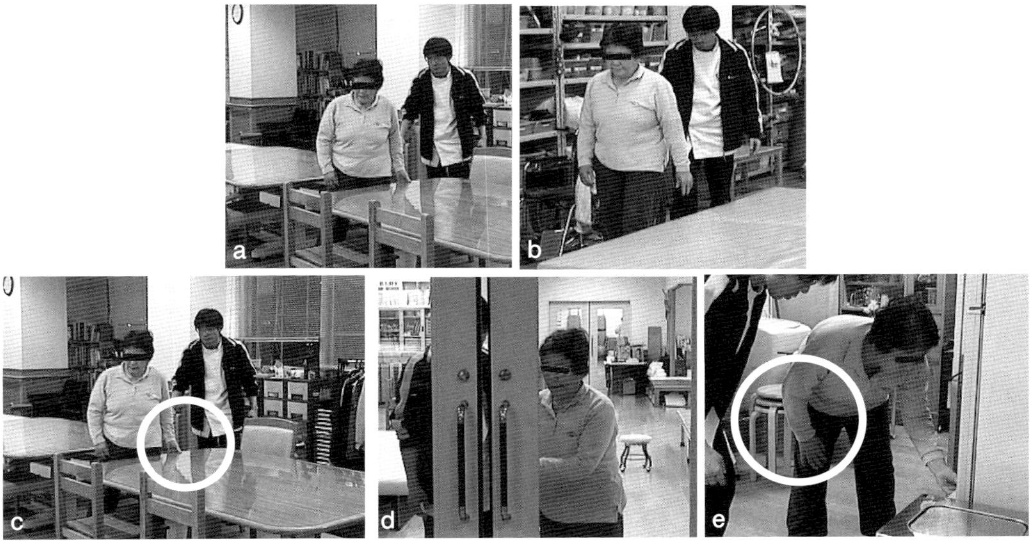

6 立位から歩行、応用歩行まで

図7 治療結果

覚における協調性欠如の問題が移動空間の知覚を阻害し、効率的な歩行を困難にしていると仮説を立てた。治療では、対象物を知覚探索する中で体幹と四肢が協調性をもつこと。そして、歩行時に予期的な姿勢反応（構え）が出現することを目標とした。

(1) 治療

まず、身体と床面との相互関係を再構築する目的で机の下を覗き込む動作を実施した（図6a）。作業療法士は、肩甲帯から足底面に向けて触運動覚情報を強調することや床面や椅子の側面を見えの変化で捉えるよう誘導した。次第に膝・肘関節の緩みや体幹、股・肩関節の回旋運動が拡大したところで、椅子を動かす課題を実施した（図6b）。ここでは、上肢の知覚探索活動（椅子の重量や床面との抵抗感を知覚）を行う中で体幹の安定性に伴う四肢の分離した動きを期待した。最初は力まかせで粗雑であったが、運動の結果をフィードバックする中で椅子の重心を知覚できるようになった。そして、机の下を覗く活動へと移行した（図6c）。ここでは、覗き込む全身運動の中で床面を中心視で捉えることや周辺視野で机や椅子を認識することを意識した。そしてactivityとして机上の拭き掃除を導入した（図6d）。作業療法士は、雑巾を扱う手掌面が形状に合わせてフィットする反応や接触面の摩擦を知覚しながら、目標となる場所を予測的に見ることや無意識的な下肢のステッピングを誘導した。

(2) 治療結果

リラックスした歩行が可能となり（図7a）、対象物を通り抜ける課題では立ち止まる場面が減少した（図7b）。また、ドアや冷蔵庫を開ける場面では、対象物を正面で捉えることや上肢のリラックスした活動が可能となった（図7c〜e）。

5 まとめ

応用歩行のアプローチでは、身体を定位する能力と環境に適応する能力を同時に考慮しなければならない。今回提示した内容はほんの一部であるが、環境との相互作用の中で行為が形づくられることを忘れてはならない。

最後に筆者が考える介入ポイントを挙げる。

①自分の身体を知るために知覚システムの協調

性を獲得すること。

②移動空間を取り込める視知覚の機能を発揮させること。

③片麻痺者のactiveな反応を導くこと。

④場面設定は目的となる行為につながるよう段階づけること。

⑤片麻痺者が陥る問題に対し、知覚的側面から介入の糸口を探ること。

これらは口で言うほど生やさしいものではない。しかし、目の前にいる片麻痺者がいきいきと、より自立した生活を獲得するために、作業療法士は全身全霊でこの問題に挑戦していく必要があると痛感する。

文献

1) 山本伸一，他（編）：活動分析アプローチ―中枢神経系障害の評価と治療．青海社，2005
2) 石田利江：歩行．第16回活動分析研究会特別講演抄録，2005
3) 柏木正好：環境適応―中枢神経系障害への治療的アプローチ．青海社，2004

7 成人片麻痺者における上肢機能の分析と介入例

山本伸一
山梨リハビリテーション病院・作業療法士

1 はじめに

　成人片麻痺者は、生活において麻痺側上肢の参加が困難となる場合が多い。本来の知覚−探索器官としての手は、さまざまな環境に存在する情報への能動的な探索とそれに従属した身体反応が条件となる。この過程は、運動技能獲得のすべてにおいていえることであり、一生涯続くとされる。しかしながら、中枢神経疾患において急性期からの長い経過の中で内部環境と外部環境は、さまざまな問題が生じ、上肢・手は効率よく機能発揮できていないように感じられる。急性期から抱えている問題を引きずりながらも新たな問題が積み重なる。本稿では、上肢・手の機能を再確認しながら機能分析を背景にした問題点の整理・介入の提示をする。

2 人間の上肢・手のつくり

　人間の手はきわめて美しく形づくられており、非常に繊細である。そして、どのような意思でも瞬時に反応する。人間は呼吸しているかのように無意識で手を使用している……手を使っていてもそれに気づかないこと、それ自体がまさに中枢神経の素晴らしいところでもある。
　気がついてみると、人間の手は5本の指がつまみ動作を行った場合、それぞれの先端が適度なリラックスのもとに触り合えることに驚かされる。それは、どのような活動時でも保障されているということである。肩や肘が、どのような格好をしていても崩れることはない。前腕が回内しようと、回外しようとも指先の腹部は触れ合うことができる。縦・横・斜めのアーチがあるからこそ、可能なのである。手は生きている。表現が豊かにできるのだ（図1）。

　上肢の機能的役割を**表1**に示す。このどれもが治療目標になるはずだ。それぞれが特化したかのように捉えてはいけない。オーバーラップされていることを忘れないことである。これらの中には、手の基本原則が含まれているだろう。

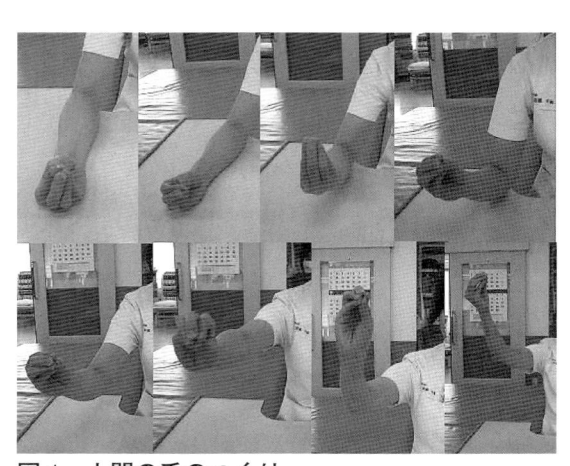

図1　人間の手のつくり

表1　上肢の機能的役割

①支持	頭頸部・体幹・下肢との協調関係を保ちながら、バランス反応として身体を支持する
②保護	到達範囲の中で自身の域を確立し、範囲を広げたり接触することで共有化を図る
③到達	ものを操作・移動するために、さまざまな方向へ手を運ぶ
④操作	視覚とともに、道具操作における感覚器官となる（上肢の最大機能）
⑤表現	ジェスチャーや感情も含め、コミュニケーション機能の一役を担う
⑥その他	職人芸や芸術などの特殊機能・コスメティックな要素

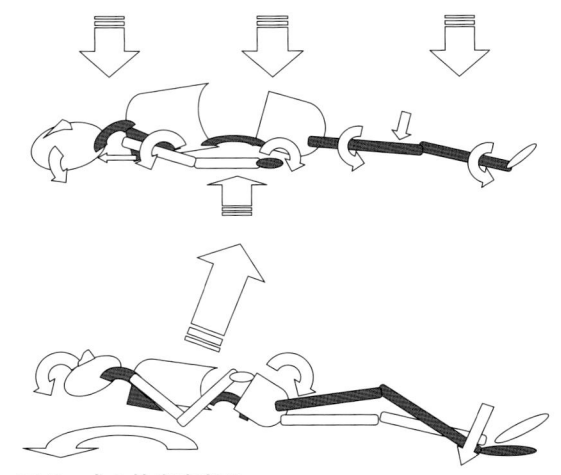

図2　成人片麻痺者の背臥位・起き上がりの動き（文献1より改変引用）

まず第1に、尺側の安定性と橈側の運動性である。橈側の手指、つまり第Ⅰ〜Ⅲ指は生活の中でほぼすべてにおいて操作器官といえる。何かの対象物を動かしたり、どのような道具を持ってもそれは変わらない。その際には背・掌屈だけでなく、人間特有の橈・尺屈が伴う。そもそも手首の尺屈は橈屈に比べて非常に可動性をもち、それは倍以上である。これは何のためにあるのか。興味深いのは豆状骨の存在であり、役割の一つとして小指球筋と尺側手根屈筋をつなぐ。だからこそ、豆状骨は唯一に可動性をもつ手根骨なのである。特に手の操作における橈尺側運動の際は、その可動性をもった動きが著明だろう。橈側手指の操作は、パワーを要求することもあれば巧緻性を求められることもある。それを保障する安定性や、尺側の筋収縮の幅がなくてはならない。筋の長さを保つことが必要なのである。第2に、パワーグリップが可能であること。それは、この可動性があるからこそである。第3に、先ほど挙げた5本の指が常に向かい合うことができることも重要な原則要素だろう。

3　片麻痺者の姿勢と肩関節への影響と介入の原則

多くの成人片麻痺者は、**図2**のような背臥位・起き上がりの動きになることが目立つ[1]。この中で、肩関節への影響を考えてみる。大きなキーワードを挙げると、重力と身体のストラクチャー（構造）である。重力があれば、1ニュートンがかかるために上から下へ落下することは明白な事実だ。それを考慮すると、身体の構造がどのパーツも丸いストラクチャーをしていれば、どうなるかを想像してほしい。

背臥位における肩関節で考えてみよう。肩関節は不適合関節であり、変位を起こしやすい。そこへ「麻痺」が起こる。弛緩性とすれば、上腕は外旋方向へ転がり落ちることとなる。しかし、骨頭は生物学的修復の中で内旋方向へ緊張を高めるといっていいだろう。特に胸筋群・上腕二頭筋間は狭小化となる。

そうなると骨頭の反対側のエリアも釣り合うかのように反応してくる。三角筋後部・円筋群・上腕三頭筋等の隣接した部分が伸縮性を失ってしまう。それは、前面と後面で釣り合った緊張状態であり、肩関節の機能が阻害されることになるといっても過言ではない。つまり、上腕骨頭の回旋機能が失われてしまう。上肢・手の機能のためには、それを保障するカフ筋群（回旋筋腱板：retator cuff）等の活動は欠かせない。上腕骨頭の回旋機能が失われてしまうと、肩の挙上で上肢を引き上げることとなり、広背筋の緊張もそれに引きずられるかのように高まりやすい。そうすると、まるでヨットの帆の形をしている僧帽筋・広背筋は互いに引っ張り合う格好となり、体幹のバランス反応を阻害することになる。さらにはカフ筋群等の過剰な伸張により、収縮のチャンスがなくなってしまう（図3）。これでは上肢屈筋の収縮が優位となり、手は橈側筋の高緊張に支配されやすいだろう。

1）介入のポイント

背臥位での治療では、最初の能動的な上肢コントロールを肩関節屈曲90°以上から始めることが効果的であることが多い。患者は肩関節の屈曲・外転での活動を獲得していなくても、この位置で肘伸展位を保つことができ上肢を動かせる可能性はある。その際、肩甲帯にかかってくる上肢の重さに対して（抗重力的に働くため）、肩甲帯はプロトラクションの位置で活動することが求められる。その中で患者は肩関節屈曲筋・内転筋、肘関節伸展筋をコントロールし、制御しながら働かせていくことを学ばなければならない。肩関節の屈曲・伸展の際には、肩甲帯周囲筋群の同時収縮を伴った可動性が必要である。これらが背景にある遠位部筋の遠心性収縮は、短縮や筋癒着といった改善の阻害要素を軽減するだけでなく、痛みの危険性を少なくするだろう。

座位での治療は、抗重力伸展活動となった体幹機能をみなくてはならない。肩甲骨周囲、つまり上部体幹と骨盤帯の下部体幹との相互関係をみながら上肢に関わることが求められる。臨床的には、下部体幹の安定性がなければ肩甲帯周囲筋群は緊張を高めてしまう。また、肩甲帯周囲筋群の緊張が高まったままだと下部体幹の安定性も高まらない、という相反的な関係であることがいえるであ

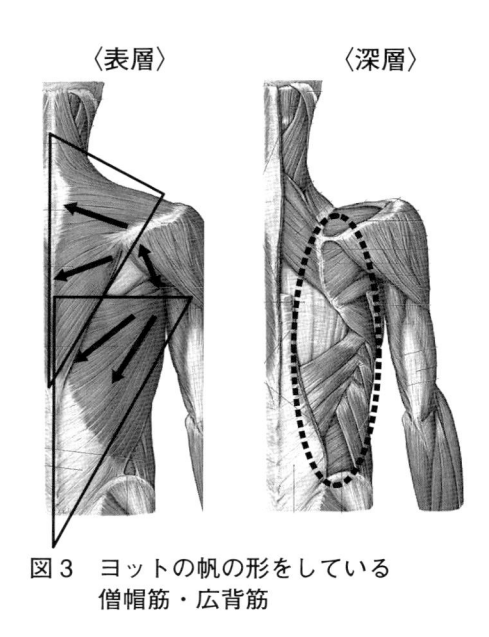

図3 ヨットの帆の形をしている僧帽筋・広背筋

ろう。常に同時に介入することが必要である。

つまり、上肢滞空における肩甲帯周囲〜骨盤帯筋群の適度な収縮を伴った可動性を積み上げることが重要である。背部の活動に着目してみよう。上肢活動がやや前方であるなら、上部体幹筋の活動が優位だろう。徐々に挙上方向へ運動を行うと体幹中央部へと活動優位が移り、挙上位になると腰部筋の活動が高まる傾向となる。肩甲帯もそれに調整された筋活動が追従する（図4〜7）。健常な肩甲帯周囲〜骨盤帯筋群は上肢の活動の中で、長さ・重さに似合った適度な分節運動が必須だということは忘れてはならない。作業療法士は、肩甲帯・上腕に直接的な触情報を提供しつつも安定性を与え、確実にゆっくりと運動を行うとよいだろう。

2）考慮点

上腕二頭筋短頭と大胸筋の隣接部分の高緊張は、できるだけ可動性を引き出すこと。常に屈曲の姿勢では機能的活動に結びつかない。そのため、上腕二頭筋が内側に変位している状況からアライ

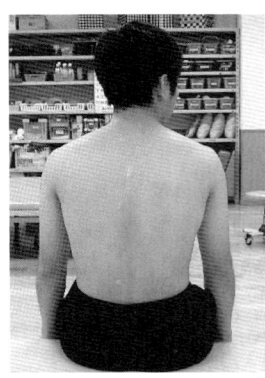

図4　背部の活動 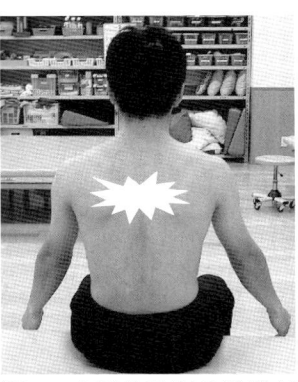　　図5　上部体幹筋の活動が優位 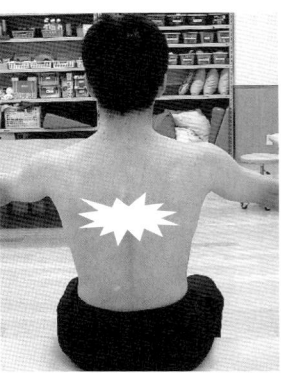　　図6　体幹中央部の活動が優位 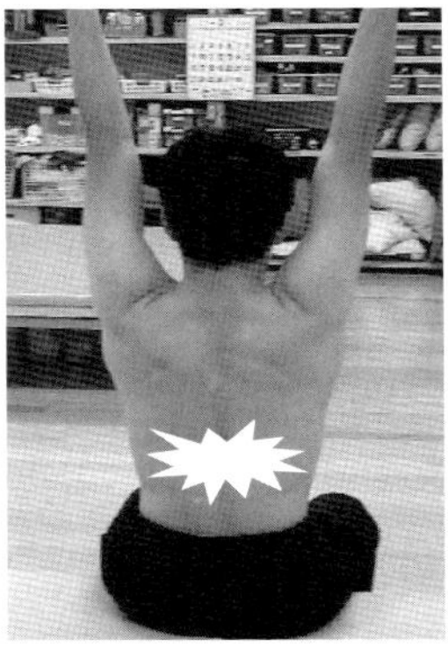　　図7　腰部筋の活動が高まる

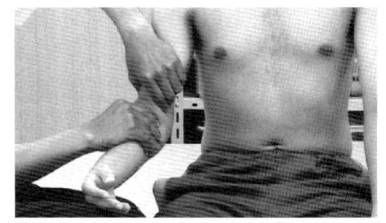

図8　上腕二頭筋・腕橈骨筋をグラスプ 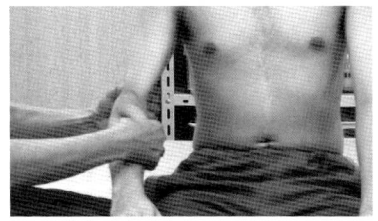　　図9　腕橈骨筋が回内筋の上を滑る 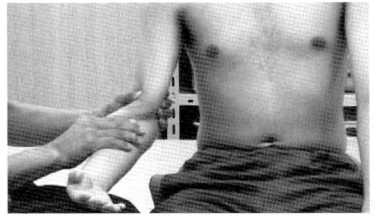　　図10　回外方向への運動性・可動性の向上

メントを修正し、筋の長さを保つことを心がける。ひいては、解決されれば上腕後面〜肩甲骨間の収縮の妨げが解放されやすい。つまり上腕三頭筋と円筋群の隣接部分もできるだけ可動性確保へと展開しやすくなる。これは肩甲上腕リズムの活性化につながり、上腕を安定させるカフ筋群の収縮のチャンスになり得る。このことは末梢部の操作にも影響してくるだろう。

4　前腕〜手指における現象整理と介入の原則

1) 前腕

前腕は橈骨〜尺骨間の可動性に支障をきたすことが多い。腕橈骨筋・円回内筋・上腕二頭筋等が隣接したエリアはアライメントが崩れやすく、短縮傾向になりやすい。筋連結間に癒着が進めば、回外方向への可動性低下とともに手指屈筋群の高緊張から脱却できなくなる。手指のfine-controlのためにも、できるだけこの筋連結の正常化をしなくてはならない。尺側における屈筋群の伸縮性確保のためにも重要なポイントである。

(1) 介入の一例

上腕二頭筋・腕橈骨筋をグラスプし、隣接部分へ互いに圧迫を加える。最初は少しの動きで構わない。徐々に逆方向に伸張も行い、繰り返す（図8）。双方の筋の粘弾性が引き出されてきたら、セラピストの左手は上腕三頭筋に持ち変え、反対の手で腕橈骨筋が回内筋の上を滑らせるように動きを引き出していく（図9）。その動きが広がることによって、回外方向への運動性・可動性が向上する（図10）。これらの効果は、対象者の手指機能に波及するだろう。

2) 手首〜手掌

手首は、屈筋・伸筋支帯部に浮腫が蓄積しや

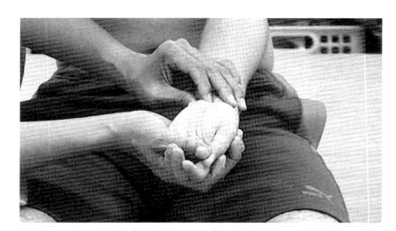

図11 豆状骨の左右間の動きを引き出す

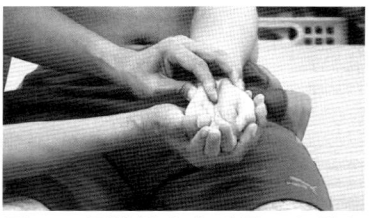

図12 豆状骨を中手骨から引き離す

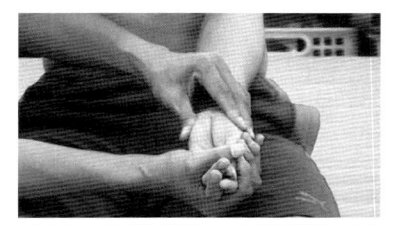

図13 母指球筋・小指球筋の可動性がともに向上

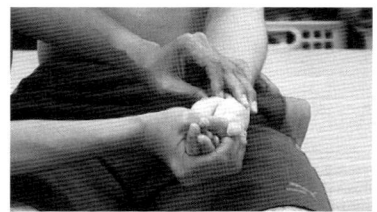

図14 豆状骨を尺骨−手根骨間に潜り込ませる

すい。そして、前腕屈筋群とともに手根骨が橈骨・尺骨関節間の狭小化だけでなく、掌側に変位することとなる。舟状骨・豆状骨等の変位により、橈骨・尺骨関節に対する正常な関節包内運動が困難となる。掌側の機械的問題が生じることで、骨制限による背屈・掌屈方向に制限をきたしやすい。また、支帯部と連結している手掌・手背腱膜は、全体的に中枢部方向に引っ張られることによって歪むこととなる。筋と皮膚間に存在する膜との相互関係も見逃せない。手掌腱膜の中央部は厚く、外側内側部は、それぞれ母指球・小指球の表面を覆っている。また、各指に細長い縦走線維束を送っており、隣り合う線維間に血管・神経も存在する。手背腱膜も張りつめた状態になるため、互いに引っ張り合うこととなるだろう。そのため、手は扁平化となることが多く、手指屈筋・伸筋の同時収縮に支障をきたすことになるため、できるだけその可動性を確保することが必要である。

手掌に関しては、中手骨間の可動性に制限をきたしやすい。屈筋群だけでなく母指内転筋も重要なポイントである。屈曲・橈側優位の活動はⅠとⅡ、Ⅲ指間の動きの妨げとなる。また、虫様筋・骨間筋は骨間中手靱帯との相互作用も必要となる

が、浮腫等による癒着の問題も、その活動の支障となる。さらにこれらの筋は深指屈筋から起こっているため、掌側に引かれる結果となりやすい。

母指側は母指伸筋・外転筋の可動性・粘弾性が損なわれる。扁平であり背側掌側に引っ張り込まれている状態は、母指の対立をつくり出すことが困難となる。さらに、短母指屈筋を引っ張る形となり、母指IP関節の屈曲が目立つ。小指側は、橈側可動性の低下とともに同様の結果となる。小指球筋の収縮はチャンスがなくなり、特に短掌筋等は萎縮傾向となりやすい。そうなると、橈側の動きを保証する尺側の動きを伴ったパワーを生み出すことができない。

(1) 介入の一例

豆状骨は、多くの対象者が可動性を失い、痛みを伴う場合もある。少しずつ左右間の動きを引き出す（図11）。豆状骨は小指球筋が付着しているため、その動きに追随して可動性が向上する。そうなれば中手骨から引き離すようにする（図12）。母指球筋・小指球筋は、単独では収縮できない構造になっているため、互いの可動性がともに向上することを経験できる（図13）。そのうえで、若干の尺屈と掌屈を組み合わせ、豆状骨が尺

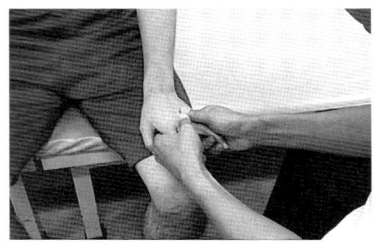

図15 MP関節同士に上下・回旋を加える
図16 屈筋群のアライメントを修正 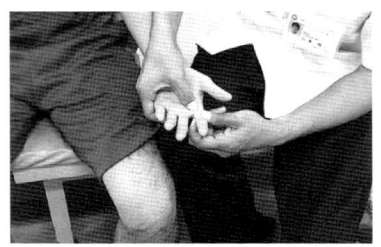
図17 IP関節にまたがる屈筋群の粘弾性を取り戻す 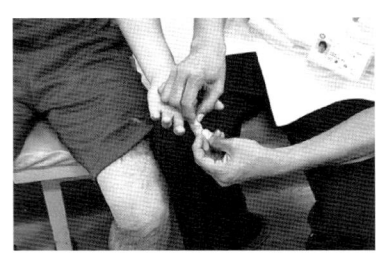

骨-手根骨間に潜り込ませるように誘導してみると、背屈・底屈の可動域が広がっていることを確認できる（図14）。その後は、できるだけ手掌面を広げ、縦・横のアーチを確保する。

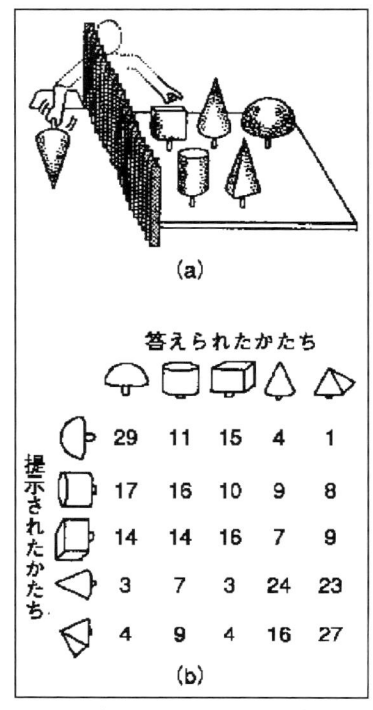

3）手指

MP関節・IP関節ともに浮腫の影響を受けやすい。屈筋群の緊張の増強は、基節骨・中手骨の底・頭の関係に歪みを生じさせる。中枢側の骨は掌側に変位し、背側の関節部分の皮膚が張りつめた状態となる。そのため関節間の狭小により屈曲・伸展だけでなく、他動的な関節間の内外転の可動性も損なわれるだろう。また、指伸筋が2つの中手骨にまたがっているため、手指の外転方向への可動性も低下する。中枢部に引かれた伸展筋群は縮まってしまうため、またがっているV形状の伸筋群をI形状に変化させてしまう。それは経過とともに、より手掌面積を狭くすることとなる可能性がある。

（1）介入の一例

指の屈曲方向の高緊張に対しては、ただ伸展・外転すればよいというものでもない。虫様筋・骨間筋群はMP関節間に走行していることを考慮して、その可動域を確保することが求められる。指を伸展に保ちつつ、MP関節同士に上下・回旋を加えながら動きを引き出す（図15）。屈筋群は側部に変位していることが多いため、指腹部へとアライメントを修正する（図16）。IP関節にまたがる屈筋群も同様に互いに圧迫を加えたり伸張し、

図18 振ることで形を知覚する
（原典は Burton G, et al : Can shape be perceived by dynamic touch? Percept Psychophys 48：477-487, 1990）

粘弾性を取り戻す（図17）。また、手指屈曲・伸転筋群の同時収縮を伴った活動にするため、アライメントを正常化することが必要である。さらに、関節間における筋連結を取り戻すことが、その後の治療準備となるだろう。

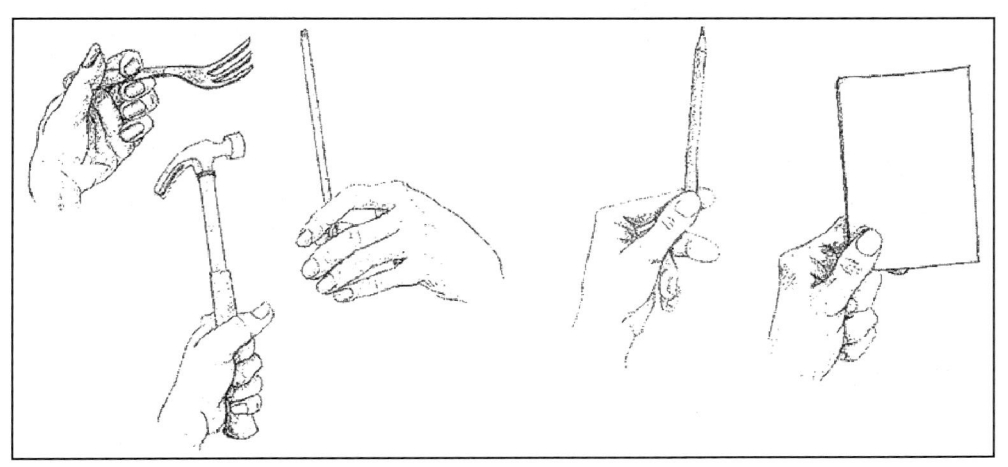

図19　ダイナミックタッチ（文献4より引用）

5　日常生活における道具の先を知覚することとは？

　道具の効率的操作のためには「道具の先を感じ取る」ことが必要だろう。Affolterは「棒切れ現象」、Dinnetは「魔法の杖現象」と呼ぶこの共通特性[2]は、介在的な道具からその先にある対象物の感触や抵抗感を知覚する原則がある。Gibsonは、環境に情報を探索するために、触れる・振る・つつくなどの動きを総称してダイナミックタッチという表現をしている[3]。例えば、財布の端を持ってそれを振ったときに、その全体の形がわかるというもの。財布を振って変化を与えることから判断できるということは財布が本来もつ回転に対する性質が情報となる。そして、持っている端から持っていない3片の端までの長さが慣性モーメントから受ける先を知覚することによって判断ができるのだ。つまり、長さだけでなく形も知覚することができる（図18）[3]。日常の道具ではフォーク・箸・金槌・鉛筆・包丁・鋸など、どの道具を持っても抵抗を加えたときに起こってくる変化が道具の情報を表してくれる（図19）[4]。したがって、道具そのものを感じとれなければ、身体器官の延長としての機能が発揮できない。

　これらを考慮すると、ダイナミックタッチは姿勢緊張との相互関係があると推定できる。棒の長さ・重さを知覚するための慣性モーメントを引き起こすためには、手掌内の各受容器がしっかりと働くことが必要である。そこから受ける抵抗感の変化は、末梢〜中枢部の選択的な活動が保証されることによって「感じる」こととなるだろう。片麻痺者では、過剰に固定された姿勢が選択性をもてない身体となり、抵抗感の変化を感じることが阻害されると推測できる。

　図20では、健常者による疑似体験を行った。図20aは健常者が成人片麻痺者の姿勢筋緊張を擬似体験したものである。目隠し状態で、殿部の左側をプラットフォームの縁からはみ出させ、右殿部と足底面の情報から受けた座位で実験した。被検者の右側は肩甲帯の下制・体幹側屈と股関節の内旋、左側は肩関節の挙上と机上を押し返すような反応となり、片麻痺者に似た過剰反応姿勢となる。さらに、30cmの棒を持たせると肘関節の過剰屈曲・手首の掌屈反応が著明となる。姿勢緊張は高緊張であり、姿勢の変換が困難な状態となって「棒の長さも先もわからない」と答える。

　図20bは、両殿部と足底面から左右対称の情報を与えた。同様に目隠し状態で手には棒を持たせ、

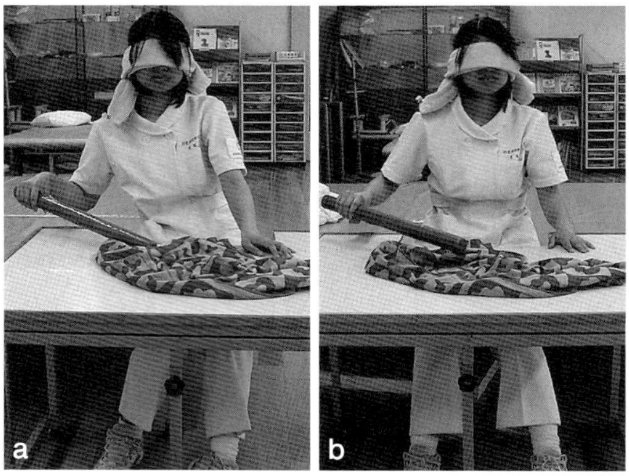

図20　健常者による疑似体験

机上にある対象物の素材を当ててもらう。姿勢緊張はリラックスし、右側の肩関節・手首・手指の回旋要素が入り探索活動を行っている。直接に対象物を触らなくても棒の先から受ける抵抗感を手に感じとり、「タオルのようなもの」と答えることができた。つまり、抵抗感を感じることができれば、それに選択された分離運動を促進できるということである。

ダイナミックタッチは、何かに触れるときにはつきものであるが、ほとんど気づかれることはない。物を持って振ったりするときにはいつもダイナミックタッチを行っている。目で見ずに、鉛筆の端をしっかりとつまんで振ったり、アドレス帳の角をしっかりと持って振ったりすれば、その物の大きさや、その物が手に対してどちらの方向を向いているかといったことがはっきりわかるだろう。

6　上肢治療ポイントのまとめ

(1) 筋の長さを保ち、変位した筋アライメントを修正する

筋は麻痺等の影響で変位し、長さも短縮する傾向にある。長さを保つことは収縮の幅を保つことであり、バランスや手の操作機能には欠かせない。より正常な位置に戻し、さまざまな情報を受け入れられる受容器の活動を向上させなければならない。

(2) 姿勢アライメントを整える

姿勢アライメントを整えるということは、背景に正常な関節包内運動を起こさせるものである。それは、関節・筋・組織の整ったものであり、知覚-運動の背景ともなる。上肢へのアプローチであれば、手のみならず肘・肩関節のアライメントを同時に修正することが必要だ。

(3) 筋・姿勢の双方を考慮して連結をより正常化する

筋は連結している。脳は一つひとつの筋に対して制御をしていない。「動きに対して」である。手の周辺における癒着等の問題は、機能を阻害する。しかし手部だけでなく、連なった前腕・上腕・肩・体幹・下肢との相互関係をみなくてはならない。特に手指の細かい操作では、肩甲帯・肩関節との関係は重要である。その中で、対象者はどれだけの学習が可能なのかを評価することが求められる。

(4) 中枢神経系との相互作用をもったpostural-toneを再構築する

立ち直り反応や平衡反応、保護的反応といった姿勢制御との相互作用も重要である。

(5) 知覚探索器官としての手を取り戻す

知覚運動循環における手であることが必要である（前項にて記載）。

(6) 道具と手は一体化となることを目指す

道具は過剰反応を引き起こしやすい半面、ダイナミックタッチのような正常な知覚状態での軌跡が継続されている活動間は相対的な不変性をもっており、作業療法にとって有益である。

(7) 道具活用への介入は徒手誘導をはじめ、介入方法がいくつもある

各種の道具は与えるだけでなく、その効率的構

造に則った知覚的行為となるように環境がおよぼす影響・口頭指示を考慮して介入。また、道具の先を知覚できるように徒手誘導を実践することも必要であることを付け加えさせていただく。

　誘導は、確実であり患者にとって心地のよいグリップで持つようにすること。それには、衣服の上からよりも直接皮膚の上からのほうが効果的である。つまり、セラピストの手掌の広い面によって、運動の方向・量・タイミングが相手に伝わりやすい。また、その際は決して爪をたてるような持ち方をしないようにする。

7　おわりに

　上肢・手は、人間特有の器官である。道具を使い、対象の変化をつくり出す。だからこそ、構造は複雑だ。不適合関節である肩〜手は、巧妙に選択された動きをする。その機能を失わせてはならない。できるだけの援助が求められるだろう。下肢と比較しても、上肢・手の機能の獲得は難しいが、ほんの少しでも生活において能動的な参加が可能になれば、多くの波及効果がある。それを忘れずに取り組んでいただきたい。

文献

1) 柏木正好：環境適応－中枢神経系障害への治療的アプローチ，第2版．青海社，2007, pp14-15
2) Davies PM：Starting again. Early Rehabilitation After Traumatic Brain Injury or Other Severe Brain Lesion. Springer-Verlag, NewYork, 1994
3) 佐々木正人：アフォーダンス－新しい認知の理論．岩波書店，1994, pp69-71
4) 佐々木正人：アフォーダンスの構想．東京大学出版会，2001, pp173-175
5) 山本伸一，他（編）：活動分析アプローチ－中枢神経系障害の評価と治療．青海社，2005
6) 山本伸一，他：中枢神経疾患の活動分析－道具の分析と機能的作業療法．OTジャーナル　36：1223-1228, 2002
7) 山本伸一，他：活動分析と中枢神経疾患－道具と身体活動の相互性を再確認し、作業療法における治療的介入を考える．OTジャーナル　37：502-507, 2003
8) 山本伸一，他：脳血管障害者における上肢の自律活動を目指して－知覚運動アプローチを中心とした経時的段階付けをスーパービジョン．OTジャーナル　40：200-213, 2006
9) 山本伸一，他：成人片麻痺者における腰痛予防と効果的課題介入について．OTジャーナル　41：111-117, 2007
10) 山本伸一，他：回復期リハビリテーションにおける家事技能の支援－健常と対象者の差異を分析した脳血管障害者への具体的なアプローチ．OTジャーナル　41：702-710, 2007

8 アクティビティの特徴と治療展開の紹介
活動分析の視点から

髙橋栄子
富士温泉病院・作業療法士

1 はじめに

　脳科学の進歩とともに、損傷後の中枢神経系にも体験に応じた神経結合の可塑的変化が起こることが多く報告され、リハの有効性があらためて注目されている。しかし、神経系における可塑的変化は必ずしも良好な結果に結びつくとはかぎらない。機能障害に陥った人の神経系を望ましい方向へと回復させるための働きかけは、臨床に携わる作業療法士が注意深く検討する必要がある。

　中枢神経系の障害に対するアプローチのあり方を模索する形で始まった「活動分析研究会」は21年目を迎えようとしている。発足人となる作業療法士、柏木正好氏（現在、柏塾塾長）をはじめ、初期から携わってきているメンバーは、1940年代に、すでに人の脳の可塑性を追求し、それまでの臨床に新たな挑戦を行い、中枢神経疾患に対する治療を発展させたボバースアプローチから多くのことを学んでいる。特に、ボバース夫妻が提唱した全人的アプローチ、上位中枢神経系の協調性を追求すること、実用的機能の獲得に向けて可能なかぎり麻痺側の潜在性を促し、非麻痺側との両側活動を図ること、そして知覚と運動と行動適応の問題を運動障害とともに捉えていくという3つの視点は、片麻痺者に対する作業療法を考え直すうえで大きなヒントとなっている。

　また、活動にとって意味のある情報は現実の環境に存在しており、環境は私たちにさまざまな可能性を提供し（アフォーダンス）、行為者は環境を把握するために能率的に周囲を探索している。その知覚-行為は常に循環しており、認識や学習はその中で発生しているとした、知覚心理学者のギブソンの考えにも多くのアイデアを得ている。その他、さまざまな先人達の考えに助けられ、臨床における片麻痺者の活動とその特性、そして作業療法士の役割について、幾度も重ねて検討してきた内容は、少しずつまとまりのある形へと向かっている。

　「活動分析研究会」の発足当初は、片麻痺者が活動において困難性を示す場合、活動を保障する身体機能が不十分であることや、知覚・認知面の問題が強く影響しているという問題に立ち戻ることが多かった。しかし現在では、片麻痺者の示す困難性、不適応は対象者の神経系が直面している環境と課題と相補的な関係に至っていないことに起因すると解釈し、活動場面そのものにおける作業療法士の効果的な介入を検討し実践できるように変化している。また、治療手段として多くの活動を応用できるように、活動の柱となる本質的な部分を重視した分析を行うように留意している。

　脳損傷による病態像は、発症時期や病因、病巣、経過などにより個別性が高い。また、片麻痺とい

う運動麻痺に加え、感覚や知覚、認知など活動の混乱や不適応を助長する目に見えない問題を重複して抱える場合もある。脳損傷者に対するリハは、対象者一人ひとりに応じた多面的なアプローチが求められている。本稿では、活動分析の視点から中枢神経疾患に対する作業療法、アクティビティの特性と治療展開について臨床から学んだことを中心に述べさせていただく。

2　アクティビティ：人の活動を支えるもの

　アクティビティの意味を辞書で調べると、「ある目的のための行為、行動」「精神や肉体の働き」「活動、事業、業務」「組織的運動」などと非常に広義の意味を含む。作業療法においても、「アクティビティ」は「作業」「活動」「作業活動」と並び、その目的と手段を表わす言葉として使用されている。作業療法において取り扱うアクティビティは人が営むすべてを含むといっても過言ではない。山根[1]は、人の活動を「いきる・くらす（生活維持）」「はたらく・うむ・はたす（仕事・役割）」「あそぶ・つくる・たのしむ（遊び・余暇）」「まじわる・つながる・ひろがる（参加・交流）」「やすらぐ・おぎなう・みにつく（休養・熟成）」の視点で分類し、さらに具体的な項目を挙げている。発達・成長する日々の生活において、私たちは何気なくさまざまな活動を学習し、熟練者として振舞っているが、それらを支えているのは神経系である。

　人の運動行動は、神経系を備えた個体と課題と環境の相互作用により組織化されている。多くのシステムの協調により機能している神経系は、身体内外の変化や環境と課題がアフォードしてくれる情報を知覚探索し、適応を選択できるように常に能動的な状態にある。人の運動は、動作に先行する予期的な働きとしてのフィードフォワード系と、実際行っている動作や求心性信号に対する調節的な働きとしてのフィードバック系の循環により制御されている。

　高草木[2]は人の随意的な行動を意思の発動の過程、行動戦略や運動計画を練る過程、運動プログラム生成の過程、運動実行の過程、運動調節の過程の5つに分類しているが、最初の3つの過程はフィードフォワード系に含まれ、残りの2つはフィードバック系に含まれるプロセスといえる。意図した目的に向けて過去の経験と照合し、最も適した運動戦略や計画の企画が準備されるフィードフォワードの段階では、視床下部や大脳辺縁系、基底核や小脳、大脳皮質運動前皮質（運動前野、補足運動野）など広範囲の神経系が関与し、運動に先立った予測的な姿勢セットが準備される。

　また、フィードバックの段階では姿勢制御に関連する大脳基底核、脳幹、四肢の運動に関与する運動野、そして小脳などが関与し、姿勢と運動の実行と制御、調節が同時進行的に行われている。さらに、行った運動や行動の学習、記憶には報酬のしくみを司る中脳のドーパミン作動系が重要な役割を果たすと示唆されている。もっと複雑な処理過程が行われているのが実際であろうが、このような自律的で流動的な神経系の働きは生きているかぎり止むことはない。

3　成人片麻痺者の問題と行動特性

　片麻痺の問題は一側上下肢の運動麻痺にとどまることはない。脳のどこか一部が損傷を受ければ、システム間の協調により自律的に機能していた中枢神経系は全体が影響を受け、さまざまな問題を生じさせる。片麻痺の最大の特徴は、急性発症による身体の二分化であり、重力環境下における安定感の喪失である。左右身体の連結を失い、重力環境下における姿勢や運動のコントロールの困難性は感覚や知覚、認知機能にも大きな混乱を及ぼす。徐々に回復し生活の自立度が高まっても、心

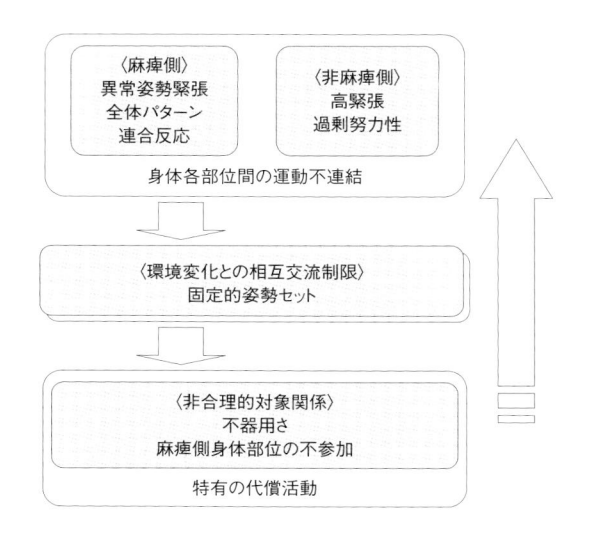

第2章 基本動作の分析と具体的介入例―上肢機能・アクティビティまで―

```
┌─────────────────┬─────────────────┐
│  〈麻痺側〉     │  〈非麻痺側〉   │
│  異常姿勢緊張   │  高緊張         │
│  全体パターン   │  過剰努力性     │
│  連合反応       │                 │
└─────────────────┴─────────────────┘
     身体各部位間の運動不連結
              ↓
    〈環境変化との相互交流制限〉
         固定的姿勢セット
              ↓
      〈非合理的対象関係〉
         不器用さ
       麻痺側身体部位の不参加
         特有の代償活動
```

図1 片麻痺者の表層的障害像
（文献3より引用）

身ともに高い緊張を伴い、固定的な姿勢や定型的で努力的な動きが主体となる。そこでは身体内外の環境変化を受け入れ、相互交流する余裕は奪われ、片麻痺者特有の代償活動を悪循環させてしまう。

柏木[3]は「片麻痺者の神経系は、感覚情報を介して環境との相互作用関係に身を委ねることを基本的には中止している。極端な言い方をすれば、環境的な変化は外乱となり、内的変化は動揺として処理し、動的な安定よりは静的な固定を優先しているように見える。そして、理性と意識的努力ですべてに対応していると思える。この結果、片麻痺者の身体は自律的な過程において怯えて縮こまっている」と表現し、片麻痺者の表層的な障害を図1のように模式化している。中枢神経系の損傷によって引き起こされる問題は一般的に捉えられている以上に幅広く、片麻痺者のあらゆる活動を制約しているのが現実である。次に片麻痺者の特徴的な行動特性をいくつか提示する。

1）定型的な構え
　　―活動の予期が十分ではない―

図2は、発症から約2年経過した右片麻痺者のほうき操作の場面である。一人暮らしをしているので、ほうきでゴミを集める活動は日常的に行っているにもかかわらず、立位姿勢は非対称的でゴミを効率的に集めるための構えとは言い難い。また、非麻痺側手は内旋位にあり、使いづらそうにほうきを操作している。そのため、1回の操作で集められるゴミの量は少なく、何度もステップを踏み変えなければいけない。

図3は作業療法士が介入し、効率的な掃き掃除につながる立位姿勢を誘導した後の場面であるが、特にバランスを崩す心配はなく安定して効率的に遂行できている。人は視覚的な動物であり、行動を実施するための手がかりは視覚情報から得ることが多い。一般的な傾向として、片麻痺者は視覚的に確認した対象と対象との相互関係や対象特性、系列に応じ多様的に姿勢を変えることを拒み、非対称的、固定的な構えを優先されてしまう。そして、課題に直線的に取り組む傾向が認められる。これらは活動に先行し、予期的段階となるフィードフォワード系の活性化に向けた探索が十分に準備されていないことに起因していると理解できる。活動を行ううえで、対象そのものの水平・垂直的な広がり、奥行き、方向、対象相互間の距離や位置関係、自己と対象との位置関係などの空間的特性およびその変化の認知を含む空間知覚は重要な機能となる。そして、空間を知覚することは、同時に姿勢コントロールを組織化させる。人は能動的に動くことで知覚情報を得ているが、片麻痺者では姿勢の固定に伴い、視覚をはじめとした他の感覚からの情報も得られにくい環境に置かれている。

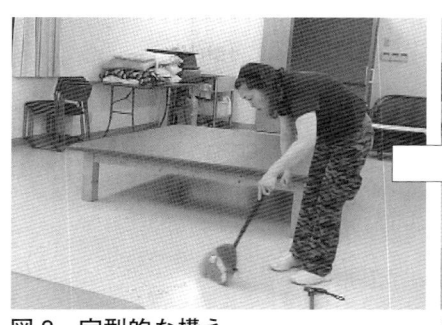

図2　定型的な構え

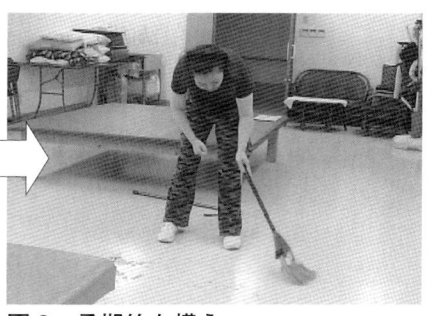

図3　予期的な構え

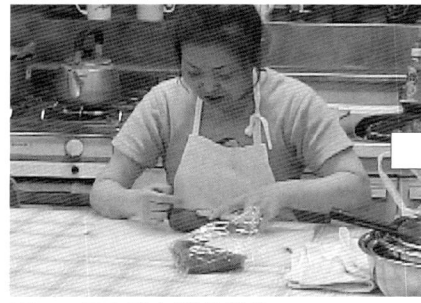

図4　努力的な道具操作

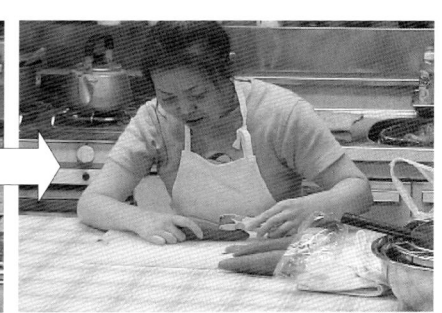

図5　本来の道具操作へ

2）努力的な対象操作
－調節的な運動の制御に結びつきにくい－

図4は非利き手である左手で皮むき器を操作している場面であるが、全身で力まかせに皮むき器を引くことで麻痺側（右手）の連合反応が瞬時に高まり、手からにんじんが外れてしまっている。図5では皮むき器の刃がにんじんの皮に入り込む知覚情報に基づいた操作を行うように作業療法士が誘導することで、麻痺側は押さえ手として機能できるように変化している。

人は道具を作り使用し、生活そのものを大きく開拓してきた。道具は個体が環境へ働きかけ変化をつくり出す手段として用いられ、使い手の意図により可能性を広げる。人の活動にはさまざまな道具やものの操作が含まれる。入來[4]は「人は道具を手に持って使うとき、それは構造的にも機能的にも手の延長となり、内観として手の一部に同化されている。この内観は、繰り返し行われる学習や訓練によって獲得され、それにつれて道具の使い方は、より習熟・洗練されて巧みになっていく」と述べ、道具使用に伴って身体図式に関わる神経系のあり方が変化することを示唆している。

人の道具操作は加工される材料に対する道具の運動が主要な要素となり、相対的な不変性を保っているが、道具を扱う手の運動は従属的な要素であり、著しく変動する運動軌跡を示す。また、道具操作は外的な重力や惰力を含めたものであるため、手は力を緩和し目標達成の諸条件に応じて補足的、調節的な役割を演じている。片麻痺者はさまざまな道具やものを力んで操作し、手が本来備えている繊細な知覚探索の機能を充実させることが難しくなる。つまり、片麻痺者の道具やものの操作は、絶えず変化している対象の情報を受け取りながら、その運動を調節するフィードバック系の活性化には結びつきにくい環境にあると理解できる。

ここで示した片麻痺者の行動特性と作業療法士の介入による変化から、片麻痺者は目的とした運

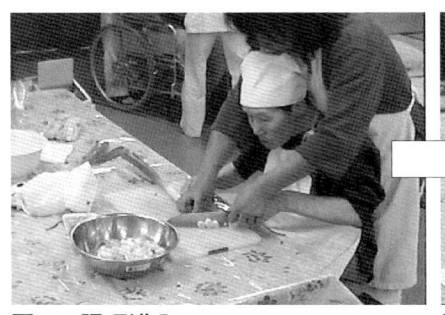

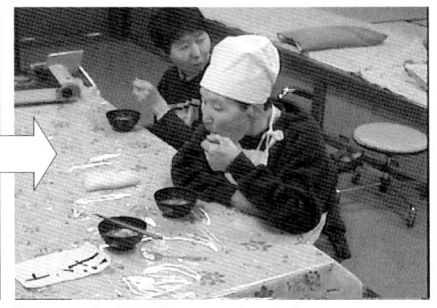

図6　調理導入　　　図7　自力摂取につながる

動の自律的背景となる予期（フィードフォワード系）と制御（フィードバック系）双方において知覚探索の機会が制約され、行為との循環が滞る傾向に至っていることが想定される。

3）混乱
ー経時的変化を体験し文脈を得ることが難しいー

繰り返して述べるが、多くの片麻痺者は重力環境下に対し固定的姿勢を優先せざるをえないため、感覚系の問題の有無を問わず自己にとって必要な情報の探索が不十分となる。その結果、意図した活動に応じた予測的な姿勢セットが準備されることが少ない。また、高緊張を呈する両側上肢手は、人体の中でも優れた知覚探索の機能をもち合わせていても、その能力は発揮されにくく、運動調節の循環が滞る傾向が認められる。片麻痺に加え、覚醒や注意、高次脳機能の問題が重複している対象者では、混乱するたびに人に介助される生活が増え、本人が能動的に活動に参加する機会が極端に制限される傾向がある。

図6は前頭葉を中心とする広範な脳損傷により、環境にある刺激全般に短絡的に反応してしまい、目的行為に結びつかない問題を抱えている対象者である。道具操作を含む食事は自立が妨げられ、介助を要していた。しかし、作業療法士の誘導のもと調理場面を体験し、他対象者との共食で食への雰囲気がつくり出されると、図7のように自力でスプーンを使用し、自然な摂食行為へと移行できている。まわりくどく極端な例ではあるが、片麻痺者の治療において能動的に周囲環境に働きかけ、同時にそこに起こった変化情報を関連したものとして連続的に捉えること（文脈）が現実性を捉えていくうえで重要な体験であることを示唆していると考える。

人の行動は環境、課題、個人との相補性をそのまま表している。上記の3例（図2〜7）の対象者から学んだことは、困難性の原因が立位バランスが不安定なこと、麻痺手の随意性が不十分なこと、高次脳機能障害が重度であることだけに起因してはいないという事実、そして機能的な活動場面そのものに介入する必要性があるという点である。

4　アクティビティに期待するもの

アクティビティには課題に明確な目的や意味があり、対象者の能動性、積極性が求められる。また、それぞれの活動でしか味わえない臨場感にあふれた知覚運動体験が含まれ、自分が行った活動の結果、課題環境が変化していくという時間経過を目の当たりにすることができる。そして、自分が何をしたかの活動軌跡を実感する過程には必ず情動が伴い、自己の気づきを高め、現実検討する機会が得られる。

作業療法において、作業療法士がアクティビティを選択する場合、その特性に導かれ、対象者の心身の能動性や潜在的能力が発揮される治療効果に期待を寄せる。しかし、人の運動行動は脳と身体、そして課題環境との動的な相互作用のあり方で変容する。先に述べたように、片麻痺者は三者間の相補的な関係に歪みを生じていることが多いので、一つのアクティビティが魔法のようなすばらしい治療効果をもたらすことはそう多くはない。中枢神経疾患に対する多面的な治療の一つとして、アクティビティは多くの可能性を提供してくれるが、作業療法士がどう捉え、どう関わるかが重要となってくる。

5 作業療法士の関わり

1）人と交流を図る

社会的生活を営む人の場合、他者と関わりをもつ状況を避けてとおることはできない。対人交流は人が他者と相互にメッセージ（感情や情報）をやりとりするという連続的、循環的なプロセスであり、一つの活動とみなすことができる。人は言葉を巧みに使い、コミュニケーションを図る唯一の動物であるが、非言語的コミュニケーションの能力にも長けている。人が人と争うことなく、適切な関わりをもち社会性を維持するためには、複雑な社会的スキルが必要となる。人は他者の言動からその相手の意図を類推していく能力、人の気持ちを理解しようとする能力、すなわち「こころの理論」を身につけて集団で生きている。対人交流を図る能力は生まれたばかりの赤ちゃんからすでに発揮される。生まれたての赤ちゃんは、視覚的には未発達な状態にもかかわらず、人の顔、目元に反応し、大人の表情を模倣する能力をも備えているといわれている。子どもは母親との相互交流を土台にして、外部対象に対する意味や価値を学び、人と交流する手立てを身につけていく。

こころの理論に関与する神経系について、茂木[5]は情動の働きに関与している大脳辺縁系に加え、ミラーニューロンを含む前頭運動前野、ボディ・シェーマやボディ・イメージに関わる頭頂葉、注意や運動制御に関与している小脳の重要性を述べている。また、Ratey[6]は人と人が交流する際に携わっている脳システムを社会脳とし、言語機能を司る左脳に加え、非言語的コミュニケーションに関わる右頭頂葉、情動に関与している扁桃体や視床下部、意思決定に関わっている前帯状回、前頭眼窩皮質、スムーズな運動制御に関わっている小脳などを挙げている。しかし、両者とも人特有の対人交流は脳全域の協調的システムに支えられているとまとめている。

脳損傷に起因して、人特有のコミュニケーション能力にさまざまな問題が生じることがある。そのような問題を抱えた対象者は、人との関わりにおいて、相対的には緊張を高めてしまう傾向が多い。私たち作業療法士は対象者と良好な関係を築くために端的な言語指示を選択し、好意をもっているメッセージとして、基本的には相手を見つめ、アイコンタクトをとり、近づき、接触を多くしていくという手法をとることが多い。しかし、視線一つとっても、その意味合いは複雑である。目の表情、視線は繊細な情動をやりとりすると同時に、好意と攻撃という両極端な選択も含まれている。極端な表現ではあるが、目を合わせた段階に相手を敵か見方か判断するという動物的な探索機能は生きていくうえで重要となる。人は強烈な環境の一つであり、また、治療場面では最も定位される存在となる。言葉かけ、視線や表情、姿勢や動き、身体接触や対人的空間など、作業療法士の立ち居振る舞いが対象者の不適応反応を助長せず、作業療法の効果的要素になっているか十分に検討する必要がある。

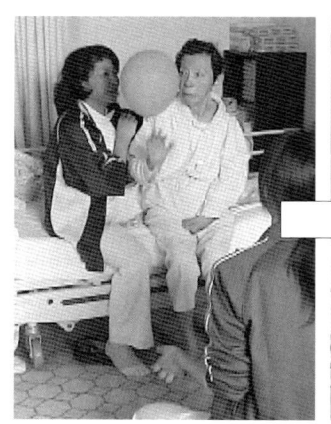

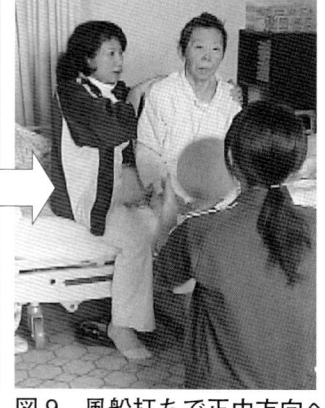

図8　注意が左に向きにくい　図9　風船打ちで正中方向へ

2）作業療法士の治療的介入

柏木[7]は片麻痺者の治療では定型的な固定を優先した個体に働きかけ、環境との相互作用に橋渡しをすることが必要であり、作業療法士の役割は対象者が自ら身体を解放し、環境を探索できるように、感覚器官を情報源に向けて刺激を受容し、識別の段階に到達させる手助けをすることであると述べている。片麻痺者が環境や課題と相互交流を図り、適応的な姿勢反応、運動反応を再獲得するためには基本的には予期する過程、制御する過程、文脈を得る過程において十分に知覚探索し、一つの活動をダイナミックに組織化、体制化していくことが重要となる。また、対象者自らが身体内外環境の現状や変化に少しずつ気づき、知覚−行為の循環を促すために学習を進めていくことが必要となる。

片麻痺者の作業療法において、作業療法士は対象者の知覚学習を支援する立場にあるが、まず必要なことは対象者の活動を評価分析し、困難性の原因を追究することである。作業療法士は対象者の姿勢制御の範囲、道具操作の効率性、課題への集中度や注意の変換などの質的状況を評価し、極力能動性を阻害しない形でさまざまな介入を駆使してやりとりをしていく。

6　訓練室にある治療道具の具体的応用

1）風船

風船はふわふわして方向が定まりにくいが、ゆったり穏やかに滞空するため、打ち返すまでの時間に余裕が与えられる。風船を打つときの衝撃は少なく、わずかな力で打ち返すことができる。また、色や大きさにバリエーションがあり、鮮やかな色は注意を喚起しやすい。治療手段として風船を使用する場合には、発動性や覚醒、注意の低下を抱える片麻痺者に応用し、追視に伴い頭頸部と体幹部の持続的な構えやバランスの改善を期待することが多い。

図8は重度の右向き傾向の片麻痺者に風船打ちを実施している場面である。バランスをとる機能がまだ獲得されていないため、第三者の協力を得ている。作業療法士は右側方の参照枠としての役割を果たし、座位姿勢が安定するように座面を強調し、必要であれば右手の運動を誘導している。風船の活動場面は相互に打ち合う活動を連続させることで組織化されるため、協力者は対象者が安定して打ち返せることを第一に考え、届かないような無理な位置は避けて打ち返している。図9では風船打ちを通して左方向への探索が徐々に促され、座位も安定する方向に変化している。

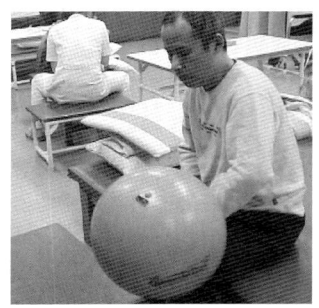

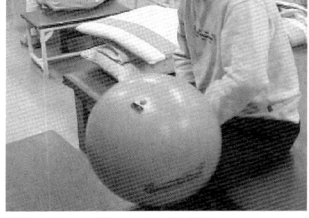

図10 ボールを打つ　　図11 麻痺手でボールを転がす

2）ボール

　治療用バルーン、バレーボール、サッカーボール、ビーチボール、テニスボール、ピンポン玉、ビー玉、パチンコ玉など、さまざまな種類のボールは不安定であると同時に、転がす、投げる、つく、蹴る、打つなど躍動感あふれる豊かな運動性をアフォードしてくれる。そのため、ボールの音や転がる様子は何かわくわくした楽しい気持ちを引き起こしてくれる。ボールのこのような特性は自律的な姿勢反応の変換やバランスの改善、リズミカルな上肢の反復運動を促す目的で使用することが多い。

　図10は麻痺手でボールを打ち返す場面であるが、ある程度のスピードと重さをもったバルーンを打ち返すためには体幹部の同時収縮が求められ、活動性を高める支援にもつながりやすい。図11では不安定ながらも運動性を引き出しやすく、視覚的にも麻痺手を確認できるように、側臥位で麻痺側上肢のプレーシングを行っている。バルーンは弾力性があり球形だが比較的安定している。バルーンの上にある手が転がる特性のあるバルーンを留まる方向に調節するには、細やかにバルーンの重心を探索する必要があり、その工程は一般的に片麻痺者が示すトータルパターンの運動を調節的な運動へと導いてくれる。

　発症初期に頻繁にみられる姿勢保持が困難な片麻痺者や、覚醒や発動性、注意機能が低下している対象者に風船やボールなどを使用して自律的な反応を促す場合、予期につながる探索を十分に引き出すための演出を要する場合と、体幹の伸展や同時収縮、注意や覚醒の持続など瞬時に得られた望ましい反応を積み重ねる演出を要する場合がある。作業療法士は引き出したい反応に応じて、投げ方、タイミング、方向、スピード、声かけなどを考慮していく。

3）輪入れ

　輪入れは設定された的に対するリーチングを主体とする活動である。機能的なリーチングは注視にはじまり、リーチ、グラスプ、リリースが組織化された複合的な全身活動である。的に対する接近は全身反応に支えられ、細やかな重心移動や体幹の回旋要素は不可欠となる。輪入れは引き出したい姿勢反応に対して的の高さ、位置、距離、輪の大きさ、素材などを変化させ、その難易度を調節することができる。また、的を遠くに置き、輪を投げるというダイナミックなゲームへと応用可能な治療器具でもある。比較的利用しやすい活動であるが、片麻痺者の個別治療ではさまざまな工夫が必要となる。なぜなら、自己運動の手がかりに大いに貢献しているのは体性感覚系の情報ではなく、オプティカルフロー、見えの変化、きめの変化、運動視差などの視覚系からの情報で、輪入れの活動場面では自己の運動を定位するための視

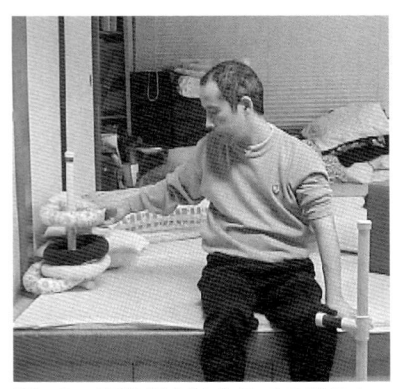

図12　麻痺側上肢支持での輪入れ 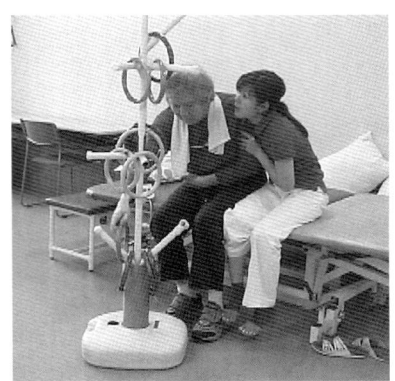　　図13　視覚探索を促す輪入れ

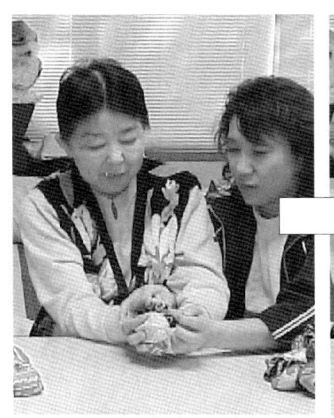

図14　手掌の安定なし　　図15　手掌安定

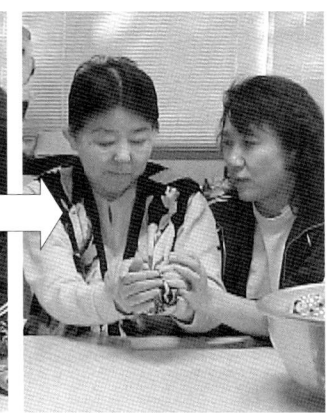

覚的な手がかりが非常に少ない。また、輪を棒から取り出す以外は方向づける情報がなく、空間を構成する要素が不安定であいまいである。単純な活動と判断され機械的、性急的に行われると本来のリーチングにおける視覚と上肢、身体との協調反応が得られにくく、代償的に遂行される危険が高い。シンプルな的を使用する場合には、**図12**のように麻痺側上肢の自己管理を含み、自己の身体に対する注意を喚起して課題を複雑にする。あるいは、**図13**のような枝葉の多い的を使用して、視覚探索の機会を自然に引き出し、性急な反応にブレーキをかけるような工夫が必要となる。

片麻痺者の治療場面を考えるうえで、情報を少なくシンプルな設定にしなければ対応できない対象者も多いが、一般的にはさまざまなモダリティの情報が豊富に存在しているほうが活動への自己定位や動きの手がかりが得られる場面となる。

4）お手玉

お手玉は中に入った小豆によりほどよい重量感や抵抗感があり、変形しやすい性質をもつ。また、手掌に入りフィットしやすい特性により、手掌部の安定を図るために活用しやすい。年配者の女性にとってはなつかしい遊びをアフォードしてくれる。主に手の治療において多様的に使用できるものであるが、**図14**ではお手玉をかき集める課題を選択している。開始時は非対称的な姿勢で、両上肢は引き込みのパターンが目立ち、両手は高緊

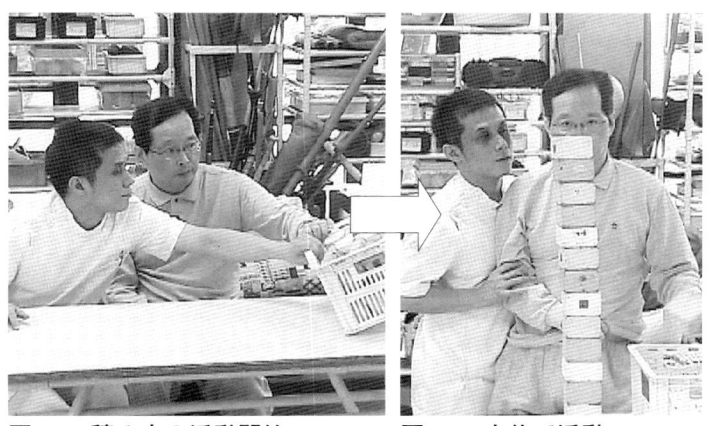

図16　積み木の活動開始　　図17　立位で活動

張で、お手玉の感触や重心を捉えられず、操作は中枢部からの代償に陥りやすい。しかし、お手玉をかき集めたり、持ち上げる中で、両手がお手玉の重心を探り、探索的に活動しはじめると、図15のように対称的な姿勢が促される。

　手足など身体の末梢部が安定して対象をとらえると、体幹部の非対称性やねじれなど、中枢部の歪みは知覚されやすい状態となる。対象者のように上肢・手の随意性が低く、感覚も重度に障害されている場合でも、対象操作を通じて末梢部を自己身体の一部として知覚する体験は姿勢のコントロールにとっても非常に有効となる。

5）積み木

　形、大きさ、素材、色や模様が異なる積み木は子どもの玩具や教材として広く普及している。子どもたちは最初は投げる、叩く、ひっくり返すなどして遊んでいるが、次第に並べる、積み上げる動作を組み合わせ、自由に発想したものを構成していく。片麻痺者ではリーチングの繰り返しに伴って段階的な体幹の伸展を促す目的で使用する場合が多いが、高く積み上げるためにはズレないように慎重にのせていく集中力が必要である。また、先に積んだ積み木の上に重ねていく工程では調節的なリーチが必要となり、のせた積み木から手を離すときには体幹や上肢の空間でのプレーシングが求められる。

　図16は失語症を伴う右片麻痺者の非麻痺手による積み木の活動場面である。自発性に乏しく、積み木を積みはじめた初期では常に作業療法士の促しを必要としていた。しかし、作業療法士が積み木を積む課題を明確にし、体幹のコントロールを誘導する中で、徐々に自発的要素は増え、体幹の伸展要素が得られている。最終的に図17のように自らが立位を選択し、活動を継続させている。日ごろの状態では立ち上がりから立位は屈曲姿勢となり不安定な問題が確認されていたが、目的的、段階的に積み木を積む活動をとおして、心身の構えが準備された結果、立ち上がりから立位は平常時より安定している。

6）書道

　硯や文鎮、筆や半紙等、書道の道具が目の前にそろうと何か姿勢をあらためたくなる。そして、墨から漂う香りは落ち着いた気持ちにさせてくれる。筆に墨をしみ込ませ運筆すると、自分の筆圧や筆跡がみるみる現れ、「次はこう書こう」と戦略を練り直したくなる。書道には文字を書くという目的だけではなく、文字の美化を追求し、人格や情操を育んでいく目的が含まれている。子ども

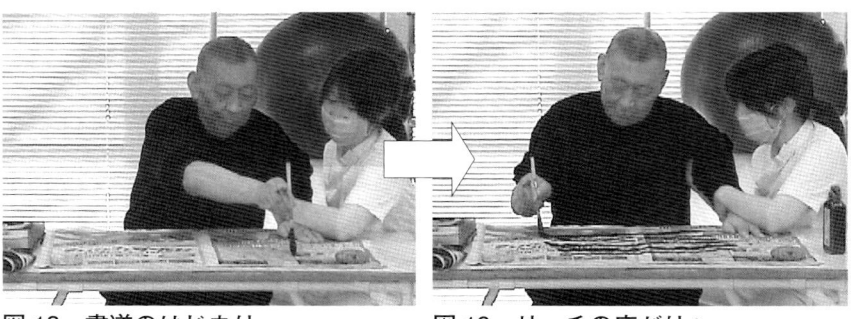

図18　書道のはじまり　　図19　リーチの広がりへ

のころ、教育の一環として書道教室に通わされていたのは筆者だけではないだろう。その記憶が加味されるのか、書道というと先に述べたように背筋を正したくなる。書道には独自の道具類が含まれ、明確な工程が系列的に行われるため、治療場面として使用しやすい活動の一つである。活動の核となる部分は運筆であり、運筆はリーチングの連続で毛筆につけた墨を紙面上にこすりつけて文字を表現していく。

図18、19は左片麻痺者の書道の場面である。固定的姿勢の影響を受け、非麻痺側である右肩関節は内旋位で屈曲傾向を強めている。正中を交差して麻痺側へと運筆するときには麻痺側後方へ姿勢の固定を強め、非麻痺側方向へは身体を開く方向でのびやかな運筆に切り替えることが難しい。身体全体で運筆し毛先が強く押しつけられるため、筆先からの情報の変化は非常に少ない。作業療法士が麻痺側肩周囲から体幹部の安定した構えをコントロールし、筆を立て、毛先を切り替えて先端からリーチするよう促すと、徐々にのびやかな運筆へと変化している。書道は筆という道具を使用し、その結果として文字が表出され、予期と結果が循環している系列動作である。また、日本人が長年親しんできた文化的な活動であり、成人片麻痺者のさまざまな反応を引き出す応用力を備えている。

7）木工ー鋸で木を切る

鋸(のこぎり)が道具として本格的に展開したのは、鉄製の鋸が現れた以降といわれている。鋸は用途に応じてさまざまな種類があるが、一般的に使用されているのは両刃鋸である。両刃鋸は二辺に似たようなギザギザした歯をつけているが、片方が横挽用で他方は縦挽用になっている。横挽用は木目に逆らって切るための刃であり、木の繊維を断ち切る必要があるため刃の目は細かく、なげしと呼ばれる切り刃が表裏交互に並んでいる。縦挽用は木目の方向に沿って切るための刃であり、抵抗が少ないため刃の目は大きい。ともに木材や金属を切断する目的で使用されるが、日本では挽き切る方向に刃がついている構造になっているものが多い[8]。鋸で木を切るという活動は同一的な反復動作であり、木を挽き切る抵抗感の変化に振動覚が加わる。また、切りすすむ段階の音の変化やおがくずなどの知覚情報は手の操作を微調整し、活動の体制化に貢献している。

図20は右片麻痺者の上肢手の治療として鋸を使用している場面である。片麻痺者が鋸を使用すると、非麻痺側、麻痺側を問わず、木材に強く刃を押しあてて切りはじめる傾向がある。鋸の使用で重要なことはせん断力をつくり出すことである。この原理は切断を目的とした道具全般に共通しているテーマでもある。片麻痺者のように鋸を真下に押しつけると、木目に入る刃の断面が大き

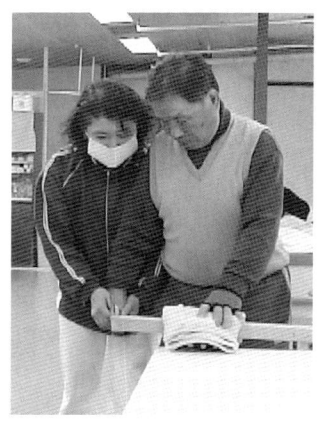

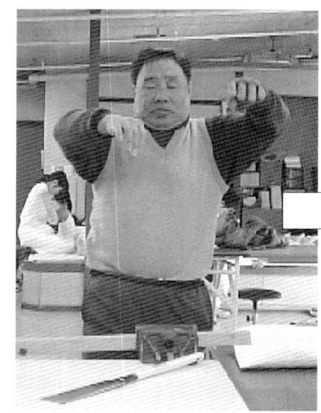

図20　鋸で木を切る　　図21　実施前 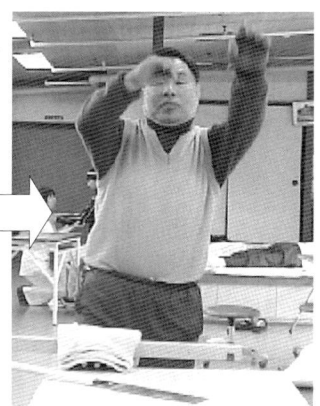　　図22　実施後

くなり、せん断力が分散してしまう。しかし、挽き切るときは刃の断面の角度が小さくなり、せん断力は大きくなる。作業療法士の誘導下でも開始時は押しつけて操作しているため、鋸の刃が木を挽き切る抵抗の変化を得られず、切る音は不規則なリズムをとっていた。しかし、挽き切る方向が知覚できるようになると、上肢が分節的に活動する要素が増え、切り進む音もリズミカルなものに変化している。また、回数を重ねるたびに木を切り落とすまでに鋸を挽く回数も減少するようになっていた。結果、鋸で木を切る活動前後の上肢挙上は図21から図22のように変化している。

7　まとめ

作業療法は多面的な問題を抱える中枢神経疾患に対し、さまざまな治療の可能性を備えている。人が行うアクティビティには人がこれまで歩んできたであろう創造性を秘めた記憶の痕跡が刻まれている。どの活動をとってもすべてが個人、課題、環境の相補性により神経系が組織化し学習したものであり、単純なものは一つとしてない。アクティビティに導かれるものはすぐに結果に結びつかなくても、人の神経系に大きな変化をもたらしていると思われる。対象者の神経系の望ましい可塑性を促すために最も重要なことは、作業療法士の支援のもと人本来の能動的な探索、適応的な能力、学習し続ける流動的な神経系本来の能力をいかに引き出すかではないだろうか。

8　おわりに

筆者が活動分析研究会から学んできたほんの一部を中枢神経疾患に対する作業療法、アクティビティの特性と治療展開の紹介のテーマに準じて臨床的視点から述べさせていただいた。一般的な作業療法室に備わっている治療器具や道具の一部をどのように捉え、どのように成人片麻痺者に応用していくのかをあらためて書き出してみると、活動分析研究会がまとめてきた実績は中枢神経疾患に対する作業療法のあり方を検討するうえで必要な視点のように思われた。活動分析研究会は一つの手技手段を押しつけるものではない。臨床で問題視される具体的な事象に耳を傾けて、セラピストや各専門職の責務をどのように果たしていくのか、人が人を治療するということの難しさを実感しながら、人の活動、人の中枢神経系の奥深さを考え直していく臨床家の集まりである。

謝辞

本稿で使用した個人情報に関する写真・資料は了解を得て掲載している。当院の患者様、スタッフの皆様に深謝いたします。

文献

1) 山根　寛：ひとと作業・作業活動, 第2版. 三輪書店, 2007, pp9-22
2) 高草木薫：移動知：行動からの知能理解―構成論的観点と生物学的観点から. 計測と制御　44：582-583, 2005
3) 柏木正好：環境適応―中枢神経系障害への治療的アプローチ, 第2版. 青海社, 2007, pp10-12, 50
4) 入來篤史：道具を使うサル. 医学書院, 2004, p36
5) 茂木健一郎：ＮＨＫブックス　心を生みだす脳のシステム. 日本放送出版協会, 2001, pp170-203
6) RateyJ（著），堀 千恵子（訳）：脳のはたらきのすべてがわかる本. 角川書店, 2002, pp328-330
7) 柏木正好：環境適応―中枢神経系障害への治療的アプローチ, 第2版. 青海社, 2007, pp50-51
8) フリー百科事典ウィキペディア（URL：http://ja.wikipedia.org/wiki%E6%9B%E9%81%93）
9) フリー百科事典ウィキペディア（URL：http://ja.wikipedia.org/wiki%E9%8B%B8）
10) 坂井克之：心の科学. 中公新書, 2008
11) 柏木正好：成人片麻痺における環境適応. 第10回活動分析研究会特別講義抄録, 1999

9 アクティビティの特徴と治療展開の紹介
認知運動療法の視点から

宮口英樹 広島大学大学院・作業療法士
内山将哉 神戸徳洲会病院・作業療法士
本田慎一郎 ヴォーリズ記念病院・作業療法士

1 はじめに

　作業療法士は、歴史的にも治療手段として、アクティビティを用いてきた。それは目的があり、個人にとって意味のある作業活動が人を癒すというものである。つまり、個人や社会の文脈性をもつものこそが治療的な作業として媒介するものであり、治療的な意味は、最終的には個人を取り巻く、家族や社会といった環境の中で共有されるもの（情動的な共感も含む）として提示される。このため、よく知られているとおり、実際の介入手段は趣味や仕事など個人にとって意味のある活動や具体的なADLが中心となっている。

　一方、認知運動療法では、「治療で使用する道具は、それぞれが外部世界の一面を単純な形で表わしており、この物体の介在により身体と環境との相互作用や、対象者自身があらかじめ設定されたレベルの知覚仮説の検証に向かうような治療方略を、計画的かつ厳密にプログラミングすることができるもの」[1]をいう。つまり、治療道具を介して作業療法士と志向性を共有できるあらゆる能力を獲得することに重点が置かれている。

　中枢性疾患に対する治療目標として、生活場面に反映される治療的効果を得るという意味では大きく違うことはないが、認知運動療法では、作業療法士は外部世界、すなわち対象者と社会との橋渡しを行う重要な役割をもつことを意識しておく必要がある。そうでないと「希望していた機能回復の結果が得られなかった」という結果のみを共有することになりかねない。

　作業療法では、アクティビティという言葉を用いるのが一般的であるが、本稿では、ヴィゴツキーが述べた「道具」の概念を鑑みて、「治療的道具」という表現をあえて使用したい。アクティビティのもつ治療的な可能性を「治療を媒介する道具」という視点から論じることが目的である。

2 作業療法と治療的道具

1) 治療的道具とは

　私たちは箸を使用する場合、まず食べ物の特徴を見て箸をどの程度広げればよいかを経験的に判断する。そして食べ物を箸で挟み、途中で落とさないように力を調節し、口に運ぶ動作を行っている。この際私たちの意識は、箸と接触している指ではなく、箸先で食べ物の質感を感じているように感じる。つまり、直接指で食べ物に触れてはいないにもかかわらず、箸を通じて得られた感覚に対して、使用者が経験的に軟らかさや滑りやすさといった意味づけをしていると考えられる。

　一方、道具や物品を直接手で把持した場合に得られる対象の質感は、接触している手掌の皮膚感

105

覚から直接得られる。このような質感は普段の私たちの手掌を含めた身体感覚を基準としており、道具把持の基礎になると考えられる。これらのことから、日常生活で用いるさまざまな道具は、直接道具に触れる感覚と道具を介在して対象物の特性を知覚する2つの意味をもつと考えられる。

　道具を違和感なく適切に使用できるためには、まずベースとなる触覚や圧覚などが適切に知覚できること、そしてこのような基準となる感覚を用いて道具を介して得られた感覚に意味づけが可能になることが必要である。中枢性疾患患者の場合は、これらのいずれのプロセスにも障害を受けていると考えられる。治療的道具とは、使用者自らがこのような2つの側面を治療介入の機会によって獲得できる媒介となる道具をいう。

2）治療的道具の種類

　道具使用の基礎となる体性感覚を正しく知覚し、意味づけるために形や硬さといった感覚の意味づけを学習することが重要である。道具は目的的使用が一般的であるが、同じ道具でも、道具に対して使用者が認知的な特性に注目することで違った治療的道具の使用が可能となる。普段使用している物品も、この視点をもとにすると治療的意味をもった道具として使用することができる。例えば、箸では以下の2つの認知的特性が挙げられる。

（1）接触的特性（表面素材、圧、重さ、摩擦）を知覚するための道具

　箸そのものの素材、硬さや重さ、滑りやすさなどを知覚する。その感覚情報を提供する対象として箸を使用する。接触的特性の知覚は触覚や圧覚など体性感覚を用いて判断するものである。

（2）空間的特性（方向、距離、形状）を知覚するための道具

　箸を広げる方向や箸間の距離、丸か四角かといった箸の形状を知覚する。その感覚情報を提供する対象として箸を使用する。空間的特性の知覚は、運動覚や位置覚などの体性感覚と視覚を用いて判断するものである。

3）各特性に合わせた「道具」の紹介

　このように道具には大きく分けて2つの認知的特性があり、それぞれの特性には、さらに細分化された特性が含まれている。作業療法士は道具を介することで対象者にどのような認知的な特性に注意を向けるべきか、つまり対象者が身体を通じて道具に意味づけできているかを判断することができる。すなわち道具の治療的使用とは、対象者が道具から得られる知覚情報に注意を向け、再度正しい意味づけをしていくプロセスをいう。

　箸などの日常で使用している道具でも治療的使用は可能であるが、認知運動療法では、より認知的特性に注目しやすいように道具の使用に工夫が行われている。以下にそれぞれの特性を知覚するための認知的道具と使用方法を挙げる。

（1）接触的特性を知覚するための道具

a. 対象の表面素材の知覚

　絨毯などの表面素材の異なる素材を用い、閉眼にて手掌触覚での識別を行う。対象者は、手掌触覚の正しい認識を通じて対象を把持した際に生じるさまざまな感覚を受け入れる受容面として機能することを学習する。段階づけとして、自動運動で行うと運動覚への注意が必要なため他動運動よりも難易度は高くなる（認知的難易度）（図1）。

b. 対象の圧力の知覚

　硬度の異なる数種類のスポンジを用い、閉眼で左右体幹の筋出力を調節することが目的である。対象者は、左右のスポンジの圧力の違いを正しく認識することを通じて体幹の適切な筋出力を学習し、その結果、バランスのとれた正中線を獲得することが目的となる（図2）。

c. 対象の重量の知覚

　閉眼にて図3に示すように座位でテーブルを用

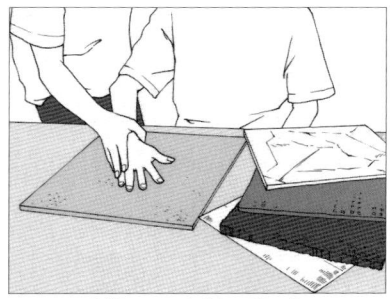

図1 手掌での素材の識別

図2 両肩へのスポンジによる圧力の識別

図3 不安定板を使用した前腕での重さの識別

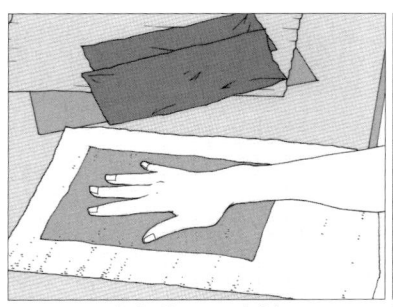

図4 上肢全体での摩擦の識別

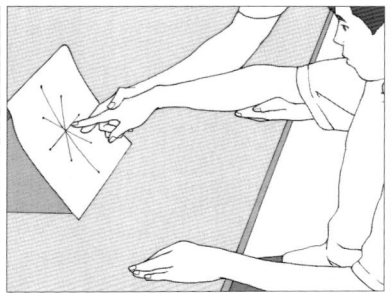

図5 肩関節での運動方向の識別

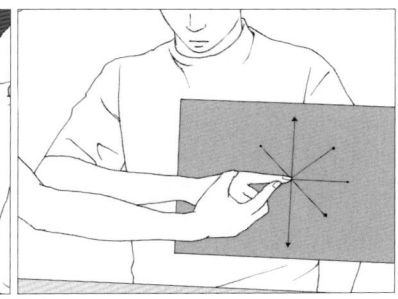

図6 肩・肘関節の複合的な運動方向の識別

い、不安定板の左右に錘を置き、前腕の筋出力と手掌の圧覚で左右の重さを識別する。対象者は、左右の重さの正しい認識を通じて、対象を把持して操作する際の前腕の筋出力を適切に調整することを学習する。

d. 対象の摩擦の知覚

図4のように摩擦力の違う素材の上に板を載せ、閉眼し自動運動によって手掌から上肢へ伝わる摩擦力を識別する。対象者は、手掌で感じる抵抗感や上肢の筋出力の程度を正しく認識することを通じて、手掌からの抵抗感に合わせた上肢全体の筋出力を適切に調整することを学習する。

(2) 空間的特性を知覚するための道具

a. 身体部位の動いた方向の認識

閉眼にて肩関節を軸とした上肢が中心からどちらの方向に動いたかを識別する。対象者は、肩関節の運動覚や位置覚を正しく認識することを通じて、肩関節の役割である上肢の運動方向を調整することを学習する。その際自動介助運動で行う場合は、筋出力への注意が必要なため他動運動よりも難度は高くなる（図5）。

b. いくつかの身体部位による動いた方向の認識

図6のように運動方向を矢印で示した物を体幹に貼りつける。対象者は、閉眼にて肩関節と肘関節を軸に上肢が中心からどちらの方向に動いたかを識別する。肩関節や肘関節の運動覚や位置覚を正しく認識することを通じて、各関節の関係性からなる複雑な運動方向を定めることを学習する。また、貼りつける場所により関節運動と運動方向が変化するため、体幹と上肢の関係性にも注意を向ける必要が生じる。

c. 身体部位の動いた距離の認識

高さの違うスティックを用いて、MP関節伸展による左右の高さの違いを閉眼で識別する。対象者は、MP関節の運動覚や位置覚を正しく認識することを通じて対象の形状に合わせた把持のため

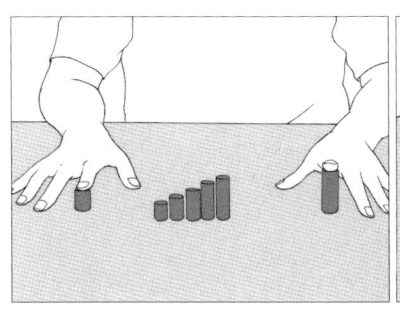

図7　左右MP関節での伸展距離の識別
図8　肩・肘関節の複合的な運動距離の識別 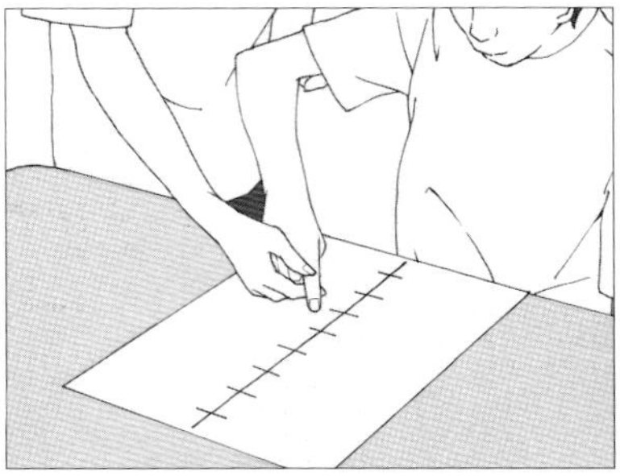
図9　肩関節での形の識別 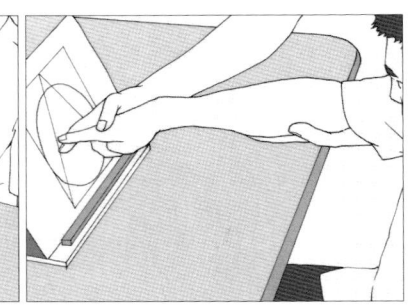
図10　対象物の形状の識別 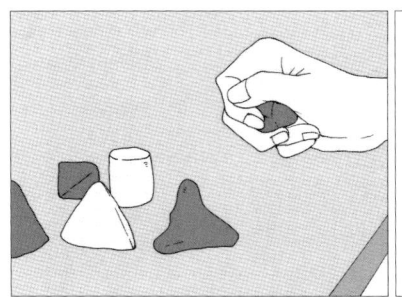
図11　肩・肘・手関節での位置関係の識別 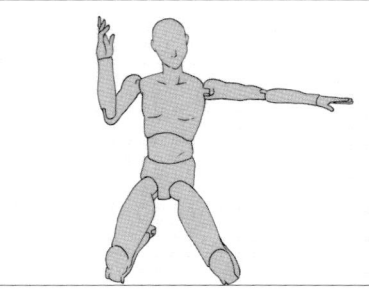
図12　手掌の受容表面の識別 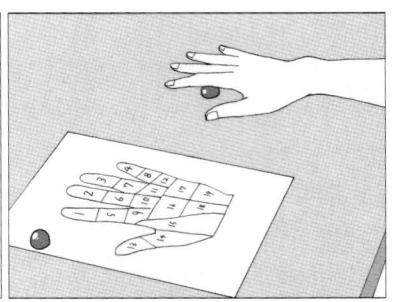

の手指の使用を学習する。図7では左右の比較を行っているが、同一指での比較や同側のⅠ〜Ⅴ指間での比較を行うことにも応用できる。

d. 複数の身体部位による動いた距離の認識

均等に番号で区切られたプレートを用い、閉眼にて上肢の移動した距離を識別する。対象者は、肩関節や肘関節の運動覚や位置覚を正しく認識することを通じて、体幹と手掌の距離を調整することを学習する（図8）。

e. 身体部位による動いた形状の認識

いくつかの図形が描かれたものを用い、閉眼にて肩関節を軸とした上肢がどの図形に沿って動いたかを識別する。対象者は、肩関節の運動覚や位置覚の正しい認識を通じて、肩周囲筋の運動時のシークエンス（連続、順序）を学習する（図9）。

f. 対象物の形状の認識

いくつかの形状の異なる物体を用い、閉眼にてどのような形状であるかを識別する。対象者は、各指の運動覚や位置覚および手掌などの圧覚や触覚の正しい識別を通じて、多くの知覚情報を運動へ利用することを学習し、対象に合わせた把持が可能になると考えられる（図10）。

（3）治療的道具の応用

a. 人形を使用した身体の位置関係の認識

作業療法士により人形をある姿位にする。そして、「右上肢の一番上にある関節は何ですか」「肘関節は肩関節よりも上にありますか」「左上肢はどの関節を軸に動いていますか」といった質問に対象者が回答する。対象者は、ランドマークとなる関節に注意を向け、視覚から言語に情報を変換することを通じて、自らの各関節の関係性を整理、認識することが目標となる（図11）。

b. 手掌の受容表面の知覚

手掌をトレースし番号をつけた道具を用い、閉眼にて突起物がどの空間位置に置かれているのかを識別する。対象者は、手掌の触覚や圧覚の正し

い認識を通じて、手掌の正確な位置を学習し、対象の形状に合わせた把持の基礎になると考えられる（図12）。

3　治療的道具使用による体幹への治療

　ここでは、道具のもつ認知的な接触的・空間的特性（重さ・硬さ・傾き・大きさなど）に注目した体幹への介入方法を紹介する。体幹に対するアプローチは治療の対象となる目的に応じて、大きく2つのタイプに分けることができる。上肢の運動に伴う体幹の制御と起居動作など、ダイナミックな体幹の動きが要求される動作の制御である。いずれも治療初期から体幹へ介入していく必要があるが、前者の場合、対象者にとっては上肢と体幹を同時に制御することが要求されるために難度は高くなる。そのため、上肢の運動に伴う体幹制御への直接的な介入は治療の最終段階になってから行うことが有効な場合もある。なお、この2つのタイプは便宜上分けているものであり、相互に関係し合い連続している。

1）上肢の動きに伴う体幹のコントロール

　私たちが作業を行う際には必ず体幹の運動が含まれている。そして、一般に意識は手の動きに向き、体幹の運動に対しては、ほとんど意識が向くことはない。しかし、座位での上肢動作を想像してみると、上肢の前方へのリーチにより、体幹の重心線は前方へ傾くため、円滑な動作を維持するためには、手の運動が行われる前に体幹の伸筋群の活動が行われている必要があることがわかる。すなわち、上肢に対する治療介入を行う場合は、その介入は上肢のみならず体幹に対しても治療を行っているという意識が必要である。

　脳血管障害患者が非麻痺側に崩れた姿勢の状態で麻痺側上肢に対して治療介入を行っている場面を考えてみたい。まず、最初に把握しておく必要があるのは、対象者の注意機能である。前述したように、対象者が体幹の動きを意識する機会は少ないため、肩や殿部といった身体のランドマークに自ら注意を向けることができるかどうかを把握する。また、仮に注意を向けることが可能であっても、大きく傾いている場合と、小さく傾いている場合を、同じ姿勢として認識していないかなど、感覚情報を誤って認識していないかどうかに留意して評価を行う。つまり、体幹の感覚情報に注意が向かない、または大雑把なために学習すること自体が難しくなっている危険性があることを知っておくことが重要である。

　具体的には、「左右の肩を比較した際に、どちらが前方にありますか」「おしりにかかる体重は左右で同じですか」といった声かけを行い、体幹の体性感覚に注意を向け、身体間の関係性を意識化させることで、対象者が正確な感覚情報の認識ができているかどうかを評価するとよい。また、対象者の身体がどのような状態かを聞くことによって、作業療法士がみた客観的な姿勢と対象者の経験している主観的な姿勢の認識が乖離していないかどうかを把握する。

　次に上肢動作時の体幹の制御について述べる。図13は左片麻痺者の治療場面である。閉眼で作業療法士が対象者の左上肢を他動的に動かし、円の大きさを認識している。対象者の殿部の下には、軸のついた板（以下、不安定板）をセッティングしてある。この不安定板は通常バランスの向上などを目的に使用されるものであるが、ここではそれに加えて、身体に働きかける道具のもつ認知的特性に注目している。

　この訓練の場合、左上肢の外転により体幹は左へ傾くため、対象者が体幹正中位を維持するためには体幹右側屈方向への運動が要求される。これが可能となるには、①左右の上部体幹と下部体幹の身体の関係性が認識できる、②殿部に加わる圧が認識できる、③骨盤の水平性が認識できる、と

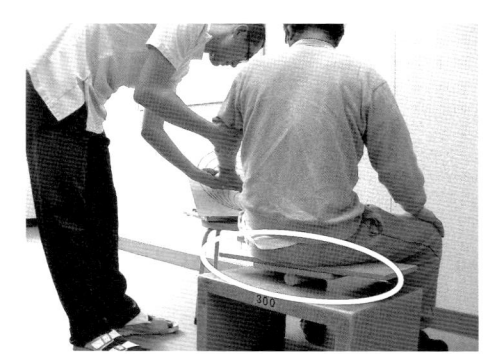

図13　左片麻痺者の治療場面

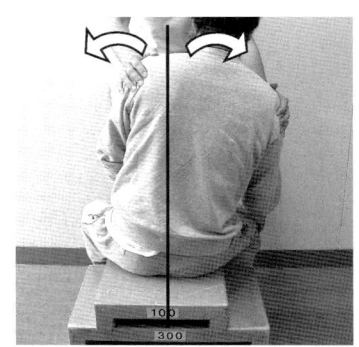

図14　体幹の正中軸のコントロール
（身体の関係性の認識）

いった認知的能力が必要となる。このように不安定板は、上肢動作により絶えず変化する重心の移動に合わせた体幹のコントロールを引き出すように治療道具として使用することができる。

以下に具体的症例を紹介しながら説明を加える。

■症例紹介

A氏は脳梗塞による左片麻痺の50代男性である。左上肢は動作に参加することはないが、ADLはすべて自立。A氏のニーズとして退院後は自宅周辺の港で釣りをしたいとのことであった。身体機能はBr-stage上肢Ⅲ、下肢Ⅵ、手指Ⅱであり、左上肢の屈筋群に異常な筋緊張が存在していた。また、左上肢関節運動時の運動の距離や方向の認識が乏しく、肘関節と肩関節など複数の関節や体幹を同時にコントロールするように求めると、さらに左上肢への認識が困難となった。そのため、両手動作を行うと、左上肢の運動に伴った体幹の代償運動や左上肢の屈筋群の異常な緊張が亢進し、上肢・体幹ともに合目的的な動作は困難であった。

釣りの動作は自助具を作製することにより可能であったが、魚とのやり取りの感触を味わう際や、引きに対してもちこたえる際には動的な体幹のコントロールに加えて両手動作が必要である。そこで、上肢・体幹の連動した運動が必要になると考え、図13の治療を行った。以下、図13の介入に至る経緯を治療1～3を通じて紹介する。

【治療1　体幹の正中軸のコントロール】（図14）
〈方法〉A氏は作業療法士により他動的に身体を傾けられる。そして、「どの方向に傾いたか」「右と左ではどちらが大きく傾いたか」などの質問に答えることができるように傾きの方向と大きさを認識する。
〈バリエーション〉①同側に2回傾けて、その傾きの大きさを比較する、②前後左右または斜め方向のどの方向に傾いたのかを認識する、③別々の方向へ2回傾けて、その傾きの大きさを比較する。
〈治療のポイント〉上記の質問に解答を出すためには、骨盤と比較して肩甲帯がどの位置にあるのかといった、複数の身体のランドマークに意識を向け、比較する必要がある。作業療法士のハンドリングにより変化した身体を意識化するため、作業療法士自身が道具の役割をもつといえる。この治療では、作業療法士によって変化させられた身体の動きを認識することによって、正しい身体認識の再構築を促すことに重点が置かれる。

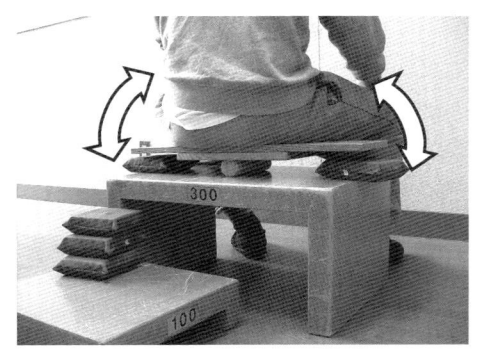

図15　左右の殿部に加わる荷重のコントロール（殿部に加わる圧の認識）

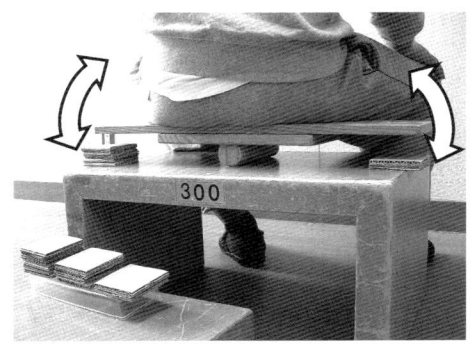

図16　左右の骨盤の水平性のコントロール（骨盤の水平性の認識）

【治療2　左右の殿部に加わる荷重のコントロール】（図15）
〈方法〉不安定板の下にスポンジを置き、不安定板を傾けながら、スポンジの硬度を認識する。
〈バリエーション〉①一側に順にスポンジを置き、「先ほどと比較して硬くなりましたか？　柔らかくなりましたか？」などの単純な比較を行う、②スポンジの硬度を事前に記憶して、どの硬度のスポンジであったのかを記憶と照合する、③両側に置いて左右で硬度を比較する。
〈治療のポイント〉スポンジの硬度を認識するためには、ゆっくりと不安定板を傾ける必要がある。その際に傾斜側体幹は遠心性収縮を、反対側は求心性収縮が求められ、そのコントロールが拙劣な場合はうまく硬さを認識することができない。そのため対象者は硬度というスポンジのもつ認知的特性を認識するために、麻痺側の適切な体幹筋のコントロールが要求されることになる。

【治療3　左右の骨盤の水平性のコントロール】（図16）
〈方法〉不安定板の下に高さの違うブロックを置き、不安定板を傾けながら左右の高さの違いを認識する。
〈バリエーション〉①一側に順にブロックを置き、「先ほどと比較して高くなりましたか？　低くなりましたか？」などの単純な比較を行う、②ブロックの高さを事前に記憶して、どの高さのブロックであったのかを記憶と照合する、③両側に置いて左右で高さを比較する。
〈治療のポイント〉この高さ、つまりどの程度不安定板が傾いているのかを認識するためには、【治療2】と同様に傾斜側および反対側体幹の適切な筋収縮が求められ、さらに、左右の骨盤の高さの違いを比較することが必要になる。そのため、ブロックという道具からもたらされる身体の変化を意識化していることになり、この場合は道具のもっている特性を認識するというよりも、ブロックによって変化させられた身体の動きを認識することによって正しい身体認識を学習することが目的となる。

2）ダイナミックな体幹の動きに伴う体幹コントロール

寝返りや起き上がりなどの起居動作は体幹の動きが主になるため、ここでは、ダイナミックな体幹の動きに伴う体幹のコントロールについて紹介する。先に述べたように、一般的に対象者が動作時に体幹の動きを意識することはほとんどない。このことは、逆にいえば、ダイナミックな体幹の動作は、複数の筋と関節運動の協調した動きの結果生じるものであり、そのような複合した動きを

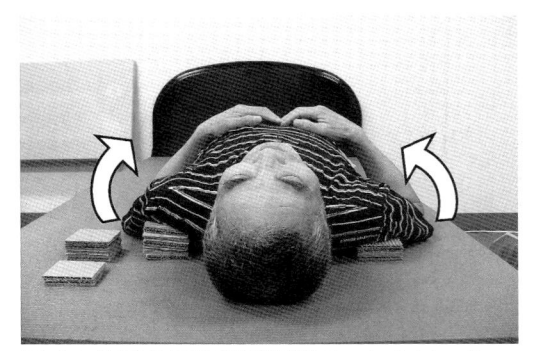

図17 体幹の回旋運動距離のコントロール
（身体の関係性の認識）

認識することが難しいともいえる。

そこで、起き上がり動作を例として、必要な認識は何かを考えてみたい。私たちが右側へ起き上がる場面を思い出してみると、まず右側へ視線を移すと同時に左上部体幹は右へ回旋している。また、その際には右肩甲帯背面に荷重が加わり、その力に抵抗できる程度の筋収縮が行われることが想像できる。もし、この最初のステップで、認識が正しく行われていなければ、起き上がりに必要な推進力を得ることはできないと考えられる。この場合に必要な認識とは、①どの程度、体幹が回旋しているかといった身体間の関係性の認識、②背中に受ける圧の認識、③圧を受けている位置の認識、④背中に受ける床反力に合わせた筋出力の認識、などが考えられる。

そこで、臨床場面ではこれらの認識が行える認知的特性をもった道具を治療で使用することになる。以下、体幹の回旋のコントロール場面を例に挙げて、先ほど述べた4つの認識に注目した治療の一例を紹介する。

■症例紹介
B氏、脳梗塞による左片麻痺の60代男性である。病棟ADLは車いすにて自立しているが、歩行は困難である。ベッドサイドの床に座り込んでしまったとき、そこから立つことができなかった

ため、退院後の生活で不安があるという。身体機能はBr-stage上肢Ⅵ、下肢Ⅴ、手指Ⅵであり、体幹回旋の程度やその筋出力の認識が乏しく、特に自動運動により、認識の困難さが増加した。また、起き上がりや床からの立ち上がりの動作時には体幹の動作に伴って麻痺側上下肢の筋緊張が亢進し、体幹の異常な筋緊張も亢進するため、合目的的な姿勢を維持することができず、効率的な動作を遂行することができない場面もあった。このことから、体幹筋の異常な筋緊張のコントロールを促し、適切な筋収縮の動員を得て合目的的な姿勢のコントロールができることを目的に治療を行った。

【治療1　上部体幹と下部体幹の回旋運動距離のコントロール】（図17）
〈方法〉臥位にて左右の肩甲帯の下に高さの違うブロックを置き、身体と床との距離、つまり上部体幹の回旋を認識し左右を比較する。
〈バリエーション〉①一側に順にブロックを置き、「先ほどと比較して高くなりましたか？　低くなりましたか？」などの単純な比較を行う、②ブロックの高さを事前に記憶して、どの高さのブロックであったのかを記憶と照合する、③両側に置いて左右で高さを比較する、④右肩甲帯と左骨盤の比較など、両肩甲帯・骨盤の複数で比較を行う。
〈治療のポイント〉身体の位置関係の認識には関節のメカノレセプター以外にも皮膚や筋の伸張や緊張の程度も重要な要素となる。そのため、対象者がどの程度、肩甲帯や骨盤が床から離れているかを認識するためには、周囲の筋緊張を適切に保つ必要がある。そのことから、ブロックを背中に入れる際には、異常な筋緊張が高まらないように注意し、愛護的に対象者の身体を動かす必要がある。

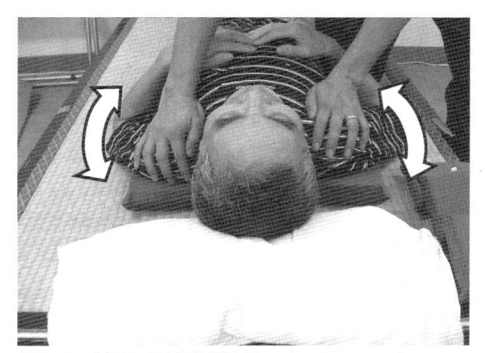

図18 体幹の筋緊張のコントロール
（背中に受ける圧の認識）

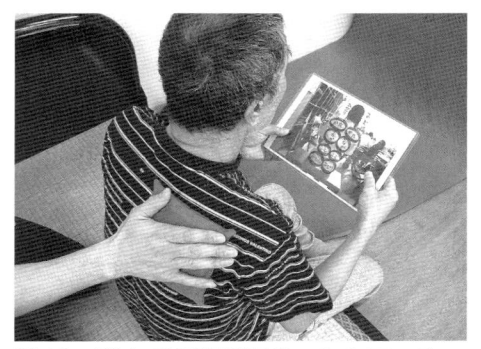

図19 背中での荷重面のコントロール
（圧を受ける位置の認識）

【治療2　上部体幹と下部体幹の筋緊張のコントロール】（図18）

〈方法〉臥位にて左右の肩甲帯の下に硬さの違うスポンジを置く。作業療法士により他動的に上から圧迫を加えられ、スポンジの硬さを認識する。

〈バリエーション〉①一側に順にスポンジを置き、「先ほどと比較して硬くなりましたか？　柔らかくなりましたか？」などの単純な比較を行う、②スポンジの硬さを事前に記憶して、どの硬さのスポンジであったのかを記憶と照合する、③両側に置いて左右で硬さを比較する、④右肩甲帯と左骨盤の比較など、両肩甲帯・骨盤の複数で比較を行う。

〈治療のポイント〉この際、対象者は肩甲帯が伸展されるため、大胸筋など肩甲帯前面筋の筋緊張を緩め、他動的に伸展させられる力を受け入れる必要がある。また、スポンジと接触している背面、この場合は肩甲帯周囲筋の筋緊張を適切に保ちながらスポンジの硬度を認識する必要がある。その理由は、スポンジの特性は身体の柔らかさとの比較からもたらされる硬度の認識であるため、緊張を高めている状態でスポンジと接触する場合と緊張を緩めて接触する場合とでは硬度の認識が異なるからである。このことから、スポンジは硬度の認識のみならず身体の柔らかさの認識も促すという両義性がある特殊な道具であるといえる。

【治療3　動作の支点となる背中での荷重面のコントロール】（図19）

〈方法〉対象者の背中に他動的にスポンジを当て、対象者は体幹を正中位で保ちながら、どの位置に当てられているのかを認識する。その後、視覚的に提示された写真のどの位置に相当するのかを答える。

〈バリエーション〉①接触の位置のみを認識して視覚と照合する、②接触の位置に加えて、そのスポンジの硬さも同時に認識する、③治療の内容が異なるが、作業療法士がスポンジを押して硬度を認識するのではなく、対象者が体幹をスポンジに押しつけることで硬度を認識する。

〈治療のポイント〉起き上がり動作では刻々と変化する床との接触面を認識して、その変化する支点を捉えて運動を連続していく必要がある。そのため、床との接触面の認識は重要と考えられる。この治療場面では、道具との接触により得られる身体の変化を認識して視覚的に比較することから、変化する床との接触面の認識の基礎となり、加えて身体認識の再構築を促していると考えられる。また、対象者はスポンジの抵抗に対して身体を正中位で固定することが求められるため、抵抗に見合った適切な体幹筋の出力を要求する治療でもある。

　他にも、治療のバリエーションについて、バリ

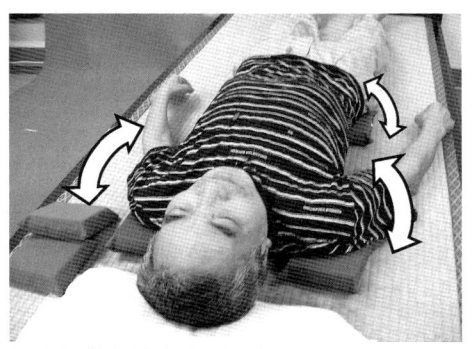

図20 体幹筋出力のコントロール
（筋出力の認識）

エーション①の場合は対象者が注意を向けるのは、スポンジと接触している位置であり、硬さについては認識する必要がない。しかし、バリエーション②では硬さの認識も求めている。ここから考えられることは、同じ道具でも同時に複数の特性をもつ場合があり、対象者に対して道具のどの特性を利用しているのかを作業療法士自身が認識しておく必要があるということである。

【治療4　床反力に合わせた体幹筋出力のコントロール】（図20）
〈方法〉臥位にて左右の肩甲帯や骨盤の下に硬さの違うスポンジを置く。自動運動にて肩甲帯や骨盤をスポンジに押しつけて、スポンジの硬さを認識する。
〈バリエーション〉①一側に順にスポンジを置き、「先ほどと比較して硬くなりましたか？　柔らかくなりましたか？」などの単純な比較を行う、②スポンジの硬さを事前に記憶して、どの硬さのスポンジであったのかを記憶と照合する、③両側に置いて左右で硬さを比較する、④右肩甲帯と左骨盤の比較など、両肩甲帯・骨盤の複数で比較を行う。
〈治療のポイント〉対象者は硬いスポンジの場合は多くの筋出力を必要とし、柔らかいスポンジの場合では少ない出力でスポンジを押し潰すことが

できる。そのため、スポンジにより変化させられる身体に注意を向けると同時に筋出力の程度も認識する必要がある。また、このスポンジの硬度を認識するための動作は、片麻痺者の非麻痺側への起き上がりで観察される麻痺側肩甲帯の後退を抑制しなければ、うまくスポンジの硬度を認識することは困難になる。当然、麻痺側で認識する場合は肩甲骨周囲筋を適切な筋緊張で維持しておく必要があり、肩甲帯後退が出現すれば硬度の認識は困難になる。この治療は他の治療と比べて、より能動的に道具の特性を認識するという特徴がある。

3）まとめ
体幹を中心に道具の認知的特性に注目した治療を紹介した。ただし、ここで注意する必要があるのは、スポンジやブロックといった道具の硬さや大きさを認識する訓練は、感覚訓練ではないということである。認識することは筋をコントロールし、関節をコントロールし、感覚レセプターが反応した結果であり、これらすべてを同時に動員したことの結果である。つまり、認識から介入することは、これらすべてに対して同時にアプローチしていることになる。そのため、治療場面では認識「できる」「できない」だけではなく、その際に目的とする適切な身体の動きが可能かどうかに注目する必要がある。

4　脳卒中片麻痺者の上肢に対するアプローチ

コップに入れた「水割り」をこぼさずに運ぶ。片麻痺者にとって簡単ではない動作の一つかもしれない。その行為の実現にはどのような機能が上肢に必要であるかを考えてみたい。上肢の機能を大別すると、一般的に①リーチング、②アプローチ、③把持機能が挙げられるが、コップの「水割

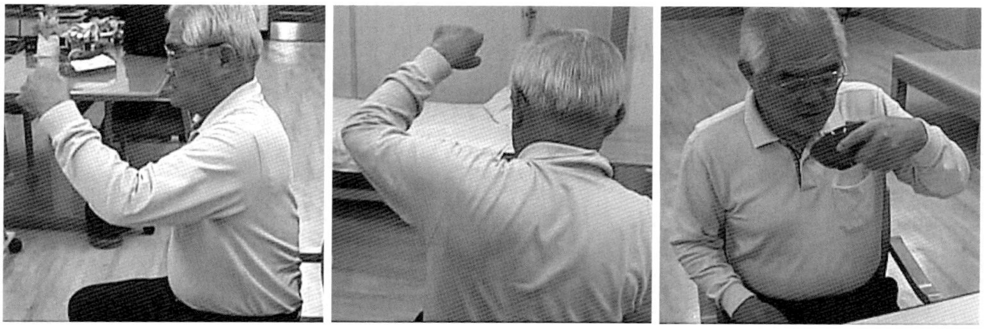

図21 麻痺側上肢の挙上および食器の把持場面

り」を運ぶイメージに直結するのは、このうち把持機能であろう。コップの大きさ、形に応じた手の把持の様子、「水割り」をこぼさないためにコップを水平に保ち、さらに滑らないようにコップを把持する力を調整する姿が自然に頭に浮かぶが、これは筆者だけではないと思われる。

このように「水割り」を把持する「手」をイメージした場合、通常は把握の機能に意識が向きやすい。しかし、そのことは逆に「水割り」を手で取るためのリーチング、そしてその機能を支持する肩甲骨の機能に意識が向きにくい事実を表わしている。そこで、ここではこのような意識や注意の側面を踏まえ、脳卒中片麻痺者の上肢に対して治療的道具を用いた介入によって、上記の問題点への対応を再考したい。

注目したポイントは、①肩甲骨の機能が発揮されるための基礎をつくる訓練、②肩甲骨の機能そのものに対しての訓練、③リーチング機能に対しての訓練、の3点である。

■症例紹介

C氏、60代男性。脳梗塞を発症し他院にてリハを受診していたが、治療方法について話し合った結果、外来にて認知運動療法を中心とした作業療法を開始することとなった。リハの頻度は外来で週2回程度、1回1時間程度で実施した。既往歴として約20年前に脳梗塞を発症したが、その際は特にリハを受けるほどの後遺症がでなかったとのことであった。

運動麻痺はBr-stage左上肢Ⅳ、手指Ⅳ～Ⅴ、下肢Ⅳ程度で、感覚麻痺は表在・深部覚中等度～軽度鈍麻であった。著明な高次脳機能障害はなかった。ADLは非麻痺側にて自立し、歩行もT字杖にて可能であった。職業はデスクワーク中心で病前と概ね同様の管理職を継続して従事している。麻痺側上肢の挙上は共同運動パターンが著明にみられ、食事場面で食器やコップを把持するもうまくできず口元へ運べない状態であった（図21）。また更衣、整容動作では、粗大な握りと側方つまみしかできない状態であった。

C氏の要望として「左手で物に手を伸ばし、左手でコップを持って水を飲みたい。左手でYシャツのボタンが留められるようになりたい」などが挙げられた。

1）治療計画

リーチング、そしてその機能を支える肩甲骨の機能に問題があったC氏に対し、最初に肩の機能を中心とした評価を行った。複数の大きさの異なる円が描かれた軌道板（図22）を用いて、作業療法士が上肢を支持し、肩を中心として空間的な他動運動を実施したところ、左上肢の挙上に伴い肩甲骨が挙上し、無意識に体幹が右へ側屈してしまう運動が出現していた。そこで「なぜ肩甲骨が

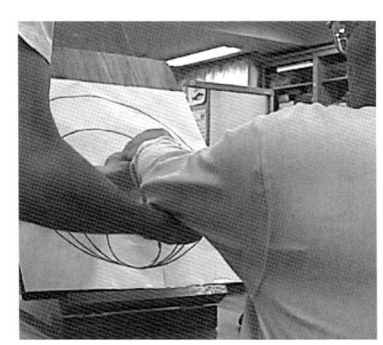

図22　上肢の空間課題

常に挙上してしまうのであろうか」という疑問を解釈するために、肩甲骨の機能の1つであるカウンターバランス[1,2]に着目した。肩甲骨のカウンターバランスとは、上肢を工事用のクレーン車のアーム、肩甲骨をクレーン車の基底部にたとえた場合、アームとしての腕が上がるとそれに伴い肩甲骨は適度に下制し、その土台として支えるという機能である。そして、その重要な役割を担っていると考えられるのが主に僧帽筋上部線維であり、その機能を発揮するために支持要素として働く[2]という仮説である。

この仮説に従うと、C氏の場合は挙がらない手を何とか上に挙げるという結果を生みだすために本来の支持要素が運動要素として働いていることが大きいのではないかと解釈できる。C氏は、静的な座位姿勢においても痙性に支配されている状態であった。そこで、作業療法士がスポンジを対象者の身体に接触させてみたところ、痙性はむしろ抑制され「少し肩が楽になった」「硬さが消えた」という症例の身体の経験が変化していることが明らかになった。痙性がある状態では、「水割り」を運ぶ動作は、共同運動パターンの出現により困難である。また静的な座位姿勢であっても、C氏の腕は割り木のように硬く、ゴムやスプリングのようなバネが関節にあるような印象で重く、自動運動ではそれがさらに強まる経験もしていた。そこで、まずスポンジを他動で接触させる方法を用

いて違和感のある経験を減少させ、少しでも楽に動くために必要な身体の準備状態をつくり出すこととした。

【治療1　肩甲骨の機能が発揮されるための基礎をつくる訓練】

最初に端座位において、頸部から肩甲骨上部周囲を治療対象とした。治療道具として数種の硬度の異なるスポンジを用いて、C氏の身体を用いて硬さを当てる課題を実施した（**図23**）。この訓練の目的は肩甲骨周囲（当初は僧帽筋上部）の異常な伸張反応を制御することである。訓練にあたっては、適切な肩甲骨と体幹の静的アライメントに整えること、異常な伸張反応が制御された中で上肢の屈曲がわずかでも可能になることに留意した。そして、具体的な対象者への問いかけは、「肩に馴染む感じがある軟らかい粘土の感じか」「跳ね返すような硬い粘土の感じか」という違いで答えてもらった。

訓練開始当初は、麻痺側では柔らかいスポンジを接触しても硬く感じるなど混乱がみられ、「自分の左肩が硬く、かまぼこ板のようだ」と表現した。C氏は、その理由を作業療法士の押し当て方と当てる部位がその都度違うからだと主張した。そこで、①非麻痺側ではどう感じているか、②非麻痺側で感じたことを麻痺側でも同様に接触させるとどのような感じが得られるか、③さらにどのようなイメージが湧きあがってくるか、など症例が身体へ注意を向け、非麻痺側との「違い」に自ら気づく（イメージをつくり直す）ことができるように援助を行った。

その結果、C氏は次第に「右と同様にスポンジの硬さを感じられるようになってきました」「肩の硬さも少し消えました」「肩が少し楽に動きます」と身体に関する経験が変化し、それに伴い痙性も一部制御され、パフォーマンスも向上していった（**図23**）。

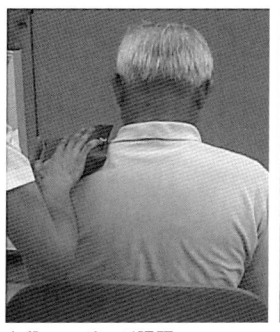

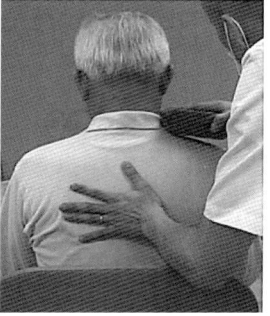

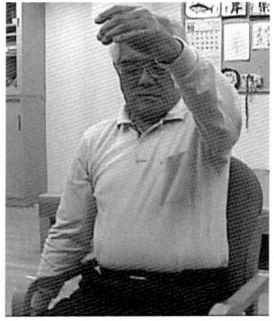

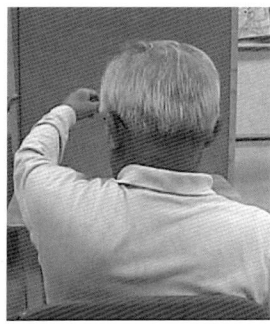

上段：スポンジ課題
下段：課題実施後
図23　肩へのスポンジ課題

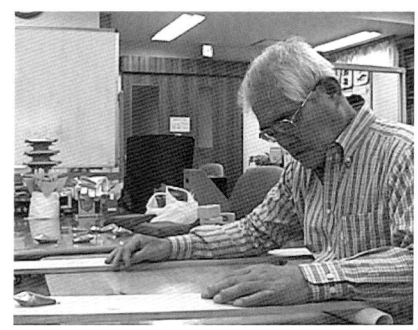

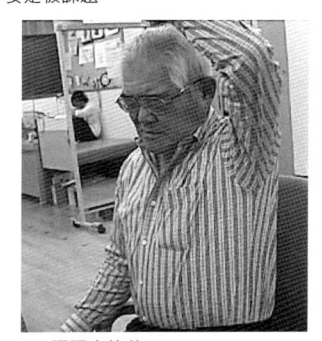

a. 不安定板課題
b. 課題実施後
図24　不安定板を用いた上肢のコントロール

【治療2　肩甲骨の機能そのものに対しての訓練】
　カウンターバランス機能を発揮させるための基礎がほぼできあがったと判断し、肩甲骨の機能の再獲得を目的として訓練を考慮した。訓練は、座位で実施し、最初に**図24a**のように不安定板を用意して、C氏に前腕をのせた状態を維持するように求めた。そして、不安定板の前方に錘をのせ、その重さの違いを当てる課題を実施した。この治療介入は、肩甲骨挙上、内転筋群の異常な伸張反応の出現を制御し、肩甲骨下制に必要な筋の出力を求めることを目的とする。C氏には、不安定板の上にのせた重さの違いを「肩甲骨の下角付近で生じる締まり具合の強さ」の違いで答えてもらうように注意を促した。
　訓練は以下の流れで実施した。①不安定板の上に前腕をのせ水平に保持する、②錘を不安定板の前方にのせ水平に保つ、③錘を判別する、④錘が不安定板から除去された際には肩甲骨下角付近で生じる「締まり」が消えることに自ら注意を払う。
　C氏は、当初はわからない理由を「右とのせ方が違うからよくわからない」「肘でしか感じない」と主張をした。しかし訓練の経過とともに異常な伸張反射が制御されはじめ、C氏の経験としても「少し軽く、楽に腕が挙がる気がする」と述べるようになった（**図24b**）。

【治療3　リーチング機能に対しての訓練】
　【治療1】、【治療2】によって上肢の運動は徐々に回復が得られたが、右上方向に対するリーチングでは「ゴムやスプリングのようなバネがまだある」という感覚が残っていた。また評価の結果から、上腕肩甲リズムがうまく機能していない、肩関節の動きの空間認識が不十分である、肘関節角度の大きさの認識が不十分であることが明らかになった。つまり、痙性の存在によって、肩甲骨、肩関節、肘関節の協調した動きが阻害され、その

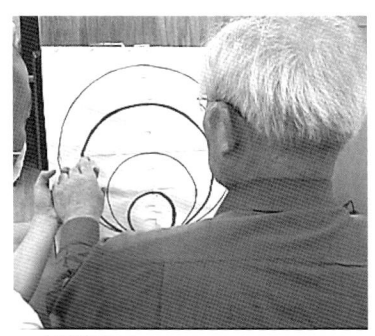

a. 軌道板課題

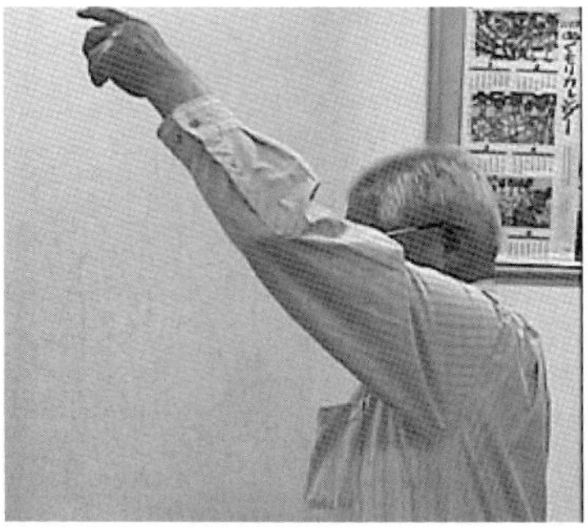

b. 課題実施後

図25 軌道板を用いた円の知覚課題

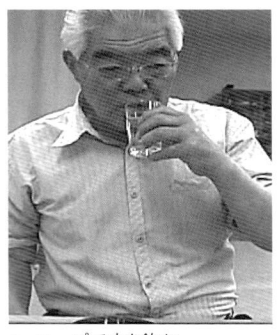

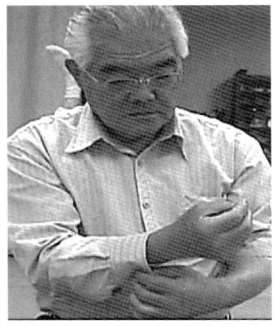

a. コップで水を飲む　b. シャツのボタンの留め外し

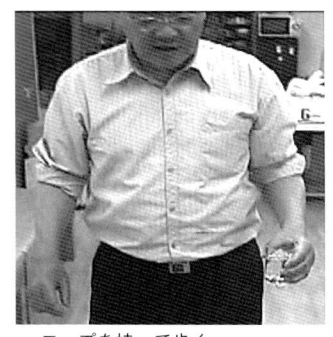

c. コップを持って歩く

図26 治療介入後の道具使用の様子

結果として、C氏は、抵抗感を経験しているのではないかと思われた。

　そこで、座位で複数の大きさの異なる円が描かれた軌道板を使用し、作業療法士がC氏の上肢を動かすことで、どの大きさの円軌道であったかを当てる空間課題を実施した（図25a）。この課題の目的は肩関節の伸展・内転・内旋筋群、肩甲骨挙上に関与する筋群、および肘関節の屈筋群の異常な伸張反応の制御である。C氏は、訓練の当初は円の形を右側に横長の楕円のように感じていた。さらに、肩関節後部と肩甲骨外側間が引っ張られていく感覚を経験していた。このような軌道板を用いて図形の認識を行う訓練を繰り返し行ったところ、楕円に感じていた円も修正され、つっぱり感も軽減した。そして上肢の挙上も「かなり楽になった」と発言した（図25b）。

5 まとめ

　C氏には、治療的道具としてスポンジ、不安定板、錘、円軌道を描いた軌道板などを用いた。治療的道具は、本人の意図に合わせて手を自己身体へ向けたり、対象物へ手を伸ばし把持し、操作していくことを実現する媒介となったということである。

　治療開始当初、上腕全体を「重い割り木」のような硬い腕、肩と上腕、そして上腕と前腕の間には「ゴム」や「スプリング」が入っていると言っていたC氏の経験は、治療的道具を用いた介入による異常な伸張反射の制御とともに変化し、当初の要望であったコップで水を飲むことやYシャツのボタンの留め外しを視覚を介さずに概ね麻痺側手指で可能となった（図26a、b）。

　C氏の最大の楽しみの1つは就寝前に自らつくる寝酒であった。C氏は「妻が何ごともなく、無

事に一日終わったと安心し、就寝前に自ら水割りをつくり飲むことがささやかで幸せなひとときです」と左手でコップを持って歩くことを披露し、その喜びを話してくれた（**図26c**）。

謝辞
　本稿で使用した、個人情報に関わる写真・資料は、了解を得て掲載した。患者様、ご家族の皆様に深謝いたします。

文献
1) Pante F（著），小池美納（訳），宮本省三（編）：認知運動療法講義．協同医書出版社，2004
2) Perfetti C（編），小池美納（訳），沖田一彦，他（監訳）：整形外科的疾患，脳のリハビリテーション：認知運動療法の提言 第2巻．協同医書出版社，2007

10 実技練習のためには

玉垣 努
(たまがき つとむ)
目白大学・作業療法士

1 作業療法士への練習のすすめ

　学生時代より、誰しも目標とする先生や憧れの先生があり、なんとか作業療法士として近づきたいと思う人がいるのではないであろうか。筆者自身、特に対象者に良い変化を提供できる作業療法士になりたいと思っていた。しかし、あまりに圧倒的な技術や知識の差に、「あの先生は別格」とか「才能が違う」などと考えがちであった。本当に自分にはできないのだろうか。その考え方は、達成されている作業療法士の先達たちの長年の努力や研鑽を無視し、自分たちの一瞬の時間軸でおもんぱかったおごりではないか。古くさい言い方であるが「継続は力なり」「ローマは一日にして成らず」、臨床における技術の研鑽は「経験」で味つけされて、熟成されていくものである。ただ、継続は困難な作業であり、時々勇気づけてくれるニンジン（目に見える成果）が必要なことも事実である。実際の対象者は、本物の治療でないときちんと良い反応を出してはくれない。作業療法士同士や実習に来た学生などを巻き込んだ実技練習などの勉強会は、疲れた体にむち打つようであるが、技術職と銘打っているかぎりは必要なプロセスであり、変化は確実に起きてくると信じている。

2 作業療法士の技術とは何か

　近年の作業療法士には、ADLの自立など、より具体的な成果を求められている。そのために筋力強化主体の力学的なアプローチのみでは、技術職としての成果は見いだしにくい。特に、中枢神経疾患の場合、努力が必要な筋力強化訓練は痙性や連合反応などが強くなることが多く、長期的なライフサイクルで対象者をみたときに、関節可動域（以下、ROM）制限や痛みの増強や逆に動かなくなることによる廃用性の萎縮をきたすことがある。

　ここで重要なことは作業療法士の特性である活動や行為を通じて、良い変化を提供していくことが大事なキーワードである。Gibson[1]は生物が環境に適応するためには、自発的な探索活動（アクティブタッチ）が重要であることを示唆している。つまり、障害をもち環境に不適応状態になり、自発的に動きづらくなっている対象者に動きやすくなることを実感できるように支援できることが、作業療法士の技術である[2]と考えている。そのためには、情動と身体活動を分けて考えるのではなく、同時的でリアルな活動[3]の意味を知り、一緒に寄り添って動けるような技術が必要である。そして常に対象者たちが主体として動いている実感がもてるようなアプローチ[4,5]が必要である。

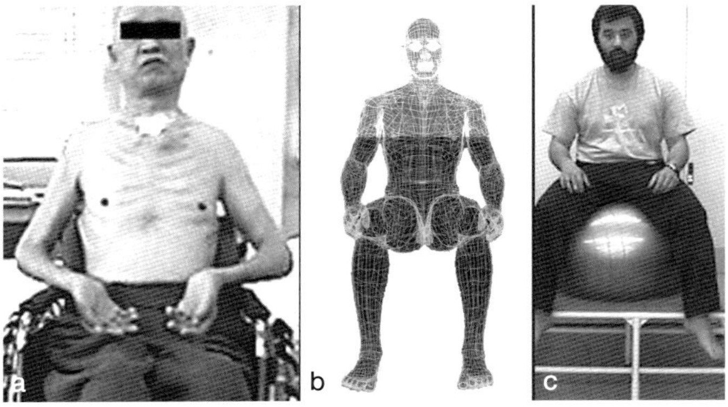

図1　模擬脊髄損傷者設定
a：完全麻痺の頸髄損傷者（C5レベル）
b：麻痺域を黒で示す
c：黒の部分をバルーンで代用

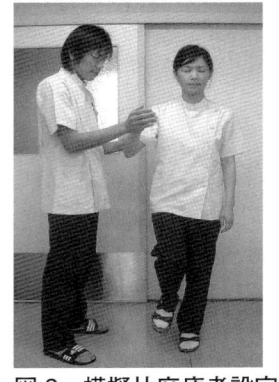

図2　模擬片麻痺者設定

3　どんな練習をすべきか

　いろいろな練習法があるのは周知の事実である。伝統的な技術職の伝承法は、古来から脈々と行われている徒弟制度的な手法であろう。師匠がいて弟子は詳しく教えられるのではなく、生活をともにして師匠の後ろ姿を見て技術を盗んでいく形式[6]である。しかし、現代においてはこのスタイルは非現実的なものとなっている。多くの職域が開拓され、その職場に経験豊富で技術力のある先輩がいるとはかぎらない。そのため、研修会や実技講習会に行くのであるが、その後の継続に孤立する人も多いであろう。また、本などによる教授もあるであろうが、動き方を提示する外形的なやり方論はフィードバックが難しく、健常者同士の練習では指標が不明確なことが多い。ここでは、そのような問題点を鑑み、練習法を提案していくこととする。

1）根拠に基づいた練習法の必要性

　憧れの作業療法士が何を感じてどのように行っているかは、一見してもなかなかわかるものではない。また、熟練者も職人的な感覚は言葉にしにくく、もどかしさを感じているものである。ここではその技術の一部でも明確にすることを目的に、検証を行った[7]ので紹介する。

　先述したとおり、健常者同士の練習は指標が明確でないために、模擬障害体験下において練習することとした。筆者は障害を、感覚や運動の麻痺に注目するのではなく、その結果起こる身体図式の混乱や行為の失敗により、基礎的定位（心理学用語で、その場所にいられるための情動と身体を含めた基本的情≒姿勢制御）が混乱し、無自覚なレベルで不安定感による転倒などに対して恐怖心が生じ、過緊張や努力性の活動が強くなってくると考えている。そこで、基礎的定位のために必要な情報である支持基底面が知覚できにくい環境を提示した。具体的には模擬脊髄損傷者[8,9]（図1c）では、台の上にバルーン（直径55cm）を置き、その上に座るという環境を設定した。模擬片麻痺者[10]（図2）では、視覚情報による姿勢の制御ができないように閉眼での立体とし、さらに支持基底面を狭くするために片足立ちという環境を設定した。

　その環境で、作業療法士の誰もが実地経験のある上肢のROM訓練を熟練者と初心者で比較検討を実施した。被験者は、右の肘関節、手背部を持ち、中間位（肩関節屈曲90°）から挙上位（肩関節屈曲180°）、また、中間位に戻してから水平外

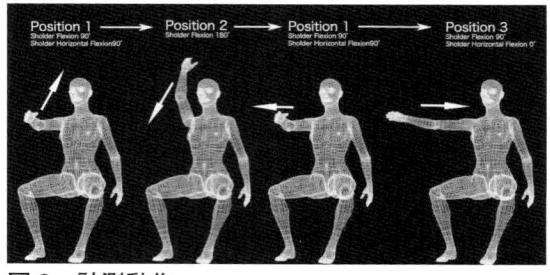

図3 計測動作

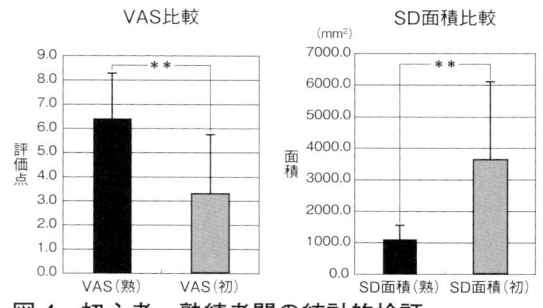

図4 初心者・熟練者間の統計的検証
（VAS：主観評価　SD：重心変動量）

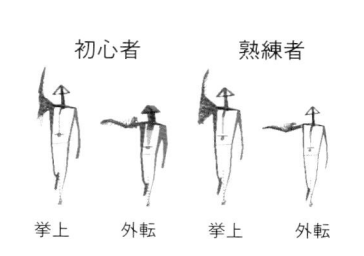

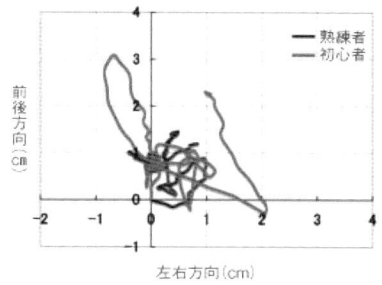

図5 模擬脊髄損傷者へのROM訓練時の重心変動の比較
大きく広がっているのが初心者で、熟練者は1cm×1cmの範囲で収まっている
（左：スティック図、右：重心変動量）

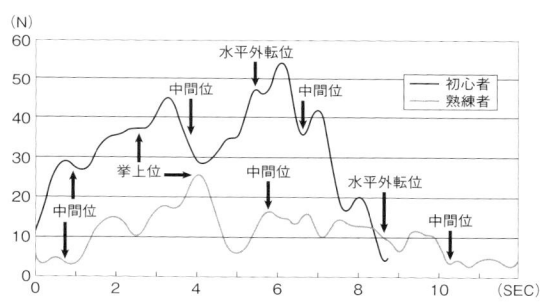

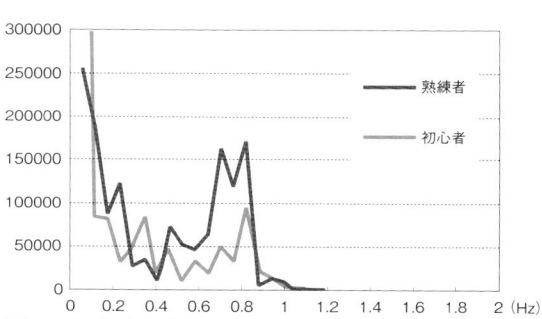

図6 初心者・熟練者にかかった力
（上下、左右、前後の力の合成）

図7 初心者・熟練者にかかった力（N）の周波数分析の結果

転位（肩関節外転180°、肩関節屈曲90°）に動かし、中間位に戻す運動を他動的に行った（図3）。指標として、主観評価（ROM訓練に対するVAS）と重心変動量、さらに熟練者と初心者の両者にかかっている力の算出と周波数分析を行った。結果として、熟練者が実施した場合、ROMとして差はみられなかったが、模擬モデルの主観評価（図4）と重心変動量（図5）と初心者・熟練者にかかる力（図6）には有意な差がみられた。加えて、周波数分析の結果、熟練者が課題動作時に細かい周波数で対応していることがわかった（図7）。

熟練者では、ROM訓練という行為と同時に、模擬モデルとの間に身体間コミュニケーションを図りながら、基礎的定位への情報を提供している。初心者・熟練者にかかる力の変化では、熟練者の場合、徐々に力が減少していくことがみられた。これは、動いていく中で模擬モデルの姿勢制御能力が自律的に変化したのではないであろうか。作業療法士の手は外部固定のためではなく、動くた

めの指標となり、模擬モデルは安心して動かされる。結果的に上肢の緊張は軽減し、動きやすくなると考えられる。この行為と同時に基礎的定位の情報を提供することが、熟練者技術の「コツ」と考えられる。行為を通じての上肢からのアプローチで、姿勢制御、すなわち体幹、下肢までにも良い変化を提供しているのである。臨床において熟練者がROM訓練を実施すると、緊張が緩み、すっと腕が伸びるが、初心者が行うとかえって固くなってしまうのは、このような背景があるのではないであろうか。

2）技術教授法の比較

熟練者は、姿勢制御（≒基礎的定位）を調節しながら目的動作に介入する治療技術があることが示された。臨床場面においても同様に熟練者と初心者とでは治療技術に差があることは、対象者の変化からも身をもって体験することが多い。このような技術は、徒弟制度的な直接的指導により熟練者からのアドバイスやマンツーマン指導を受けて身につけることが重要といわれてきた。しかし、学びたくても身近に熟練者がいるとはかぎらないのは前述したとおりである。

これまで作業療法士の技術伝承に関する研究はほとんど行われていなかったこともあり、今回、いかにすれば合理的で効率的に技術向上が図れるかを検討するために、前述の模擬脊髄損傷者モデルにおいて実技練習効果[11]を検証した。直接的な動作練習と教科書的に階層立てた動作練習とで技術向上の差を検証した（練習時間は両群とも1時間）。

A群：実際の動作練習のみ（必要に応じ熟練者のアドバイス付き）
B群：階層立てた動作練習（内容手順に沿った解説書付き）
〈手続き〉
　①課題動作の説明

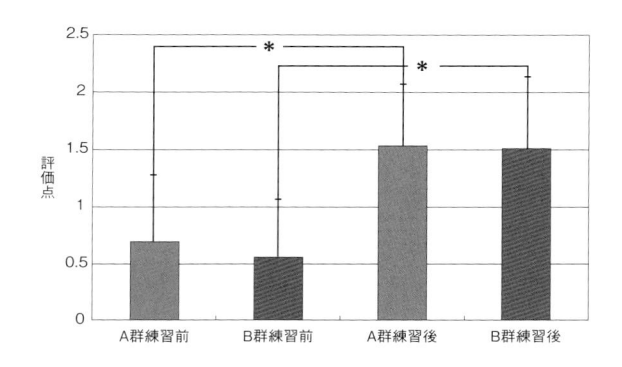

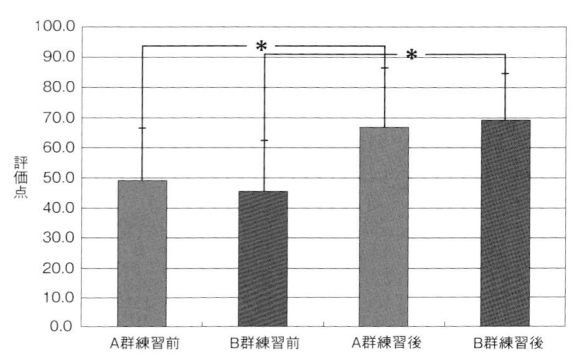

図8　技術伝達教授法の比較
（上図：2006年（平成18年）度、下図：2007年（平成19年）度の結果。A群が非階層の教授法、B群が階層立てた教授法）

　②課題動作の実施（練習前）：被検者に対する上肢ROM訓練
　③評価：被検者による作業療法士に対しての主観評価
　④実技練習：A・Bの2群に分かれ、それぞれの教授方法に従い1時間の練習
　⑤課題動作の実施（練習後）
　⑥再評価

（本研究は、2年にわたり196名の作業療法士に対し、脊髄損傷作業療法研究会主催「脊髄損傷のリハビリ講習会」に参加した受講生の協力を得て実施した。なお、1年目と2年目では評価方法と対象は異なる。）

はじめは、A群が有利であろうと考えていたが、結果としては1時間の練習後には両群とも有意に練習効果がみられた（**図8**）。教授方法による差はなく、両者ともに技術向上の有効性を示し、直

接的に実際の動作練習を行うことのみが技術向上の手段とはかぎらないことが示唆された。ここで、注目しておきたいのが、B群の階層立てた教授内容は以下のように、外形的な動き方ではなく、目的動作の背景となる姿勢制御を捉えるための、知覚-探索課題を段階的に提示したことである（詳しくは添付資料参照）。

①作業療法士自身が自己身体を感じる。
②相手の重心位置を感じる。
③不安定座位（バルーン座位）で相手の重心位置を感じる。

4 まとめ

これまで述べてきたように、作業療法士は技術職である以上、ある程度の技術練習が必要であると考えている。しかし、ただ闇雲に練習することは効率的ではなく、熟練者から技術を抽出し、集中して練習する必要性を提案したい。ただし、はじめに述べたように経験を積み重ねることが大前提であることと、外見でなく熟練者の知覚-行為に同調する必要があり、やはり難しいことは否めない。練習するには仲間づくりと励まし合いが重要である。加えて、よく作業療法士は対象者に触りなれていないと揶揄されることが多く、できれば卒前教育からの経験があるとより効率的になると感じている。

* * * * *

資料

模擬脊髄損傷者の上肢のROM訓練（バルーン上）

1）実施項目

①実施する動作の規定は、被験者の足が床につかない状況でバルーンに座し、模擬脊髄損傷者とする。

②作業療法士役の人は被験者の肘関節と手背を持ち、肩関節屈曲90°位から屈曲180°、また肩関節屈曲90°位に戻し、肩関節外転90°にROM訓練を実施する。

③安全に配慮するため、4人一組で実施する。必ず前後方に1人ずつ待機し、後方転倒に対して配慮する。前方側方に関しては、被験者や作業療法士役の人が配慮する。安全性に気をつけて実施する。

2）評価

①目的はROM訓練であるため、できるだけ緊張せずに力が抜けた状況で実施すべきである。そのため評点は、苦痛、もしくは座っていられなかったを0点とし、緊張しながらも実施できた（普通）を4点、力が抜けて気持ちよく全可動域が実施できたを7点とする7段階主観評価とし、被験者が作業療法士役に告げることとする。

②ROM訓練を実施する前に練習を行い、それから最初の評価を行う。練習を1時間実施後、時間があれば5〜10分休憩後、初回と同様の設定にて評価を実施する。

3）練習内容

（1）自分の身体を知る

〈自分の重心位置を知る〉2人組

端座位にて自分の坐骨を感じる。坐骨を感じるときに自分の身体のふるまいを知る。

①坐骨の左右を感じて真ん中を提示する。→重心位置を自覚する。
②坐骨の前後を感じて真ん中を提示する。→重心位置を自覚する。

作業療法士役の人は相手が実施するときの指標となるため、その行為をきちんと観察する（図9）。

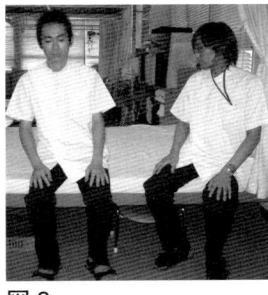

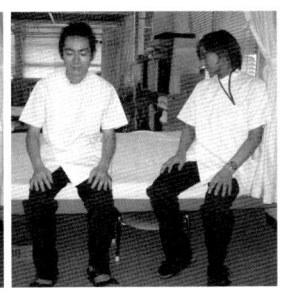

図9

(2) 安定した支持面上で基礎的定位を誘導する
〈相手の重心位置を知る〉2人組
①端座位にて相手の肩や体幹に手をあて、坐骨を感じる練習（図10）。

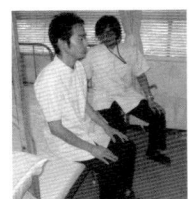

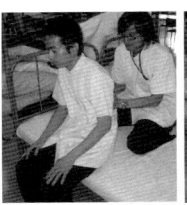

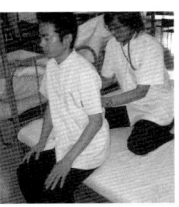

図10

a.坐骨の左右を感じて真ん中を提示する。→重心位置を提示する。
b.坐骨の前後を感じて真ん中を提示する。→重心位置を提示する。

②端座位にて相手の上肢に手を添え（肘関節と手背部）、坐骨を感じる練習（図11）。

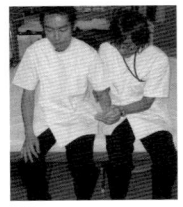

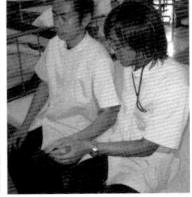

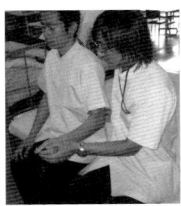

図11

a.坐骨の左右を感じて展開して真ん中を提示する。→相手の重心位置を感じる。
b.坐骨の前後を感じて真ん中を提示する。→相手の重心位置を感じる。

(3) 安定した座位場面で上肢のROM訓練
(2)の①、②で感じた重心を操作手側の坐骨の上にのせて実施してみる（図12）。

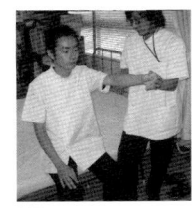

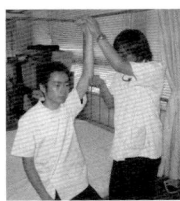

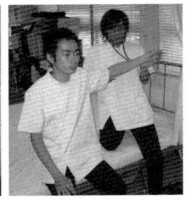

図12

ここから少し危ない練習になるので、4人組で実施する。被験者は足がつかない状況で（例：台の上など）バルーンにのる。はじめは椅子や台を利用して足がつくようにして座り、作業療法士役の人が手を添えたところで合図とともに台をはずす。

残った2人は、危険防止のため前後にいて、倒れたときの介助要員として気をつけておくことと、2人の状況を客観的に観察する。

(4) 不安定なバルーン上で基礎的定位を誘導する
①バルーン上の座位にて相手の肩や体幹に手をあて、支持面を感じる練習。（ここでいう支持面は倒れないで支えてくれる重心範囲とする）4人組

a.左右の支持面を感じて真ん中を提示する。→相手の重心位置を感じて提示する（図13）。

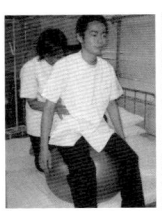

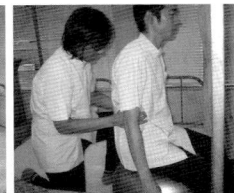

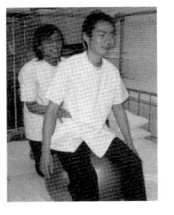

図13

b.支持面の前後を感じて真ん中を提示する。→相手の重心位置を感じて提示する。

②バルーン上の座位にて相手の上肢に手を添

え、支持面を感じる練習（図14）。

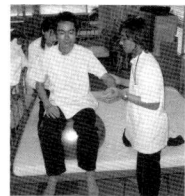

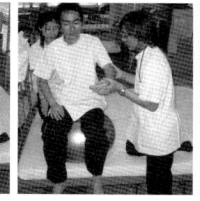

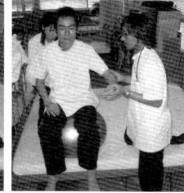

図14

　a. 左右の支持面を感じて真ん中を提示する。→相手の重心位置を感じて提示する。

　b. 支持面の前後を感じて真ん中を提示する。→相手の重心位置を感じて提示する。

（5）不安定なバルーン座位で上肢のROM訓練

　バルーン上の座位にて相手の上肢に手を添え、上肢のROM訓練を実施する（図15）。

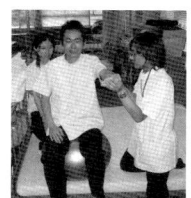

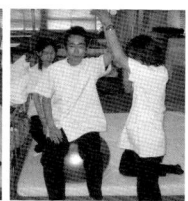

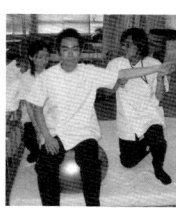

図15

文献

1) 佐々木正人：アフォーダンス―新しい認知の理論．岩波書店，1994，pp15-17
2) 柏木正好：環境適応―中枢神経系障害への治療的アプローチ．青海社，2004
3) 佐々木正人：いちど起こること．現代思想　4：118-127，2000
4) 冨田昌夫：片麻痺の環境適応と筋緊張．PTジャーナル 31：840-842，1997
5) 玉垣　努：行為と基礎定位．日本生態心理学会第1回論文集，2004，pp99-103
6) 塩瀬隆之，他：技術継承の技術化スキームから再考する徒弟制度．第1回人材育成学会，2004
7) 玉垣　努：作業療法における徒手的介入手技の分析．神奈川県総合リハビリテーションセンター紀要 No33・34，2007，pp37-46
8) 玉垣　努：セラピストの治療手技の分析．第19回リハ工学カンファレンス講演論文集，2004，pp205-206
9) 對間泰雄，他：作業療法士の治療手技の分析（第2報）．第41回日本作業療法学会，2007，p326
10) 玉垣　努，他：模擬片麻痺者に対するハンドリング技術の比較．第20回活動分析研究大会誌，2008，pp751-754
11) 児玉恵理子，他：技術伝承の教授法に関する研究．第42回日本作業療法学会，2008，p510

第3章
日常生活活動への知覚運動アプローチ

1 食事

廣田真由美
石和温泉病院・作業療法士

1 はじめに

　私たちにとっての食事は、生命を維持するうえで欠くことができない基本的な欲求（本能）の一つである。しかし、単に栄養や水分補給を目的とするものではなく、空腹感・習慣化・楽しみ等、個々の状況（環境）に応じた満足感につながる行為でもある。また、私たちは時間や場所、場面などの状況に応じて自由に食べることが可能であり、どのような姿勢においてもその姿勢を崩すことなく、会話を楽しみながらでも食事をとることができる。つまり、無意識的に食べ物に合わせて手と口は構えられ、味わいながら噛んで飲み込むといった一連の知覚システムが組織化されているといえる。

　正常な摂食・嚥下機能は、食べ物を口腔から胃へと送り込む一連の運動であり、随意運動と不随意運動から構成されている。食塊の位置から、先行期・準備期・口腔期・咽頭期・食道期の5期に分類されるが、「食事活動」という行為を考えた場合には、先行期の存在を重要視する必要がある。なぜならば、口腔周囲の運動だけが一連の食事活動を円滑にさせているのではなく、先行期での姿勢や上肢・手指の巧緻性、感覚情報、情動、記憶、

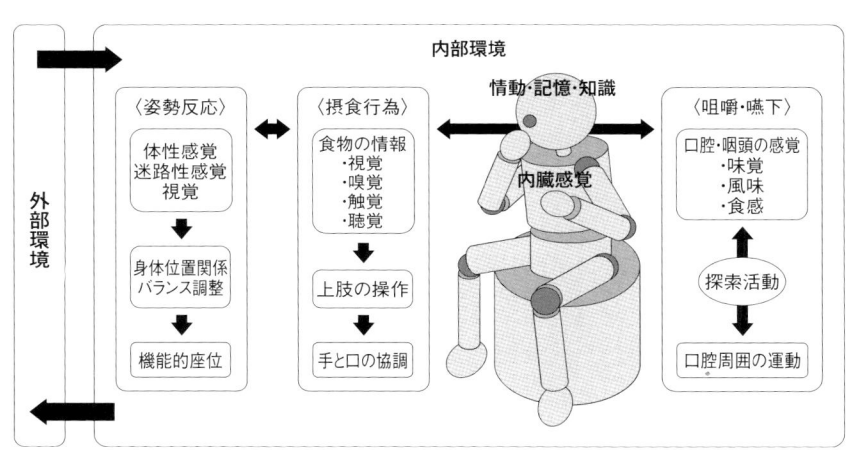

図1　正常な食事活動
外部環境であるさまざまな情報・状況によって食事活動は開始され、姿勢反応や摂食行為、咀嚼・嚥下などの一連の動作が起きる。そして、味覚・風味・食感などを楽しむ探索活動が深まり、食事活動が継続される。

知識等の要素が、準備期以降の一連の動作に大きく影響を与えるからである（図1）。

そこで、本稿では食事活動が円滑に行われるための先行期における問題、特に姿勢や感覚・知覚統合、道具操作を中心とし、作業療法士が着目するポイントについて解説する。

2 中枢神経系疾患（主に片麻痺者）の陥りやすい反応

片麻痺者が抱える食事活動の困難性には、さまざまな原因が挙げられる。特に、嚥下障害や前頭葉障害、高次脳機能障害（半側空間無視・遂行機能障害・失行症）などの症状を呈する場合、「器を見落とす」「こぼす」「むせる」「飲み込めない」といったことが大きな問題となる。しかし、これらの重篤な障害がない片麻痺者では、「箸が使えるようになりたい」「麻痺手で茶碗が持てるようになりたい」など、上肢機能に関して訴えられることが多い。またその半面、多少の困難性を自覚していても明確な問題意識をもたず、「とりあえず食べられる」といった場合も多いように見受けられる。

片麻痺者の食事活動では、姿勢の崩れとともに頭頸部周囲の固定が強調され、努力的な道具（箸・スプーンなど）操作にて苦労する様子が伺える（図2a）。食べ物をスプーンなどにのせていく際には、あたかも遠くの物をとるかのようにリーチし、「差し込む」「つっつく」といった直線的で稚拙な操作となる。食べ物をかき集めてまとめあげ、量を調節するような探索的な道具操作となっていない。器の中の食べ物はあちらこちらと散らばり、膳の上の器さえも滑り動いてしまう。また、碗から汁を啜り込もうとする手は真上から摘み上げるような橈側握りとなり、窮屈そうにもみえる。

取り込みの際には体幹が前方へ向かう反応はみられにくく、食べ物を一方的に口元へ運び込んで

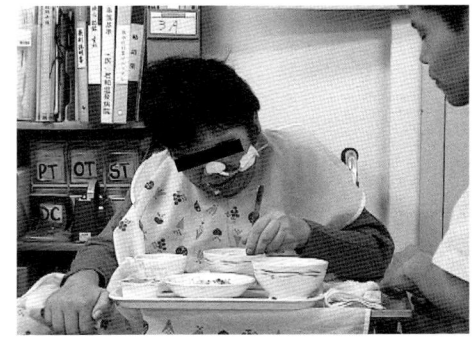

a. 拙劣な道具操作

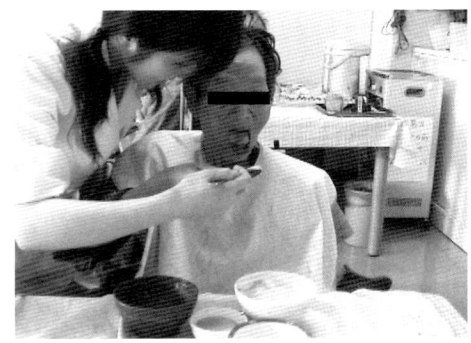

b. 取り込み時の過剰開口

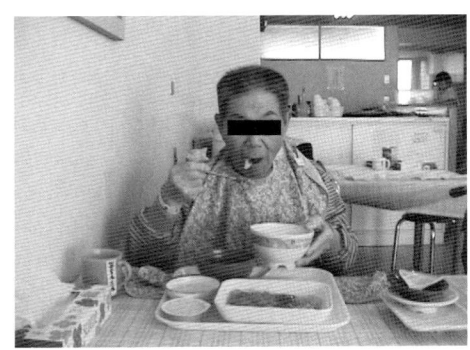

c. 口角からの食べこぼし

図2　片麻痺者の陥りやすい食事活動（一例）

いく。口へ取り込む前に、スプーンや箸からこぼれ落ちることも少なくない。また、顎を突き出しながら大きく開口され、量や食材に合わせた口の構えの調整はとりづらくみえる（図2b）。咀嚼の際には、顎を引き込みながら頭頸部を動かしたり、不十分な口唇の閉鎖にて麻痺側口角からこぼれ落ちたりする（図2c）。また、頭頸部とともに舌も

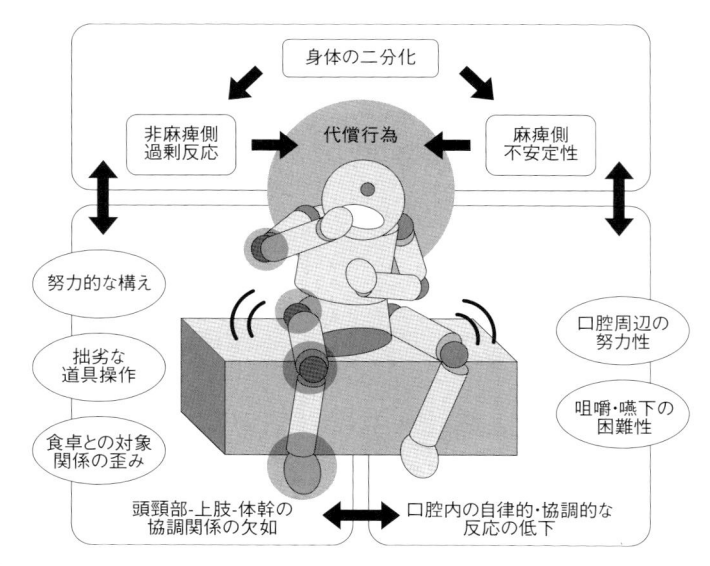

図3 片麻痺者の食事活動における問題
中枢神経系障害による片麻痺者の身体の二分化は、代償固定をより強めた努力的な活動や空間認知の歪み、知覚統合の低下を生じさせる。つまり、食べ物に向かっていく体幹の動きや頭頸部と手の協調関係、その影響を受けた中での口腔内の自律的・協調的な反応の低下が、食事活動の努力性を印象づける。

奥へと引き込まれやすく、口腔内での食塊形成の困難性から「ゴックン」といった努力的な嚥下音が聞かれることもある。

このような状態では、とりあえず食べ物を口に詰め込んで飲み込むことが先行され、せわしなく食べているようであっても、実際には食べこぼしが多く、時間も要している。

身体の二分化を起因とする非対称姿勢は、頭頸部や非麻痺側の代償固定から努力的な構えを招く。そのため、食べ物への接近は体幹部の後退を主要とし、代償的な頭頸部の過伸展を伴う形態的な屈曲に陥りやすい。これは、非麻痺側上肢での道具操作の典型的な代償パターンを増強し、食べ物への接触による知覚統合の機会を欠如させ、視覚的な空間認知（食卓との対象関係）の歪みを助長させる。同時に、下顎の後方への引き込みをもたらし、口唇および口腔内の構えの形成を妨げることになる。つまり、咀嚼・嚥下機能に大きな障害をきたさずとも、片麻痺者特有の代償活動による過剰筋活動や姿勢の歪みが口腔周辺の努力性を招き、咀嚼・嚥下機能に大きく影響を与えていくと考えられる（図3）。

3　知覚－運動に着目した治療的介入ポイント

ここでは、食事場面におけるポジショニングやセッティング、上肢における道具操作、手と口の協調活動を主とする治療的介入ポイントについて述べる。

1）ポジショニング・セッティング

片麻痺者の全身症状の状態により、食事をとる姿勢には十分な配慮が必要となる。ベッド上長座位、車いす座位、椅子座位など、いずれの肢位においても円滑な咀嚼・嚥下を行える姿勢を考慮しなくてはならない。その際の条件として、①頭頸部が軽度前屈していること、②上肢使用時に体幹の対称性を維持できること、③嚥下に関わる頸部周囲の諸筋がリラックスしていること、などが挙

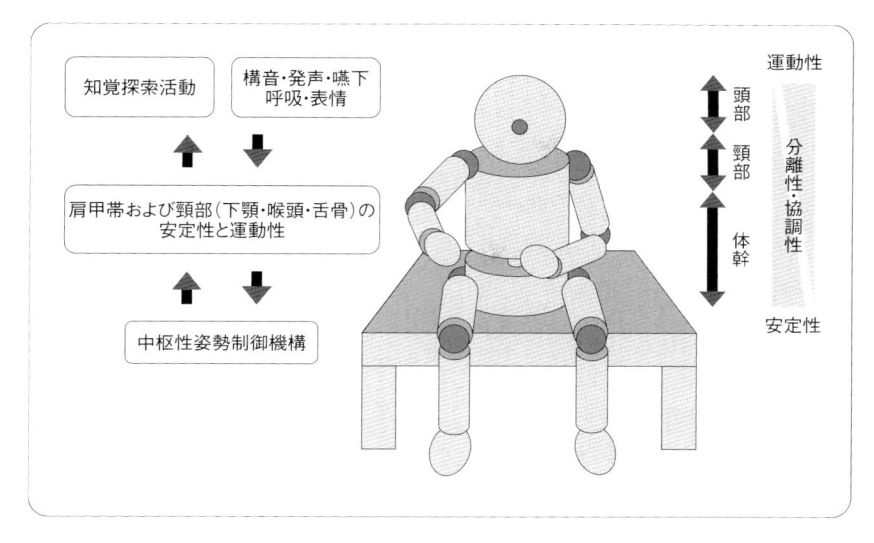

図4 機能的座位における頭頸部－上肢－体幹の相互関係
中枢性姿勢制御機構に基づいた機能的座位を基盤とすることにより、上肢および頭頸部の選択的かつ協調的な機能的活動が保障される。

げられる。つまり、支持基底面の安定性をもつ機能的座位を基盤とすることにより、視覚的な認知、上肢による道具操作、頭頸部のコントロールが、選択的かつ協調的に行えるのである（図4）。

具体的なポジショニングでは、テーブルの高さや距離を調節すると同時に、車いすに詰め物をすることが多い。しかし、片麻痺者は道具操作などの行為を起こす過程において固定的な非対称性姿勢を助長させてしまうため、静的にセッティングするだけでは十分な解決策とはならない。したがって、行為を起こす際に手がかりとなる感覚情報（奥行き知覚・作業スペースなど）に配慮することが必要であり、テーブルに対して正面からアプローチし、頭頸部が先行しながら身体全体で接近していく構えと運動を促すことがポイントとなる。

2）上肢における道具操作

箸やスプーン、食器などの食事で利用される道具は、私たち人間が生態的に制限を受けている身体器官の延長あるいは代用であり、身体の一部と化して知覚器官としての機能を代行できることによって、その本来の機能が発揮できる。つまり、介在をする道具や対象、または物質によってもたらされる「感触」が道具操作における知覚的要素となる。

例えば私たちの箸・スプーン操作は、ご飯や焼き魚、焼肉、豆腐などに加工された食材の特性（軟らかさ・形状・重さ・大きさなど）に応じて、無意識的に取り扱われていくものである。しかし、片麻痺者の固定的な道具の把持では道具と手の動きの一体化を招きやすく、道具の特性に応じた操作性を十分に発揮することができず、食材をほぐしたりまとめたりといった知覚探索活動が欠如する。したがって、治療場面では道具を介して受ける食材の抵抗感を捉えることが重要となる。これは定型的な運動形態を教示するのではなく、①食材に対して道具の運動がもたらす抵抗感が、その食材の特性として的確であるかどうかを確認し、操作を通じて的確であり続けるように制御すること、②道具の運動を、その特性に基づいた的確な感覚情報によって正確に知覚し制御できること、

3）手と口の協調活動

私たちが取り込む食べ物は手や道具を介して口へリーチされ、口唇や歯、舌などの口腔周囲への接触から咀嚼・嚥下が行われていく。手と口が的確に接近するための対象知覚は、手が食べ物に適した構えをとる、もしくは道具を介した知覚探索活動により促されていくものであり、取り込み時の口腔の構えや準備期以降の口腔の知覚探索に大きく影響を与える。

また、私たちは食べ物の特性（食感・風味・温度など）を経験や感触から予測し、無意識的に口腔や手の構えを変化させている。例えば、煎餅は固く、口の中で粉々に割られるもの、綿菓子は柔らかく、口に入れた瞬間に甘く溶け出すもの、するめは唾液と混ぜ合わせ、しゃぶることで軟らかくなるもの、といった食べ物の特性があり、これらの情報が円滑な手と口の構えや知覚探索活動を引き起こしている。さらに、想定していた食感や風味、温度が違っていれば、にわかに口腔周囲の構えを修正し、スムーズな摂食・嚥下を可能としていく。つまり、食事活動は手と口のスキルが同時に要求される課題であり、両者の協調的かつ自律的な相互関係を促すことが、アプローチのポイントとなる。

4）治療的介入例

症例は、脳梗塞（右片麻痺）を発症した77歳の女性。麻痺側の随意性はみられず、車いすでの移動やトランスファー、セルフケアには介助を要している。端座位では、バランスの崩れに対する非麻痺側の代償固定を著明に認め、屈曲傾向にある姿勢からの抗重力的伸展活動は困難である。全体的な活動性は緩慢かつ中断しがちであり、自ら活動する場面は少ない状況にある。

食事（トロミ付きざみ食）は、車いす座位にて

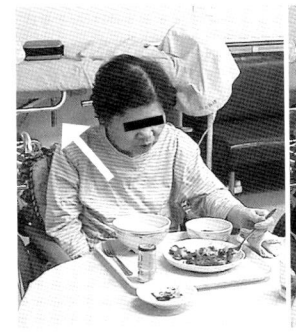

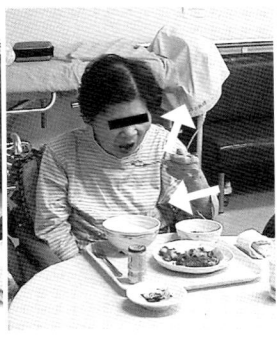

a. 介入前

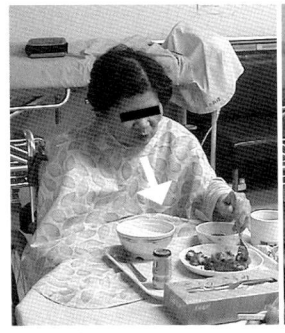

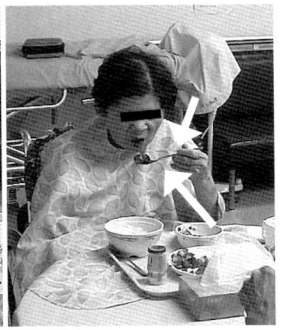

b. 介入後

図5 症例の食事活動

非麻痺側上肢でスプーンを使用し、ゆっくりとした操作にて自立している。しかし、水分によるむせや飲み込みづらさ、咀嚼時の口角からの食べこぼしなどを認め、「食べるのはたいへんだ、疲れる……」と訴えている。食事場面での具体的な現象としては、①スプーンを操作する非麻痺側上肢は、肩甲帯の挙上・後退とともに肘部が常にアームレストへ押し付けた状態にあり、頭頸部−上部体幹の前方へ向かっていく反応がみられない、②スプーンを持つ手は固定的（伸展優位・橈側握り）であり、食べ物が器からこぼれ落ちるなどしてうまくすくうことができない、③取り込み時の口腔周囲の構えのタイミングは早く、常に大きく開口する、④下顎を後方へ引き込んだ努力的な咀嚼・嚥下のため、咀嚼回数や時間を要する、の4点が特徴的である（図5）。

（1）主要問題点および治療方針

基本的には、麻痺側の支持性低下に対する屈曲

1 食事

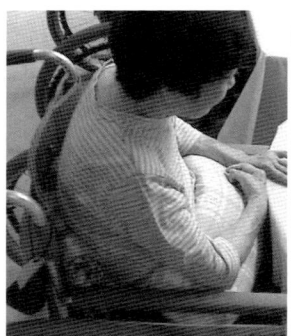

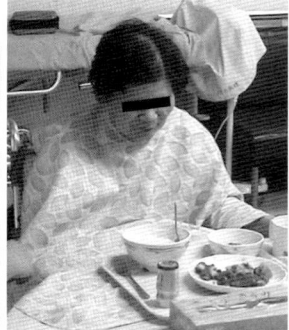

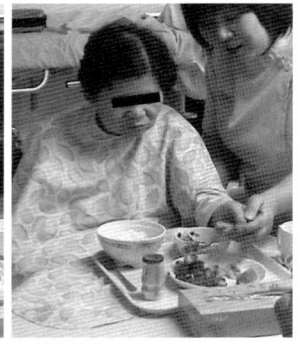

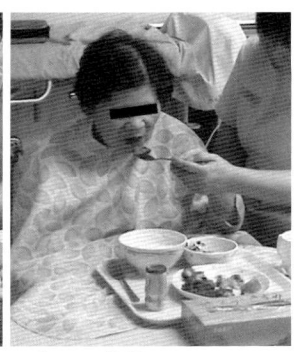

| a. ポジショニング | b. セッティング | c. 道具操作 | d. 手と口の協調 |

図6 症例における治療的介入
a：背面および腹部前面にクッションをあて、安定した正中位での姿勢保持を援助する。
b：食事用エプロンやティッシュケースを利用して、身体から食膳までの連続的な面構造を配置する。
c：非麻痺側肘部から座面に対して軽いコンプレッションを与えながら体幹の安定性を保障し、スプーンを操作する手から直接的に介入する。この際、スプーンを介して得られる食物の抵抗感や重量感の変化を捉え、追随して前方に向かっていく身体反応を誘導する。
d：口唇へのスプーン先端の方向づけと同時に上部体幹の軽度伸展を誘導し、口へのリーチに対する頭頸部・体幹の接近の構えを準備する。繰り返しの中で両者が協調的に向かい合う反応が出現すると、上肢と頭頸部の高緊張は崩れ始め、口唇や口腔内部の構えも準備されてくる。

固定での過剰努力が起因となっている。骨盤後傾位での胸腰椎移行部の屈曲は、肩甲帯の挙上・後退とともに肩関節の内転・内旋の高緊張を増強させ、口腔への取り込み時の頭頸部過伸展にまで波及し、下顎を後方に引き込んだ不十分な口唇の構えを形成させている。つまり、姿勢保持の代償固定に対応する非麻痺側は、頭頸部－上肢－体幹の選択的かつ協調的な活動を阻害し、知覚探索活動としての道具操作や口腔への取り込み、咀嚼・嚥下の拙劣さ、食卓との距離感の固定化を招いていると考えられる。

そこで、実際の食事場面の介入では、ポジショニング・セッティングにて安定した支持面と空間知覚に配慮し、中枢部の安定性を維持しながらのスプーン操作と上肢の動きに伴った頭頸部の追随反応を引き出していった（図6）。

(2) 結果

前方に向かっていく身体反応とともに非麻痺側上肢は体幹から離れてリーチすることが可能となり、窮屈そうなスプーン操作はみられなくなった。また、口腔周囲の努力的な咀嚼・嚥下が軽減しスムーズに行われるようになり、症例からも「食べるのが疲れなくなった」というコメントを得ることができた（図5b）。

4　まとめ

1）食事活動の課題特性

食事は上肢による代償的な活動ではなく、咀嚼と嚥下、そして味覚の探索が主体となるべき活動である。そして、きわめて動物的で自律的な身体反応に支えられながら、同時に最も文化的・社会的スキルを背景にしている活動であり、この2つの要素の密接な関わりによって、課題達成に必要な運動の滑らかさが保障されている。つまり、日常生活の流れの中での行動予定・空腹感・香り・音・季節などが、「食べたい」「食べなきゃ」という感覚感受性を高め、視覚・聴覚・嗅覚・味覚・皮膚感覚・運動感覚・内臓感覚などのさまざまな感覚情報の相互的な関連から一連の知覚体験を形成し、運動行動を導いているものと考える。場面への適応や上肢・手指の巧緻性、食べ物に対する

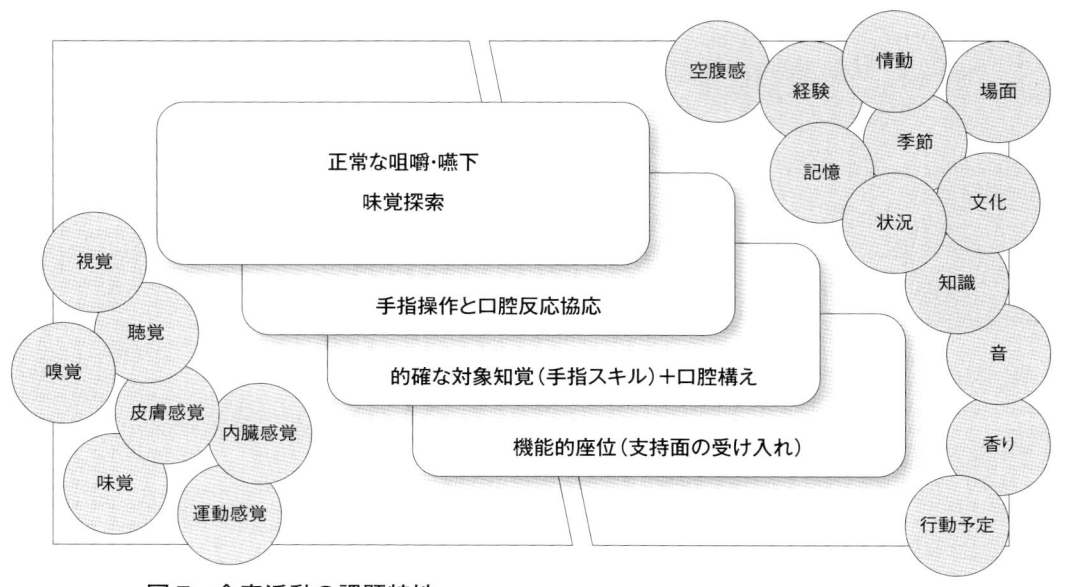

図7 食事活動の課題特性
円滑な食事活動を行えるためには口腔内の動きだけではなく、姿勢、上肢・手指の巧緻性、感覚情報、記憶・情動など、さまざまな要素が必要となる。そして、これらの要素が相互に依存し合いながら一連の知覚体験を形成し、運動行動を導いているものと考える。

知識や情動、文化の違い（食事マナー）、道具操作の特性と技術などが、口腔内の自律的な反応と密接な関わりをもつということである（図7）。

2）食事活動における作業療法の役割

片麻痺者が抱えている本質的な問題は、中枢神経系の機能障害があらゆる活動場面での不適応を引き起こしていることにある。食事活動では、ポジショニングやセッティング、道具操作、自助具の検討、食事形態、介助方法などに介入しながら、より有効な情報を適切に提供し、「個人－環境－課題」の相互関係の再組織化を図ることが必要となる。したがって、片麻痺者が質的に充実した食事活動を再獲得するために、①作業工程の工夫や運動パターンの正常化に頼らない、②場面と課題内容において必要とされる感覚情報を明確化する、③知覚と身体反応（運動）の循環を成立させる、の3点をアプローチのポイントとすることが重要であり、このことは作業療法士だからこそ着目できる大きな特徴であり、役割でもあると考える。

5　おわりに

車いすにてエプロンを装着し、食べこぼしやむせに苦労している……。

メニューにかかわらず、スプーンやフォークを拙劣に使用している……。

外見上では判断できないほどに加工された食事（ミキサー食・きざみ食）をとっている……。

口からの食事が困難となり、胃瘻・腸瘻での栄養補給を余儀なくされている……。

若干悲観的な見解ではあるが、多くの片麻痺者と接する機会が多い作業療法士にとって、これらの光景が当然のように感じられてはいけない。少しでも快適な食事が行えるよう、個々の作業療法士の創意工夫された介入を繰り広げていきたいものである。

2 整容

井上　健
公立置賜総合病院・作業療法士

1 はじめに

　整容のもつ意味は、単に髪を整える、洗顔するということだけではなく、姿を整え、自分自身を高める行為である。また、他人に対しての自己効力をアピールするものであり、日常生活の中で習慣的に行われているものである。しかし、外出の機会が減り、他人との接触が少なくなると、軽視されやすい活動である。つまり公共の場に出る機会に比例し、活動意欲が高まってくるのであろう。整容は身体の清潔を保つことだけではなく、生活意欲の指標とされることが多く、周囲から個人の尊厳が問われる活動ともいえる。まさに社会と個人の相互関係を保つうえで、非常に重要な活動である。

　片麻痺者でも、他のADLより、動作遂行の意識づけは低いと思われるが、運動能力的には比較的バランスを保持しやすく、自立しやすい活動といえる。よって、われわれも作業療法場面で多く利用する活動である。

　本稿では、多くの整容動作の中で「洗顔」「歯磨き」を取り上げ、健常反応と片麻痺者の代表的な特徴と、その反応に応じた知覚運動側面からの一治療展開について述べる。

2 整容動作の身体的特徴と片麻痺者が陥りやすい問題

　われわれが整容動作に対して治療的アプローチを行っていく際、その活動特性を十分に理解する必要がある。整容動作は活動する上肢（手）とその他の身体部位の相互作用によって行われる活動であり、どちらかが優先される活動ではない。両者が互いの動きの中で知覚探索反応を引き起こし、動作が進行されていく。つまり、上肢は保護伸展反応やパラシュート反応に関わる役割から解放され、自由に空間操作を起こすことができること、体幹は上肢の活動に対応できるバランス能力と安定性が必要とされる。同時に上肢活動を受け入れ、自らが能動的な動きを引き起こし、知覚探索することが要求されてくる。

　また、整容動作のほとんどが、身体中央で行われ、左右の活動でも身体中央に向かっての活動が多いのも特徴の一つといえる。

　中枢神経系に障害をもつ対象者において、整容動作はADLの中でも自立が遅れる活動である。他のADL自立に固執してしまい、ついつい後回しになり、忘れられがちな活動である。身体機能においても、麻痺側の低緊張や非麻痺側の代償固定のため、上肢活動と身体活動の協調性が崩れる。そして、互いに触れ合い、その中で生まれる感覚

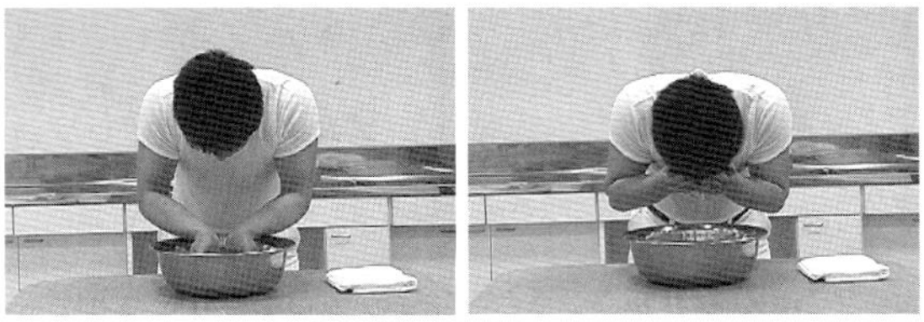

図1 洗顔（健常者）
水をすくう、洗顔とも身体中央で行っている。

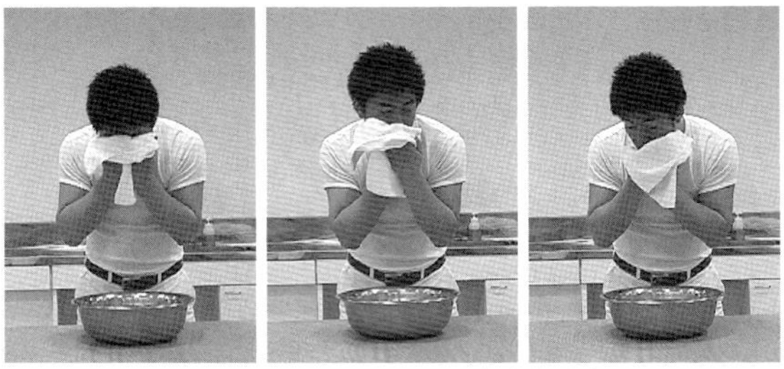

図2 タオルで顔を拭く（健常者）
各動作で体幹の動揺が少なく、かつタオルに顔面が調和しながら接触している。

刺激を知覚し、探索動作につなげることができない。その結果、どちらかが一方的に過剰に活動を起こしてしまう。このような中で動作を継続すると、さらに過緊張を助長し、または姿勢を維持できなくなることなどが考えられる。そのため、汚れを取りきることができない、形を整えられないなど、目的とする「整容」が達成できなくなる。

3　洗顔動作

洗顔動作は、顔面の汚れを取り除くことだけではなく、心身機能の活性化のために行われる活動である。また、「顔を洗って出直してこい」と、始動の状態に戻す意味でいわれるように、日常的にも重要な活動である。

1）健常者の反応

健常者の活動としては、左右同時活動と、身体中央位での活動が中心となる。正中線上での活動を行うことにより、合わせた上肢が効率的に力と手の構えを集結することができ、水の量も多くすくい上げることができる。また、視覚情報としても水の量を確認しやすくなり、手からの漏れも最小限に留めることができる。

洗面器から水をすくい上げると、上肢を近づけるというよりは、顔面を上肢に接近させ、手掌と顔面を接触させる。その際、上肢は垂直方向への動きがほとんどであり、また空間に維持しておく能力が必要になる。顔面に両上肢が接触すると、両者の協調的な探索が出現し、効率的に水を顔面全体へ行き渡らせることになる。この際、視覚情報は途絶えることになるが、常に身体中央での活動で遂行されている（図1）。

続いて、顔を拭くという動作である。一般的に顔正面を拭く、右顔面を拭く、左顔面を拭くという活動が存在すると思われるが、まず、動作において体幹の左右の偏位がなく、身体の中央で行っている。また、タオルを持つ上肢の動きに対して、顔面には反対方向の動きが生じている。つまり、常に互いの感覚情報によって導きだされる活動が行われている（図2）。

2）片麻痺者の代表的な反応

症例は80歳男性。脳梗塞による右片麻痺を呈し、発症後1ヵ月経過時である。非麻痺側による活動が優位であり、ほぼ片手動作により洗顔および顔を拭く動作を行っている。非麻痺側肩甲帯は前方突出ができているが、麻痺側肩甲帯は十分な運動性を有しておらず、後退したまま残っている。つまり、左右非対称性の姿勢の中で動作を行っている（図3a）。

また、麻痺側手も動作に参加しようとしているが、顔面の形に合わせる手の構えをつくることができず、添えられているにすぎない（図3b）。洗われる、拭かれる顔面においても、非麻痺側上肢との関係の中で活動を遂行しようとしており、非

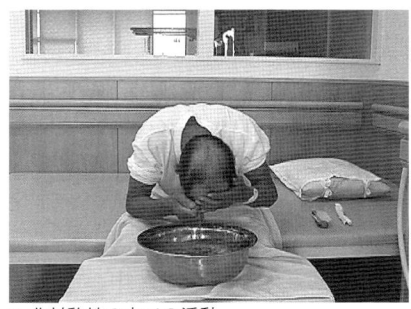

a. 非対称性の中での活動

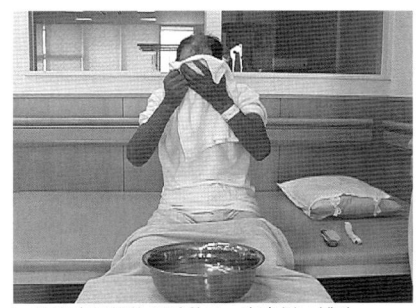

b. 非麻痺側優位の活動で、麻痺側は補助

図3　洗顔、タオルで顔を拭く（片麻痺者）

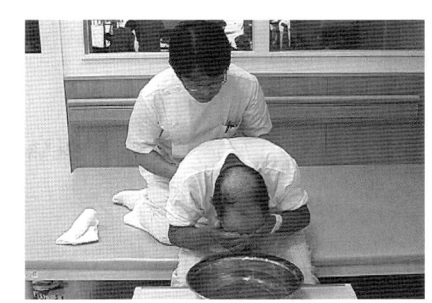

図4　洗顔動作へのアプローチ
体幹を左右対称に安定する。

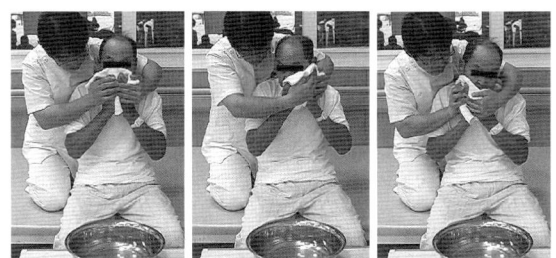

図5　顔を拭く動作へのアプローチ
症例の手と体幹の伸展を誘導し、顔面の探索活動を促した。

麻痺側方向に向きやすい。

3）具体的な知覚-運動アプローチ（ハンドリングにて）

ここでの治療介入としては、手掌と顔面の接触活動が身体中央位で行われることを意識しながら行った。治療者は、後方から接近し、対象者の視覚的情報を確保し、側腹部から誘導した。特に左右対称性と姿勢の安定のため、座面に対する圧迫を意識しながら動作を促した。水をすくう際も、手掌を直接誘導し、左右対称の動作誘導を促していった（図4）。また、水をすくった両上肢を顔には近づけず、水面から水平に上昇させて維持しておくことも併せて誘導した。

顔を拭く際、後方から身体の安定性を確保し、体幹が正中位の中での正面および左右の活動を誘導した。また、手背を通してタオルを誘導し、タオルを操作する手が過度に動きを先行しないように注意した。特に、顔面にタオルを接触し、圧刺激を加え、顔面がタオルの抵抗感を知覚し、探索活動を起こすまで待った（図5）。最終的には、麻痺側上肢はタオルを介して顔面との接触面を知覚でき、顔面の形に沿った活動が行えるようになった。しかし、タオルを顔面にリーチしていく際、肩甲骨挙上の代償動作は残存していた。

4　歯磨き

歯磨き動作は歯ブラシに磨き粉をつけてブラッシングを行い、歯垢等の汚れを除去するが、歯や歯茎の形状を歯ブラシから感じ、その形状に合わせたブラッシングが要求される。

1）健常者の反応

姿勢は常に正中位であり、左右対称を維持している（図6）。動作自体は片手動作となるが、肘

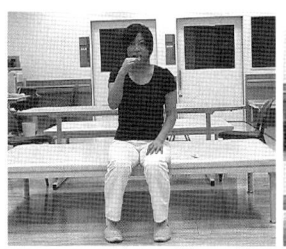

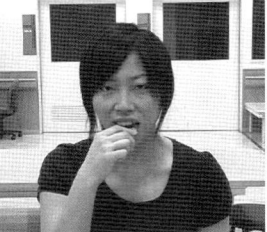

a. 姿勢は左右対称で安定している　b. 頭頸部の安定と手指の調整
図6　歯磨き（健常者）

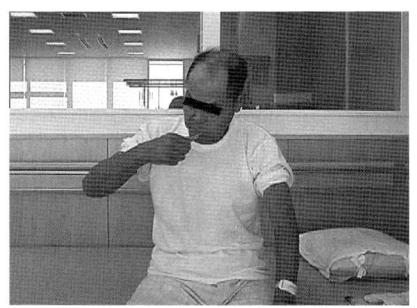

図7　歯磨き（片麻痺者）
左右非対称で麻痺側の屈曲パターンでの活動。

関節のリズミカルな屈曲・伸展と、手関節から遠位での歯ブラシの微妙な方向調整を行っている。また、洗われる側の歯や口腔の反応も、歯ブラシのコントロールに合わせて、向きや抵抗の力の量を調節している。また、頭頸部は磨く部分によって方向を微妙に調節し、軽度伸展位を維持しながら、歯磨き粉や唾液が口唇から漏れないようにしている（図6b）。洗顔より姿勢の運動は少ないが、安定した頭頸部-体幹保持と、上肢が空間で多方向に対しコントロールできることが、歯磨き動作でも必要になってくる。つまり、両者の反応が調和されたとき、あのシャカシャカというリズミカルな音と動きの連続性が確保できる。

2）片麻痺者の代表的な反応

症例は歯ブラシを麻痺側手指で保持する能力があり、このときの麻痺側上肢活動における特徴を述べる。歯磨き動作における片麻痺者の特徴としては、歯をこするといった意図的な行為が先行されており、歯ブラシの向き、力の量などを無視した活動となっている場合をよく目にする。症例も例外ではなく、磨くという活動ではなく、口の中に歯ブラシを入れ、動かそうとする拙劣な動きを呈していた。姿勢は、非麻痺側に引かれた非対称性の状態で、支持面は非麻痺側殿部に位置している。歯ブラシを口腔内に向かわせる際も、麻痺側肩甲骨の挙上による代償動作にて行う（図7）。つまり麻痺側上肢は屈曲パターンに陥ってしま

い、努力すればするほど、屈曲パターンを強めてしまい、上肢と体幹が一体化して動いてしまう。そのため、磨く動作は頭頸部の狭小化された動きを優先してしまい、リズミカルな連続した上肢の反復活動は行えない。片麻痺者の多くにみられる反応であるが、歯や歯茎をなでたにすぎない活動となる場合が多い。

3）具体的な知覚-運動アプローチ

症例に対する介入としては、上肢と顔面の接触をコントロールし、上肢の運動に対する頭頸部-体幹の安定性確保を促した。併せて歯磨き動作で重要になる頬部と口唇部を手掌や指でこすることで、頭頸部の抵抗運動と頬部の粘弾性を確保した（図8a）。次の段階として、治療者が歯ブラシを持っている上肢を誘導しながら、口腔内の歯ブラシの向きや力の量を調整し、歯や歯茎に対して感覚を入力した（図8b）。上肢と頭頸部の準備ができたところで、姿勢の左右対称性と安定性を誘導しながら、歯磨き動作を誘導した。まだ、頭頸部の屈曲優位と肩甲骨の後退は残存するものの、歯ブラシと歯茎の協調性は改善された（図8c、9）。

5　考察

整容動作は、先天的に欲求として存在する活動ではなく、生後、社会生活を行ううえで経験する

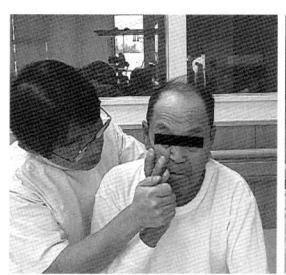

a. 頭頸部の安定と頬部の粘弾性促通

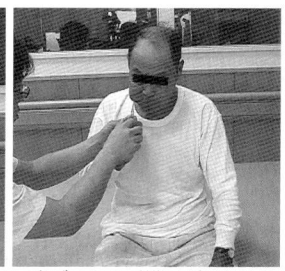

b. 歯ブラシを誘導し、向き・力の量を知覚

c. 体幹の安定

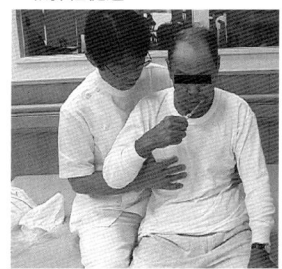

図8 歯磨き動作へのアプローチ

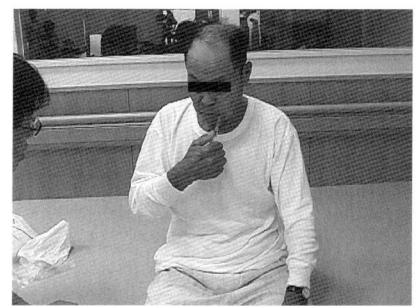

図9 治療後

活動である。片麻痺者にとって軽視されやすい活動で、動作自体も非常に難しいが、社会復帰するうえで非常に重要な活動である。

われわれは整容動作を行ううえで、過去の知覚体験を基盤に自律的に行っている。今回提示した2つの活動でも、知覚に基づく運動を意識し、そのためには何が必要かを考えてきた。特に健常者でみられる反応としては、身体のバランスが左右対称の状態で行われることが多く、それによって安定性を得ている。そのうえに洗顔、歯磨き動作における知覚−探索活動が行われているのではないだろうか。つまり、われわれが片麻痺者の整容動作に介入するうえで、自律的な姿勢安定と、動作を起こす上肢との両側面の知覚探索活動を評価・アプローチすることが重要と考える。

6 おわりに

健常者の特徴と片麻痺者の特徴から、われわれが対応する片麻痺者にどのような反応が望まれるのかを述べてきた。整容動作は、身だしなみや衛生面からみて、一日の活動の中で本来は頻繁に行われるべきである。その結果、口腔内疾患や皮膚疾患の予防、さらに周囲環境へのさりげないアピールになると思われる。そのためには、日常診療の中で継続した対応、介入が必要と考える。

文献

1) 高橋栄子：知覚探索─操作器官としての役割に向けて．OTジャーナル 43：58-63，2009
2) 柏木正好：環境適応─中枢神経系障害への治療的アプローチ，第2版．青海社，2007，pp133-138
3) 山本伸一：上肢機能の理解とアプローチ．山本伸一，他（編）：活動分析アプローチ─中枢神経系障害の評価と治療．青海社，2005，pp101-106
4) Davies PM（著），冨田昌夫（監訳）：Steps To Follow─ボバース概念にもとづく片麻痺の治療法，改訂第2版．シュプリンガー・フェアラーク東京，2005，pp238-239

3 更衣

磯野弘司（いそのこうじ）
春日居リハビリテーション病院・作業療法士

1 はじめに

　更衣は作業療法士の治療介入場面としては比較的取り入れられやすく、また更衣をスムーズに行えない対象者は多い。しかしながら、その具体的介入方法は麻痺側から先に着衣を始める、肩までしっかり引き上げるといった手順の指導に終始してしまうことも多い。作業療法士が直接介入する際もその動作パターンを意識することが多い。
　ここでは更衣を動作パターンのみで分析するのではなく、知覚運動という視点から捉えてみたい。さらに、片麻痺者を例に知覚運動アプローチの視点からみた困難性を分析し、その具体的な介入例を紹介したい。

2 更衣

　私たちの更衣活動は日常、さほど意識することなく行われ、一部儀礼的な衣類を除けばその時間もわずかである。
　衣類は身に着ける瞬間にはその存在を意識するが、身に着けてしまえば感覚として意識することはほとんどない。縫い目や襟、袖の感覚をいつまでも意識していては、通常の活動に支障をきたし

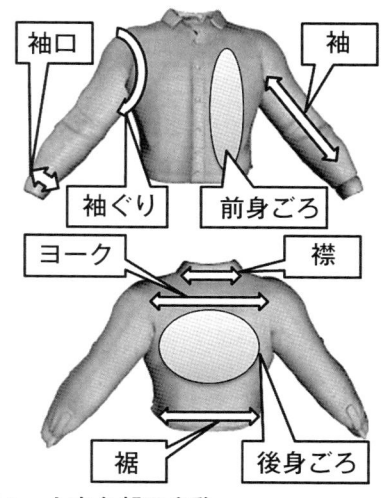

図1　上衣各部の名称

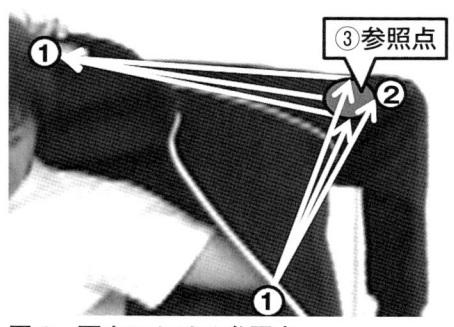

図2　更衣における参照点
①操作手から得られる張力。
②衣類そのものの形状、質量、身体の形態によって生み出される抵抗感。
③その接続点としての参照点であり、更衣の手がかりとして重要となる。

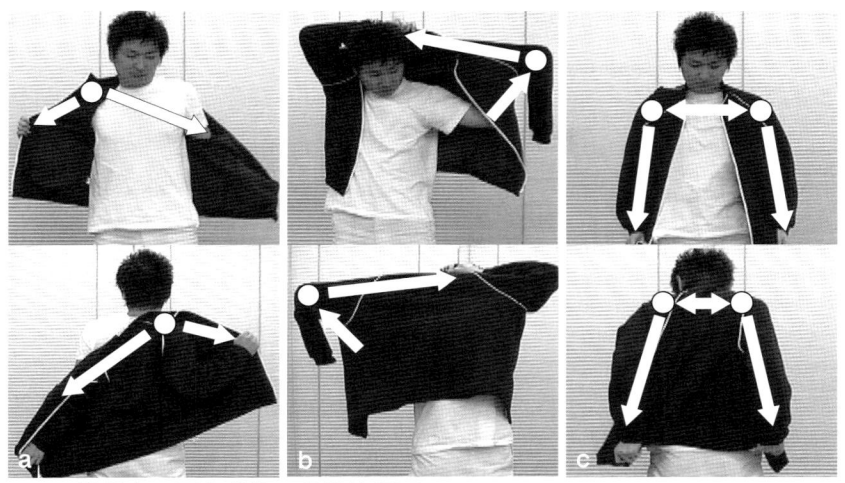

図3 健常者の更衣動作の特徴的場面
a：肩部分の袖ぐりを参照点に前身ごろの間で張りを形成することで、反対側の袖ぐりから肩を抜いていく。
b：袖を通していく際は、左手部を参照点に後身ごろと左上肢で張りを形成する。その張りによって方向づけられた皮膚の探索を手がかりに、参照点を袖口に向かって移動させていく。
c：袖を把持して両肩甲帯との間に張りをつくる際に、体幹は服に対して抵抗を求めるように張り、フィットした感覚を強調させている。

てしまう。私たちの中枢神経系は衣類の感覚をその変化を捉えたときに抽出し、それ以外では抑制している。そのため、何かを取ろうとして袖がつっぱるといったとき以外は衣類の張りや抵抗感を更衣以外で意識することは少ない。

私たちは更衣の際に捉えた感覚的特徴としての張りや抵抗感を手がかりに動作を遂行している。またその感覚を途切れさせることなく、身体各部が協調的、選択的に働くことがスムーズな更衣動作として着心地の良さや快適性につながっているといえる。

3 更衣動作における知覚−運動要素の分析 （図1、2）

健常者の更衣動作はとても素早くスムーズで動作パターンは多様である。しかし、知覚探索とそれを保障する運動要素という視点で分析を試みるといくつかの共通項がみられる。

前開きの上衣を例に挙げると、手部と両肩甲帯で布に対して直線的な張りをつくりながら、その中を潜り込むように張りをすり抜けていくという一連の連続した知覚運動過程が共通してみられる（図3）。

ここで重要となるのは布の抵抗感を捉えた張りのつくり方と、それに対して参照点を移動させるような潜り込み方である。衣類は張りをつくることによって形状が安定する。そして、更衣における張りは参照点となる部分と操作部分との直線的なものになる。それを曲線的な形状の身体にフィットさせていくためには張りを保持しつつ、布を身にまとっていく過程で変化させていくことが必要となる。

また、参照点の探索やそれに伴って布をフィットさせていくための手がかりとしては、体幹や四肢の皮膚反応も考慮しなければならない。私たちが衣類の通り抜けをスムーズに捉えることができるのは、布に対する皮膚の能動的・選択的な反応があるからである。人形に袖を通していくのとは異なり、ヒトの皮膚は筋膜を通して筋との連結を

保持しており、皮膚からの刺激は皮膚反射という形で筋活動の変化をもたらす。それにより布をすり抜けていく感覚は選択性をもった筋活動を伴って、より明確に方向性をもって知覚される。つまり、布に接触した皮膚はその摩擦抵抗を失わせるような逃避的な固定ではなく、積極的に感覚を強調するような筋活動を伴って反応を起こすことが必要であり、そのことが更衣の際の参照点での探索活動を可能にしていると考えられる。

以上のことから、更衣に求められる知覚運動経験は張りの形成とその参照点となる部分の皮膚反応をもとにした探索活動であり、それによって直線的な張りを丸みのある身体の形状にフィットさせていく過程といえる。その際に重要となるのは、その感覚を確実に得ていくための参照点のスムーズな移動と柔軟な衣類の操作にある。特に健常者で著明なのは肩甲帯を中心とした体幹近位部の選択運動である。張りの手がかりとなる参照点の移動をいかにスムーズに途切れなく行うかで、更衣全体の印象がだいぶ異なってくる。ゴルフの優勝者がジャケットを着せてもらうといった場面で体幹を必要以上に伸展させたり、両肩甲帯を過剰に内転させるといった不自然な固定的反応がみえるのは、まさに上記の知覚運動過程が阻害されているためといえるだろう。

4　片麻痺者における更衣の困難性

前項で健常者における更衣の知覚運動要素について分析したが、私たちの介入の対象となる片麻痺者はどのような困難性を抱えているのだろうか。片麻痺者の更衣では必要以上に衣類を強く引っ張ったり、衣類のねじれに気づかないまま動作を進めてしまうといったことがよく見受けられる。動作が性急な割には同じ失敗を繰り返し、バランスを崩しそうになって動作が中断してしまうなど、時間も健常者と比較してかなり要することが多い。

なぜ片麻痺者の更衣は拙劣でスムーズさに欠けるのか？　ここでは前開きのシャツを例に、片麻痺者の知覚運動要素における困難性という視点から考えてみたい。

1）張りの形成に対する知覚運動戦略の誤り（図4a）

片麻痺者の更衣場面でよくみられるのが片袖を口でくわえて引っ張るという動作である。もしくは片袖を殿部に敷いて引っ張るというパターンも同様といえる。

ここでポイントとなるのは、衣類の袖を抜いていくために、前項で繰り返した布の張りと参照点をどのように形成していくかという部分にある。具体的には非麻痺側の前身ごろを把持した状態で、ヨークを通して対側の袖ぐりの感覚を頸部肩甲帯周囲で捉えながら、その張りを逃さないように上肢を肩・肘・手の順に抜いていくことが必要となる。

しかし片麻痺者の場合、身体の二分化やバランスの崩れによる屈曲姿勢を伴った両肩甲帯の固定により、参照点となる袖ぐりやヨーク部分での張りを両肩甲帯の動きと非麻痺側上肢の操作によってつくり出すことが困難である。そのため、袖は上肢にまとわりつき、手がかりを得られないまま努力性を強め、口や殿部で袖口を引っ張ることで代償しようとする。

2）参照点の抵抗感の変化をもとにした探索的な操作ができない（図4b）

片麻痺者の更衣場面での困難性として多くみられるのが麻痺側手部への袖通しである。袖ぐりにうまく手部を通せず、袖の中をスムーズに移動させていくことができない。そこで、片麻痺者は代償戦略として袖口を袖ぐり付近までたぐりよせ、そこに麻痺側を突き通すように入れ込もうとす

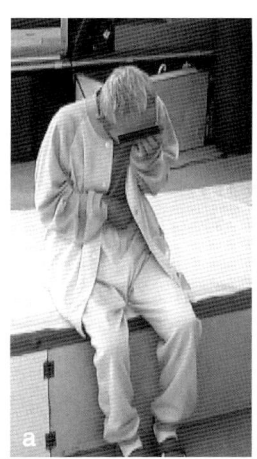

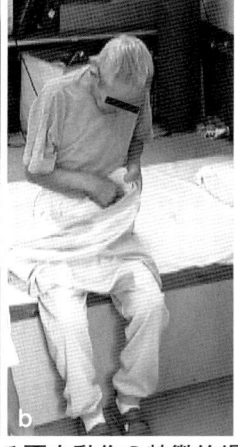

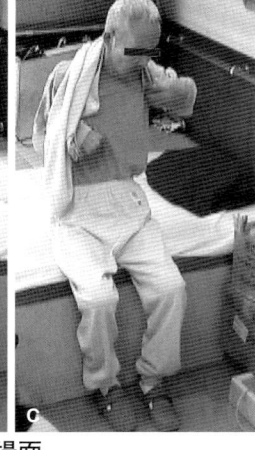

図4　片麻痺者における更衣動作の特徴的場面
a：屈曲姿勢の中で袖の張りの形成に困難さを抱え、袖口を口で挟むことで袖の張りをつくり出そうとしている。
b：襟から袖ぐりを捉えて麻痺側手を入れる際に手部を参照点として捉えることができず、穴に手部を突っ込ませるような反応になってしまう。
c：衣類が絡まったり詰まったりという感覚を皮膚のゆがみで捉えることができず、全身の違和感として非麻痺側でも捉えることができない。

る。つまり、片麻痺者は前身ごろや袖ぐりから麻痺側手部を参照点とした抵抗感の変化を捉えることに困難性を抱えていると予想できる。

　本来、布が通り抜けていく感覚は通していく上肢だけでなく、身ごろを把持している反対側の手部においても抵抗感という形で感じとることができる。袖を通している手部で布の抵抗感を捉えるように、前身ごろを把持した部分からも私たちは知覚情報を得ている。その非麻痺側上肢が不安定性に伴う身体内部の過剰固定により布を握りしめてしまうことで、本来感じなければいけない布の張りを通した末端の参照点の知覚情報を得ることができなくなっているのである。

3）服のねじれに違和感を感じにくく修正が困難（図4c）

　更衣中もしくは更衣後に衣類のねじれに気づくことができないということもよく見受けられる。袖ぐりに身ごろが絡まっていたりといった不具合があっても、それに違和感を感じることができない。片麻痺者の中枢部の不安定性を背景にした過剰固定は同時収縮的であり、筋膜を通して連結をもつ皮膚そのものの粘弾性を著しく損なう。結果、布と皮膚の変化が部分的な波及にとどまってしまい、全体の違和感として影響していかないという問題を引き起こしてしまう。

　衣類がフィットする感触とは接触した布に対して皮膚が連続的に反応し、感触を受け止める筋活動をもたらすことができるという知覚過程による身体観の適応状態を指しているともいえる。そのため片麻痺者において、衣類のねじれは自身の動作を阻害する感覚的要因（いわゆる服が張る感じ）となりにくく、その違和感は知覚されにくい。

　片麻痺者の更衣における困難性は固定に伴う身体観の欠如と、それに付随して末端を投射的に知覚できなくなることにある。そのことが衣類の張りの形成を困難にし、参照点をもとにした末端の探索的な操作に支障をきたしている。結果、固定をより強める中で全身が衣類を捉えるようにフィット感を得ることができなくなっていると考えられる。

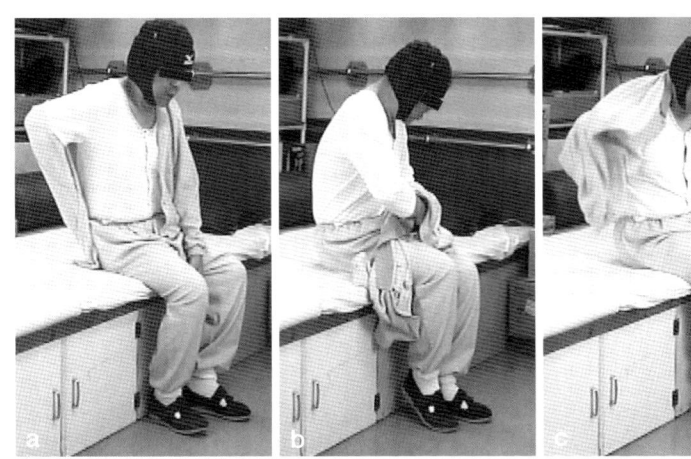

図5　介入前の更衣評価場面
a：殿部で袖口を挟み込むことで袖ぐりの張りをつくり出そうとしており、スムーズに袖を脱ぐことができない。
b：麻痺側を通していく際に手部と袖で張りをつくることができず、袖の中に非麻痺側手を潜り込ませている。
c：背部から非麻痺側の袖ぐりをたぐりよせる際に張りをつくることができず、絡まってしまって探し出せない。

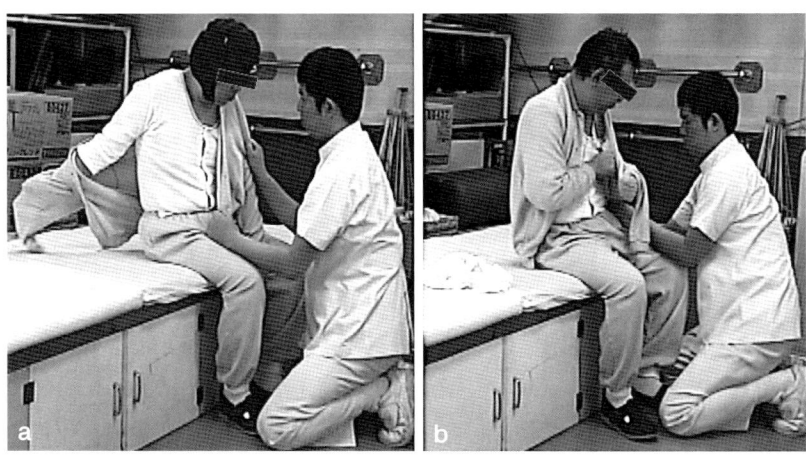

図6　具体的介入場面
a：麻痺側の軸と前身ごろから座面へ向かって体幹を包み込むように張りを強調する。
b：非麻痺側の操作により麻痺側上肢を袖に潜り込ませるように、張りの形成と参照点の移動を促していく。

5　更衣に対する具体的介入例

　実際の症例をもとに具体的介入例を紹介したい。症例は右被殻出血により左片麻痺を呈した30代の男性である。更衣の評価は（図5）のとおりである。全体の印象として自分の身体のイメージに乏しく、体幹の選択的な反応も十分に得られていないため、非麻痺側上肢の操作が強く、引っ張るという戦略を用いた定型的なパターンに陥っているようであった。

　そこで、治療者は症例の更衣を積極的に援助し、衣類の張りを把持した部分ではなく、参照点となる部分で捉えることを強調した介入を試みた（図6a）。その中では座位が安定するように衣類の張

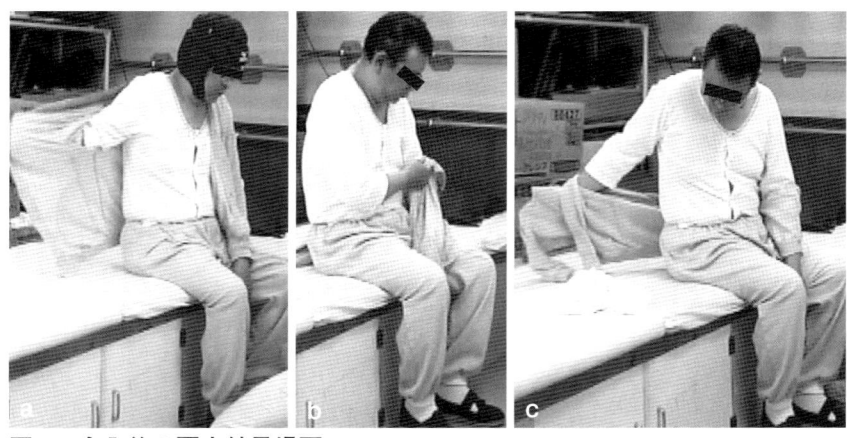

図7　介入後の更衣結果場面
a：前身ごろから麻痺側の袖ぐりを参照点に張りをつくることに成功しており、袖を脱ぐことが可能となる。
b：麻痺側を通していく際に手部と袖で張りをつくることができ、袖通しはスムーズである。
c：背部から非麻痺側の袖ぐりをたぐりよせる際も麻痺側袖との張りを保持したまま行えている。

りを座面方向へ強調した状態を維持したままの誘導を意識した。さらに袖ぐりの引っかかりの感覚やヨークから受ける張りを前身ごろで操作していくように、症例の座位バランスを保障しながら同時に行っていった。

　また、張りを意図的に強調するとともに更衣をパターンで捉えないための関わりとして、あえて麻痺側からの更衣に関わってみた（図6b）。非麻痺側の袖を通す際は治療者のつくり出した張りを手がかりに袖を通してもらい、麻痺側の袖ぐりまでその張りが途切れないように誘導を行った。さらに麻痺側上肢を通していく際は、非麻痺側の肩甲帯によって生み出した張りを麻痺側の袖ぐりでしっかり受けながら、その部分に麻痺側上肢端を通していくことを試みた。無理やり通そうとすると袖ぐりは必要以上に伸びてしまい、抵抗を逃がしながら張りの参照点を移動させていくという末端の操作がうまく行えなくなってしまう。それを引き出すのが両肩甲帯の強調した動きであり、麻痺側上肢端が袖ぐりの中をうまく抜けていくように両肩甲帯がその張りを調整できたときはスムーズに袖通しが行えていた。

そのあとの更衣ではスムーズな操作が行えており、症例からも着やすくなったとの感想が得られた（図7）。

6　まとめ

　本稿では更衣の知覚運動要素に対して分析を試み、それに対する介入を症例を通して紹介した。それらをまとめると以下のとおりになる。

　①健常者において更衣の主眼は衣類の操作ではなく、その操作から得られる布の張りと抵抗感の変化をもとにした参照点での探索活動により、布が身体にフィットしていく感覚を得ることにある。

　②片麻痺者は身体の二分化に伴う身体観のゆがみと身体内部の過剰固定により、衣類から受ける張りや抵抗感をもとにした操作ができず、パターン化に陥りやすい。

　③治療者は対象者の更衣動作に対して、その操作パターンの修正にのみ意識を向けるのではなく、必要な衣類の張りや抵抗感の変化、参照点での探索活動を引き出すことに意識を向けていく必

要がある。

謝辞
　本稿をまとめるあたり各症例には撮影および紙面掲載の了承を得ている。ご協力いただいた症例各位に感謝申し上げる。

文献
1) 野頭利幸：更衣．OTジャーナル　37：590-595，2003
2) 柏木正好：環境適応―中枢神経系障害への治療的アプローチ，第2版．青海社，2007
3) 山本伸一，他（編）：活動分析アプローチ―中枢神経系障害の評価と治療．青海社，2005

4 トイレ

保谷勝義
リハビリテーション天草病院・作業療法士

1 はじめに

　トイレは狭小化された空間であるために包み込まれるような安定感をわれわれに提供してくれる。そのためか本来は用をたすことが目的であるはずの場所で読書をしたり、考えごとをしたりと長い時間過ごす人も少なくないだろう。しかし、片麻痺者にとって、この空間構造からもたらされる閉塞感・圧迫感はあらゆる側面で不適応状態を起こしやすいため、とても安息できる空間ではない。よって治療的介入においては、定められた手順を教示するだけではなく、不適応状態になっている背景を推測して、トイレという空間特性を考慮しながら働きかける必要がある。本稿ではトイレ動作における健常者と片麻痺者の反応を比較したうえで、一症例ではあるが具体的介入例を報告する。

2 健常者の反応

　健常者は視覚系で常に動作に先行して周囲の状況を捉えており、固有受容感覚系など、他の感覚系とともに姿勢制御している。そのため、狭い空間ではあるが壁に接触することなく行動できている（図1）。下衣の着脱においても視覚的に床面を捉え続けながら適応的な反応、従重力活動が行

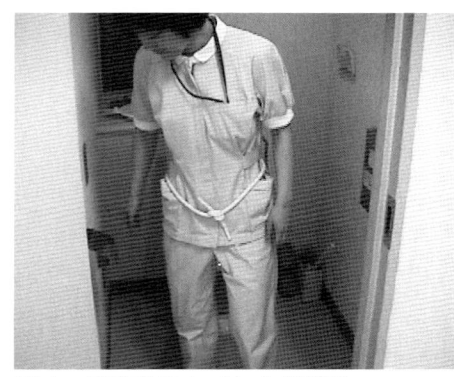

図1　健常者のトイレ内の移動

えており、余裕のあるリーチングや知覚探索的な衣服の操作が可能になっている。便座への着座までは一瞬視覚的に便座の位置を定位しているが、後は固有感覚系優位に行われている。着座は両側殿部・大腿が便座にフィットしているために安定しており、清拭に伴うスムーズな重心移動が行えている。

3 片麻痺者の代表的な反応

　本来は側面構造物である壁との関係の中で行われている姿勢制御が、手すりに過剰に依存するあまり困難になり、把持している手を離して下衣の着脱などの操作に移行できない。また、手すりへの依存は全体的な屈曲傾向を強めるが、頭部が壁

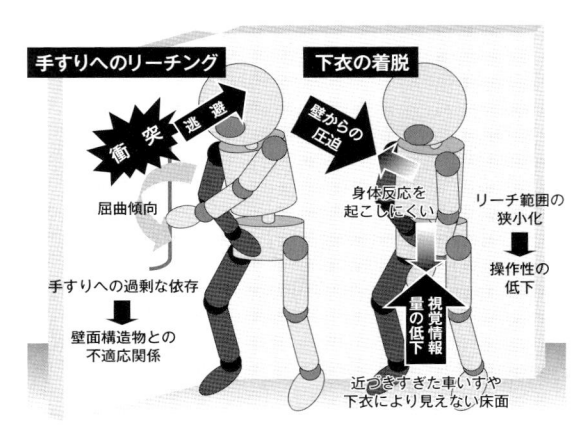

図2 片麻痺者の代表的な反応

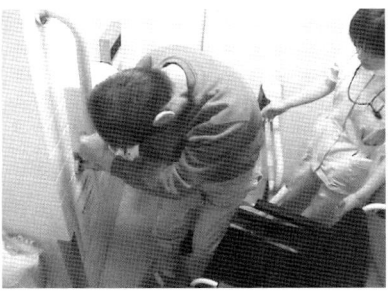

図3 手すりを使用した移乗動作

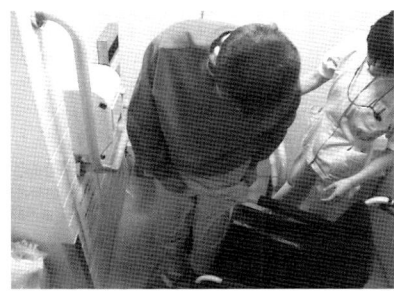

図4 立位での下衣の着脱

に接近することで衝突の知覚が生じ、これによる逃避反応がより手すりに安定性を求めるという悪循環に陥りやすい。

下衣の着脱においては、姿勢制御系の問題を背景とした非麻痺側身体の過剰緊張、身体に近づきすぎた車いすなどにより見えにくくなった床面から十分な視覚情報が得られないことで従重力的な反応を起こしづらくなり、結果として非麻痺側上肢のリーチ範囲が狭小化し、末梢部の操作に余裕がなくなる（図2）。

便座への着座は非麻痺側の全体的な伸展傾向から深く行えないため、便座と身体の間の空間が狭くなり、適切な位置まで手を差し込み清拭することが難しい。また、殿部・大腿後面と便座との少ない接触面においても、非麻痺側に依存して多く体重がかかっているため、非麻痺側の皮膚および筋群を緩めて適応的な反応に切り替えられない。このため、短時間で殿部に圧痛が生じ、排泄行為は継続したいが苦痛により中断する傾向がある。

4 具体的な知覚-運動アプローチ

1）症例紹介

症例は60代、男性。平成X年11月に脳出血による右片麻痺の診断で緊急入院。当院には同年の12月に転入院し、翌日よりリハを開始した。現在は食事以外のすべての動作は監視〜中等度の介助を要しており（入浴は全介助）、排泄動作は全般的には拙劣で、麻痺側身体の軽度の無視傾向があるため近位での監視が必要であった。トイレまでは車いすを自走しているが、常に非麻痺側背部をバックレストに強く押しつけており、推進力をタイヤに伝えるための非麻痺側上肢の操作に支障をきたしていた。この際、頭部は非麻痺側に屈曲固定されており、麻痺側からの視覚情報、特にオプティカルフローの入力が難しく、車いすの右側面を壁などの構造物へ頻繁に衝突させていた。

トイレ内の移動は右壁面に接しながら平行して進入し、ある位置で直角に曲がり、手すりに対して直線的に接近していた。そして、過剰に接近した状態から非麻痺側背部をバックレストに押しつけ、腋窩を引き込んだまま手すりをつかんで立ち上がり、全身的に屈曲を強めながらも壁から逃避するように窮屈な移乗を行っていた（図3）。

この間は常時、便器の位置や麻痺側下肢の位置

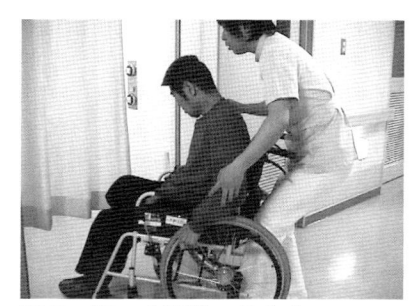

図5 車いす駆動への介入

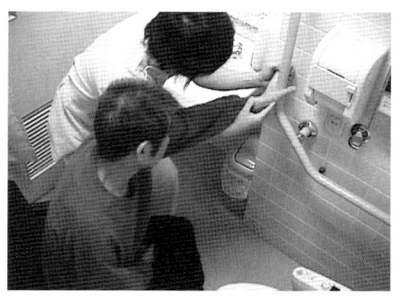

図6 手すりへのリーチング

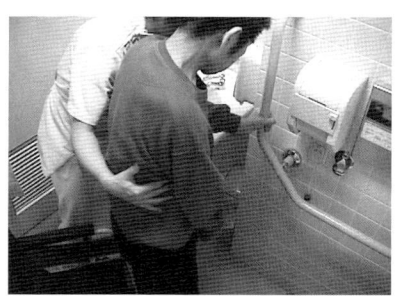

図7 手すりを使用した移乗動作

を視覚的に確認しており、自律的な要素は認められなかった。下衣の着脱は立位で可能であるが、壁からの圧力で非麻痺側に逃避反応がみられ、また麻痺側下肢の支持性の問題や床からの視覚情報量の低下による従重力活動の困難さが非麻痺側上肢のリーチ範囲を狭小化し努力的な操作として現れていた（図4）。

便座上の座位は安定していたが、着座が浅く、両股関節の内転が強いため、清拭のために大腿間に手を差し込むことが難しかった。

2）治療的介入

症例はあらゆる場面において、非麻痺側優位にかつ努力的に取り組んでおり、この際常に支持基底面に対し、非麻痺側で押し返す身体反応が認められた。このような平面への適応の問題は、移動空間においては右視空間認知の低下につながっていたため、寝返り、起き上がり場面から支持基底面との関係の中で適応的な運動反応が得られるように誘導した。車いす駆動時には、姿勢制御に支障をきたさない程度の圧力を体幹背部（上部胸椎部）から支持基底面に向けてかけながら、タイヤに推進力を伝えていけるように上肢の知覚-探索的な操作を誘導した。また、この際右側の壁面や手すりなどからオプティカルフローが得られるように誘導の方向性に留意した（図5）。

手すりへのリーチング時には、一瞬手すりの位置を視覚的に確認するが、すぐに床を見た状態で、引き込みを強めたまま行っており、ただ誘導するだけでは中枢部の反応はほとんど認められなかった。そのため、誘導時には、「これから握ろうとしている部分」を注視させ続け、ここに向かい誘導する中で、適切な視覚情報の入力および体性感覚情報との統合を促した。治療開始時はすぐに前方の手すりを橈側優位に握り込み（手掌面は手すりにフィットできない）、中枢部の姿勢セットができないまま努力的に立ち上がっていたが、徐々に誘導に追従できるようになると、中枢部の随伴する動きが認められるようになり、この後、立ち上がりがスムーズになった（図6）。

移乗においては、手すりの接触が過剰な支持からリファレンスポイントに変わったため、姿勢コントロールが改善した。また、壁面と適応関係を保ちながら行えるようになったため、動作が全般的にスムーズになった（図7）。

下衣の操作時は、従重力活動の向上に伴い、体幹の選択性も向上し、麻痺側上肢の操作がより知

覚-探索的になったため、適時口頭で軽く誘導する程度に留めた。便座への着座に対し介入は行わなかったが、アプローチ前より深く座れるようになり、殿部・大腿とのフィッティングは向上していた。

5　おわりに

病院は多くの人間が同じ生活リズムを強いられている環境のため、好むと好まざるとに関係なく、生理的なリズムも同期していく。そのため、トイレに行こうと思うときには前後に他患者が控えているため、とてもトイレで安息できるわけがない。しかし、1日に何度も行かなくてはならない場所だからこそ、われわれの取り組みを通して「つらくない空間」に変えていきたいと思う。

文献

1) 柏木正好：環境適応—中枢神経系障害への治療的アプローチ. 青海社, 2004, pp94-153
2) 小川大泉：トイレ活動. 山本伸一, 他（編）：活動分析アプローチ—中枢神経系障害の評価と治療. 青海社, 2005, pp88-93
3) 保谷勝義：トイレ. OTジャーナル　37：600-603, 2003

5 入浴

水原 寛
(みずはら ひろし)
大湯リハビリ温泉病院・作業療法士

1 入浴とは

　入浴の主たる目的として、「身体を清潔に保つ」ことが挙げられるが、動物などにみられる身づくろいもその活動として捉えられ、動物のもつ本能的な活動ともいえる[1]。

　ヒトの入浴は乳幼児のころの沐浴から始まり、その後生活の中では、ごく普通に毎日行われている動作でもある。入浴において、湯に浸かる習慣は地域や文化的背景の影響もありさまざまであるが、一般的には身体を洗い清めるとともに、心の垢（煩悩）も洗い流すとされている。

　また、日本においては火山国という特徴から昔から温泉が親しまれてきた。湯に浸かるという文化は、江戸時代頃より銭湯として大衆に広がっていった。これは、湯に浸かり「身体を清潔に保つ」という目的だけではなく、社交の場としての文化がつくられたと推測され、本来の入浴とは心身ともにリラックスすることも重要といえる。

　ADLの中においては、衣服を身に着けずに行う活動であり、特殊な空間での活動でもあるといえる。そのような心理的側面もあり、自立したい動作の一つといえる。しかし、入浴動作を遂行するためには、更衣動作・移動動作・洗体動作とさまざまな関連動作が必要となり、対象者は多くの課題をクリアしなくてはならない。また、環境要因としてもさまざまな問題が浮き彫りになってくる入浴動作は、自立に至るまで時間を要することが多い。

　本稿では、「清潔を保つ」「心身のリラックス」「社交の場」としての入浴動作を、いかに自立させるかのきっかけを提供できればと思う。

2 浴室の環境要因

　浴室の環境要因をみたとき、出入り口には段差があり、床面は濡れて滑りやすく転倒の危険を感じさせる。直接肌が露出した状態での動作は、皮膚を傷つける心配があり危険を感じさせる。そして浴槽内での転倒は生命をも脅かす原因となる。

　銭湯や温泉場にあるような大きな浴場であれば空間は広くとられているが、家庭の浴室では、温熱効果を効率的にするために空間としては狭く、閉鎖的なつくりとなっており、壁に周囲を取り囲まれている。そのため壁による圧迫を感じることも多い。特に椅子などに腰かけると視線は下がり、壁の高さはさらに強調され圧迫感となり、身体にのけ反るような影響を及ぼすと考えられる。

　また浴槽も置き型、埋め込み型とあるが、置き型の場合には高さがあるがゆえに、壁との関係で洗い場を狭く感じさせてしまい、入浴の際にはまたぐことを困難とさせてしまうことが予測される。

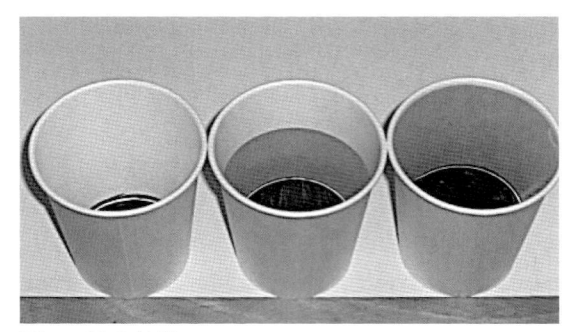

図1　湯の特性
水かさが増えることにより光の屈折で容器の底が見えてくる。

埋め込み型の場合には、浴槽底部は洗い場よりも低く、そのため深さを感じさせてしまい、壁の圧迫感により、さらに恐怖感を生み出すことが予測される。

3　湯の特性

湯の特性として、程良い温熱効果や浮力や水圧が挙げられる。浮力は重力を軽減させ、緊張している筋肉をほぐしリラックスさせてくれる。温熱効果や水圧は体性感覚や自律神経を刺激し、血行を促進させ、同時に蒸気から得られる匂いも、身体をリラックスさせる効果がある。

また、湯は流動的であり身体にまつわりつく特性を持ち合わせ、一点で起こった衝撃は波として伝播し、揺らぎを感じさせ、リラックスさせる要因にもなるが、時には抵抗感を生み出す。

そして光を屈折させる作用を持ち合わせ、現実的な距離感を錯覚させてしまい、水を張った量に応じて見えの変化をもたらす。そのため浴槽内に湯を張った浴槽底部は光の屈折により現実的な距離感を失わせてしまう（図1）。

4　健常者の入浴

入浴の際、洗い場は濡れた床面が多く、乾いた

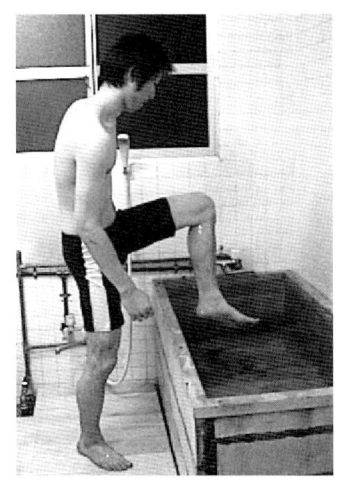

図2　浴槽への入水
左下肢から浮力と水圧などの外乱刺激を受けるが、姿勢を崩すことはない（健常者）。

床面に比べ摩擦抵抗は減少し、滑りやすい状態になっている。健常者ではその変化を足底からの体性感覚情報により捉え、注意深く活動するため、姿勢を崩すことは少ない。また、視覚情報により、自分と壁面と浴槽との位置関係を知覚することで、自らを定位することが可能となっている。同時に浴槽底部との距離感を知覚し、受けるであろう浮力や水圧に対して適応した身体を準備していく。

さらに室温と湯気の上がり具合から、温度を予測して入ることが多く、かけ湯などを施し、探索しながらときとしてゆっくりとした入浴動作となる。そのように体温と湯の温度差を確認しながら入っていくことが多く、視知覚だけではなく、体性感覚や時には鼻腔内で蒸気からの熱や匂いを感じて、周囲との関係を保ちながら、過去の経験や記憶と照らし合わせ、予測的に活動していると推測される。そのため、浴槽に対して向かっていく身体反応が観察され、脚を上げても浴槽にぶつかることなくスムーズな入浴動作が可能となっている。

片足立ちから一側下肢を浴槽に入水させるとき

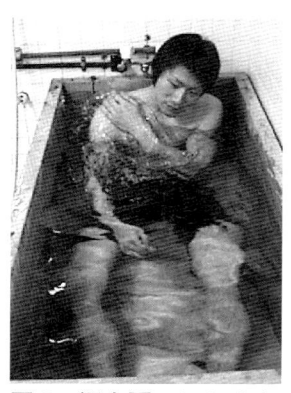

図3　湯を肩口にかける
波を起こしてもリラックスした入浴が可能となっている。

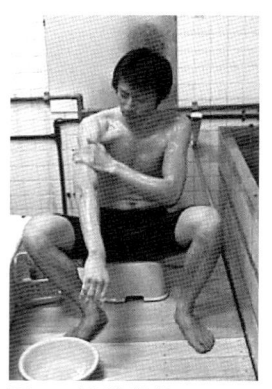

図4　洗体動作
自己身体への探索活動としての反応が連続する。

に受ける浮力や水圧は外乱となり、姿勢調節を余儀なくさせる。しかし常に支持基底面からの変化は体性感覚や視覚によりフィードバックされ、その感覚情報をもとに自律的な姿勢調節が行われている（**図2**）。

つまり入水する際は、湯の温度や浮力、水圧を常に探索し続け、身体はその変化に対し柔軟に対応することが重要であると考える。

そのように意識することのない、協調した姿勢調節が必要とされるが、浮力は身体において支持基底面からの床反力を乏しくさせ、自律的な姿勢反応を引き起こす情報源を少なくさせてしまう。

湯の中においても、「水圧と浮力と抵抗」「支持基底面と側面」との関係を常に知覚し続け、意識することのない自律的な姿勢調節をしているため、バランスを崩すことはなく、自らを定位し続けることが環境に対しての適応をつくり出していると考える。そのため、湯を肩口にかけて外乱刺激となる波を起こしても、その波に対して身体をゆだねた中で定位し続け、バランスを崩すことはなく、心身ともにリラックスした入浴が可能となっている（**図3**）。

このように、浴槽内に入るときの湯から受ける水圧や抵抗と、浮力をどのようにして自分の環境下に収めるか、支持基底面や側面との関係をどう捉えるかを、視覚情報や体性感覚情報をもとに、学習した過去の記憶と照合し、予測的に姿勢を調節し課題遂行していると思われる。

洗体動作においては、洗う手と、洗われる身体との協調関係をみることができる。基本的に、身体をこすることにより、自らの皮膚にゆがみをつくることで、方向性を知覚し遂行する。右上肢の洗体の際には左上肢は洗う側としての反応をみせ、その運動性は相反する動きとして捉えることができる。洗う手と洗われる手との間には、常に自己身体への探索活動としての反応がみられる（**図4**）。また、石鹸を使用することにより、皮膚表面に対し滑らかさを増し、連続した感覚情報が提供され、途切れることなくスムーズな洗体動作が可能となっている。

5　対象者の入浴とは

対象者の入浴は、「清潔を保つ」ことが最優先され、目的としている「リラックスする」「社交の場」に不利益を被っていることが多い。「清潔を保つ」ことに関し、なんら問題があるわけではなく、「リラックスする」「社交の場」としての尊

厳を復活させることが重要と考える。

リフトによる介助浴の対象者の中には、「怖い」「体が浮いてしまう」「緊張したままの入浴となる」との話を聞くことがある。リフトに寝かされた状態は天井を見たままの入浴となり、周囲からの手がかりをもとに自己定位することが困難となり、湯の温度や深さを知覚することができない。このことは、予測的に姿勢調節することを困難とさせる。また入水した際、突然浮力と水圧にあうことを意味しており、支持基底面からの反力を奪う浮力は恐怖を与える材料としかなりえないと考える。また、ADL自立レベルの対象者の中でも、「滑りそうで怖い」「湯の中では脚が浮いてしまう」などの訴えを聞くことは少なくない。

洗体動作において、対象者からは「身体が揺れる」「洗い残しができる」などの訴えを聞くことがある。洗体動作とは身体をこすることにより、皮膚にゆがみを生じさせ、途切れなく自己身体を探索する活動と捉える。

対象者の多くは、皮膚に変性を起こしていることが多い。筋緊張の亢進している部位の皮膚は可動性が乏しく粘弾性を失っていることが多く、筋緊張の低下が認められる皮膚は緩み、従重力方向へ変位していることが多い。いずれの状態にしても感覚情報を捉えにくい状態にあるといえる。

また、身体をこすることは外乱刺激となり重心の変化をもたらすが、身体を定位することが活動を遂行する際には必要とされる。重心の変化は常に支持基底面からフィードバックされた感覚情報として感知され、その変化に対応した柔軟なバランス反応が要求されると考える。

6 対象者像

50代男性で右片麻痺を呈していた。Br-stage上肢・手指Ⅳ～Ⅴ、下肢Ⅴ～Ⅵレベルであったが、バランスを要求するなど緊張した場面において連合反応が観察された。また、右肩には運動時痛がみられていたが、自己管理もされてきており、ADLにおいては独歩可能で入浴以外は自立レベルであった。

自宅浴槽は置き型のもので、外泊時に入浴したところ、またぐことはできていたが、膝や足部を浴槽にぶつけてしまうとの訴えがあった。また同時に、「浴槽内で脚が浮きバランスを崩してしまうこともあり、浴槽の縁につかまり入浴していた」との訴えがあった。家屋改造も検討したが、借家のため、改造して手すりを設置するのは困難であり、より安全な入浴動作の獲得に向けて介入を行った。

麻痺側下肢を支持としてまたぐ身体能力は備えていたが、片足立ちの際には骨盤が右後方へ後退し、股関節のアライメントを変位させ支持性を乏しくさせていた。そのためバランスを崩し、麻痺側足趾の背屈が観察され、同時に上肢には連合反応が出現していた。実際の入浴場面では、「湯から受ける浮力によりバランスを崩してしまうかもしれない」と本人は予測していた。

家庭にある置き型の風呂に似た場面で実際に入浴動作を行ってみたところ、動作前から過剰に緊張している様子が観察された。非麻痺側から浴槽に入り、安全を考慮し、浴槽の縁を両側上肢でつかまろうとするが、縁をうまく捉えることが困難であった。浴槽内に向かっていく反応が乏しく、膝や足部を縁にぶつけてしまう様子が観察された（図5）。

湯の中においては、浮力の関係で麻痺側下肢が浮くことにより非麻痺側下肢が引きずられるように浮いてしまい、姿勢を崩すことに恐怖を感じ、表情は硬く常に浴槽の縁につかまり、身体を湯にゆだねたリラックスした入浴とはいえなかった（図6）。

洗体動作において、非麻痺側上肢で麻痺側上肢を洗う場面では、麻痺側上肢の皮膚にゆがみをつ

思われる。

　過去の記憶と照合し、予測的に姿勢を制御し、次に起こる反応は常にフィードバックされた情報を手がかりとしての活動が必要とされる。このことは、いわば探索活動とも捉えることができる。連続した運動に対し、連続した知覚情報は必要不可欠であり、そのことは同時に自己身体の知覚にもつながり、外界に対して自己定位していると考える。これらがうまく成立していることが環境を取り込むことであり、環境適応であると考える。

　人はさまざまな物に囲まれて生きており、その環境との協調関係を崩したときに、ADLは困難なものとなる。物のもつ特性を知り、環境と身体活動の間に何が起こっているのかを十分に観察し、考えていくことの重要性をあらためて感じた。

文献
1) 柏木正好：環境適応　DVD 第1巻　日常生活活動（ADL）－身体の自己管理．青海社，2006
2) 柏木正好：環境適応－中枢神経系障害への治療的アプローチ．青海社，2004
3) 山本伸一，他（編）：活動分析アプローチ－中枢神経系障害の評価と治療．青海社，2005

6 調理

永田誠一
柳川リハビリテーション病院・作業療法士

1 はじめに

　調理は、生活関連動作の一つとして分類され、しばしば、その自立が治療目標となる。また、課題の特性上、多くの食材や道具、加熱処理などが用いられ、対象者へ変化に富んだ多様な感覚情報を提供することができるため、知覚−運動アプローチにおいても重要な場面と考える。
　杉田[1]は、人類の食文化を象徴しているのは、「道具の使用」「火の使用」「食物の味つけ」の3つであると述べている。さらに柏木[2]は、食材が食物へ変化する過程では、視覚や聴覚、さらには放射熱や湯気の知覚などの総合的情報が関与し、それらの変化に対応した情動反応や身体反応が生じると述べている。治療アプローチにおいては、これらを有効に活用することが望まれる。

2 調理場面における健常者と片麻痺者の反応

1）包丁操作

（1）健常者

　切る対象に向けて包丁が真っすぐに向かう必要があるため、操作側の半身をやや引いた非対称姿勢となることが多い。しかし、重心は左右の中心に定位し、骨盤や操作側の肩甲帯は前方に向かうことで、包丁を通じて対象から受ける感覚情報を適切に知覚して、主に前にずらす力で切ることになる。そのため、大根のような反力を感じやすいものはその抵抗を手がかりにし、油揚げや肉のように反力を感じにくいものは純粋に刃が繊維を切断する感覚を手がかりにして操作するなどの自律的な調節が可能となる（図1）。

（2）片麻痺者

　操作側である麻痺側の骨盤帯が後方に引かれ、重心も非麻痺側へ固定的となる。そのため、上肢機能自体はある程度の能力を有するにもかかわらず、包丁と対象が適切な関係をつくることができず、抵抗感などの操作に必要な感覚情報を十分に得ることができない（図2）。

2）片手鍋の操作

（1）健常者

　片手鍋を把持するとき、重心が取手よりも先に位置するため下方への回転トルクが生じる。それに対して、健常者は、母指球と小指球で取手を安定させて橈側の手指や手関節で調節を行う。このときに必要な要素は、単に握力を強めるのではなく、鍋の重心位置を探索して、適切な力の方向を探ることである（図3）。

（2）片麻痺者

　下方への回転トルクに対して、力負けをしやす

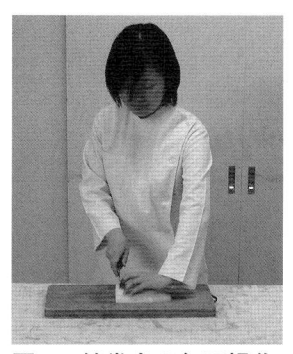

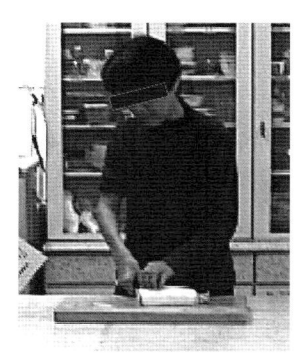

図1　健常者の包丁操作　　図2　片麻痺者の包丁操作（右片麻痺）　　図3　健常者の片手鍋の操作

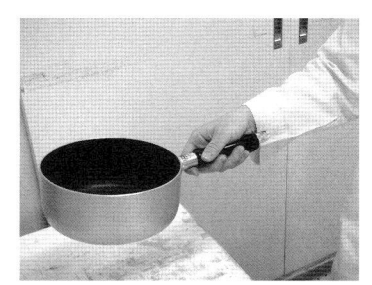

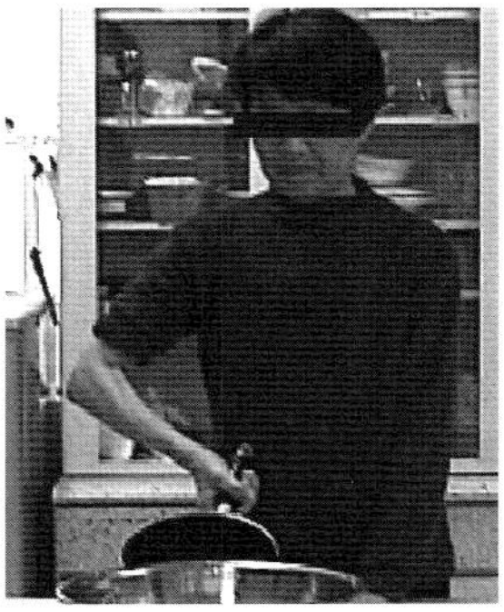

図4　片麻痺者の片手鍋の操作 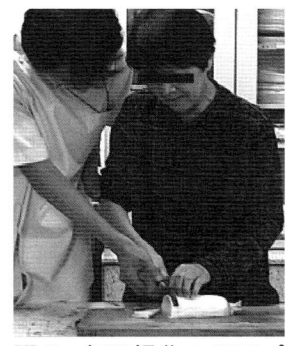　　図5　包丁操作へのアプローチ 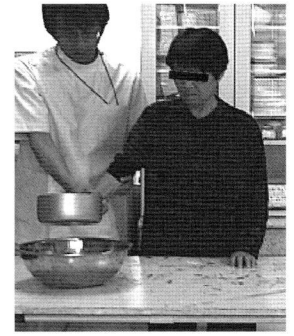　　図6　片手鍋の操作へのアプローチ

い。肩甲帯などの中枢部や肘は力んで対応しようとするが、手指において探索が不十分なため筋力を生かしきれない状況である（図4）。

3　アプローチの一例

包丁操作の場面では、作業療法士は麻痺側より対象者の身体に幅広く接触し、骨盤帯や肩甲帯が対象に向かいやすいように手がかりを与える。その中で、誘導を行い、包丁と食材の間に生じる抵抗感や刃先が切れ込むなどの感覚経験を促す（図5）。

片手鍋についても同様に、誘導を用い、鍋の重心探索を促す。その際に、橈側よりも尺側での接触を強め、重力により生じる慣性モーメントなどを手がかりにする必要がある（図6）。

包丁で切った食材を鍋で煮たり、味噌を混ぜて味噌汁をつくる。その際に、意図的に放射熱や湯気が感じられる位置に鍋を配置したり、嗅覚的な変化を自発的に探索することを促す。これにより、食欲や心地よさなどの動機づけや情動反応を引き出し、結果的に身体が対象へ向かうアクションを生じやすくする（図7）。

これらの過程の中で、姿勢や上肢の運動コントロールは向上し、包丁や片手鍋の操作様式も徐々に改善がみられている（図8、9）。図10、11は、アプローチ前とアプローチ後の手づかみによる食事の変化である。前日は、麻痺側肩甲帯が後退し、肩関節も外転位を示し、手と口の協調性が不十分なことで下顎が過開口となる過剰反応を示している（図10）。アプローチ後は、上肢コントロールが良好となり、過剰反応も減少している（図11）。

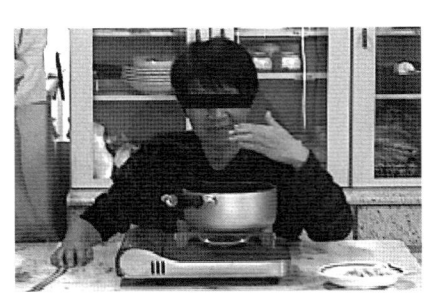

図7　嗅覚的な変化の探索

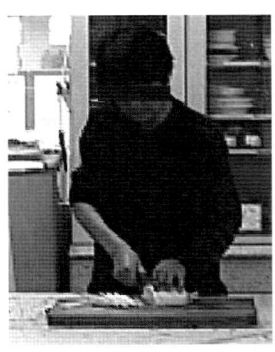

図8　アプローチ後の包丁操作

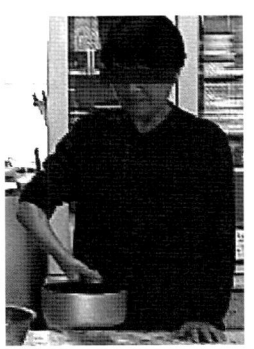

図9　アプローチ後の片手鍋の操作

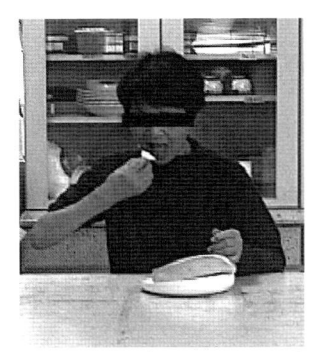

図10　アプローチ前の手づかみによる食事

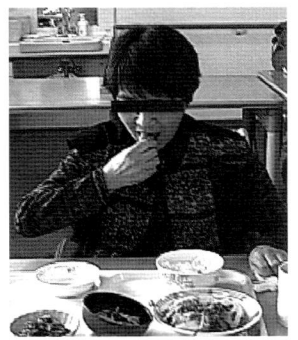

図11　アプローチ後の手づかみによる食事

4　おわりに

　調理は、それ自体が感覚運動アプローチの場面になりやすいということのみならず、食事とも前後関係をもつことから、食事の先行期へのアプローチとしても検討できる。食べることのもつ、本能的で動物的な側面とヒトとしての文化的な側面の双方をぜひアプローチに活かしたいと考える。

文献
1) 杉田浩一：調理文化の創造と変容．石毛直道，他（編）：講座　食の文化　第三巻．（財）味の素食の文化センター，1999，p17
2) 柏木正好：日常生活活動．柏木正好：環境適応—中枢神経系障害への治療的アプローチ，第2版．青海社，2007，pp200-201

7 掃除

中島聡子
土佐リハビリテーションカレッジ・作業療法士

1 はじめに

　個々の日常生活の中で、「清潔」の基準には個人差があり、それによって自己身体や身辺の清潔の保持に対する価値観やその頻度、到達基準は当然違ってくるであろう。清潔好きといわれる日本人においては、掃除が行き届いているかいないかで、その空間に所属する人の価値観や人柄、能力までも推し量ることもある。また、社会生活・学校生活、地域行事、年中行事などにおいては、掃除は人の生活の一部に組み込まれてきた。
　片麻痺者が入院生活から社会へ復帰し、活動範囲を拡大していく中で、個人の快適で文化的な生活のためだけでなく、社会生活・集団生活においても、生活や交流がなされる"場"の清潔を保つ行為は、獲得するに値するものであるといえる。

2 掃除の動作と道具

　掃除活動には、整理整頓などの片づけから、「吸う」「払う」「掃く」「まとめる」「拭く」「さする」「洗う」「磨く」などのさまざまな動作が含まれる。また、掃除する対象物（畳、床、ガラス、タイルなど）の形、汚れの性質により、それに対応する道具もまたさまざまにある。片麻痺者にとっては、道具操作を必要とする点、上肢活動に移動が伴う点、活動のバリエーションが多い点など、苦手とする要素も多い。その結果、掃除活動がその人らしい掃除の価値基準まで到達できていないことが多い。
　介入では、掃除の中のバリエーションの多さへの対応として、掃除動作全般に共通する要素とそれぞれの道具の特性を分析し、身体・道具・環境の相互作用をもたせる介入により、多くの活動に般化させることが重要となる。

3 掃除機

1）健常者の反応

（1）掃除機のヘッドと床面との関係性の成立

　掃除機にはさまざまな種類があるが、共通する用途は効率的に細かい埃までもれなく吸い取ることである。動作として重要となるポイントは、ヘッド（吸込み口）の操作のしかたと本体・コードの扱いなどが挙げられるが、ここではヘッドの操作について述べる。効率的な吸塵のためのヘッド操作で重要なことは、吸引力によりヘッドの下面と床面とを密着させることと、密着を維持したまま移動させることである（図1a）。その際、力を加えすぎたり、素早く動かしすぎたりすると、ヘッド面と床面の密着性を弱め、埃や塵を十分に吸引することができない（図1b）。

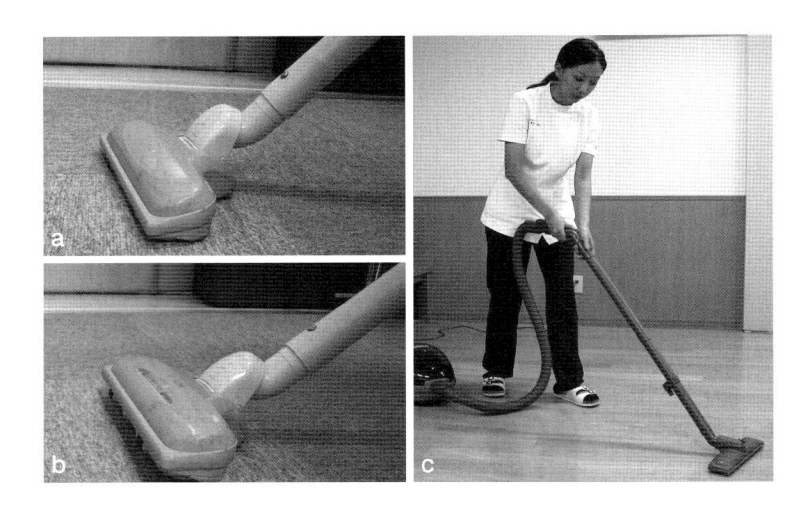

図1 掃除機操作（健常者）
a：ヘッドと床が密着、b：ヘッドへの圧力が不均衡、c：前後左右への下肢の踏み替え

（2）ヘッドと床面の関係を調整する上肢操作の知覚-運動とそれに追随する下肢

道具使用について、入來[1]は道具が身体の一部となると同時に、身体は道具と同様の事物として「客体化」されると述べ、山本[2]はGibsonやAffolterらの知見により、道具操作のための条件の一つとして「道具の先を感じとる」ことの重要性を述べている。健常者の掃除機操作は、手からヘッドと床面の接触を知覚し、視覚的・聴覚的にも埃の吸引を確認しながら行う。このような効率的な作業が行えているとき、必然的に頸部・肩甲帯周囲はリラックスして下制し、肘や手関節でのコントロールにてヘッドの方向転換を行っており、非利き手（左手）は軽く添えられている程度となる。また下肢は、操作方向への追従に対する構えとして、膝の緩みがつくられ、前後左右にきめ細かく踏み替えができる（図1c）。結果的に、身体運動の効率化と作業自体の効率化が得られる。

2）片麻痺者の反応
（1）非効率的な上肢と全身の活動

軽度の左片麻痺者。両手にて操作を行うが、掃除機のヘッドで床面を強くさするように動かすため両肩甲帯周囲・頸部の緊張は強く、操作方向は直線的となり、1回のストロークが大きい。ヘッドを遠方へリーチさせる際には、ホース全体にもたれるように押しつけを強め、同時に下肢は膝がロッキングされた状態となっている。また、このような下肢の状態からホースを引き戻す際には、腰背部の緊張を強めることとなり、腰への負担も大きい。対象者からは腰痛や「掃除機が重い」との訴えが聞かれる。このような動作パターンでは、一見ダイナミックに動けているように見えても、上肢の押しつけによりヘッドと畳との相互作用を知覚できず、その結果、塵を十分に吸い込みきれておらず、課題の未達成となっていることが多い（図2a、b）。

（2）作業と移動の分断

上記のような全身の緊張を強めた状態で、さらに移動が加わると、全身活動に先行するヘッドの方向転換のための肩関節の内外旋と前腕の回内外

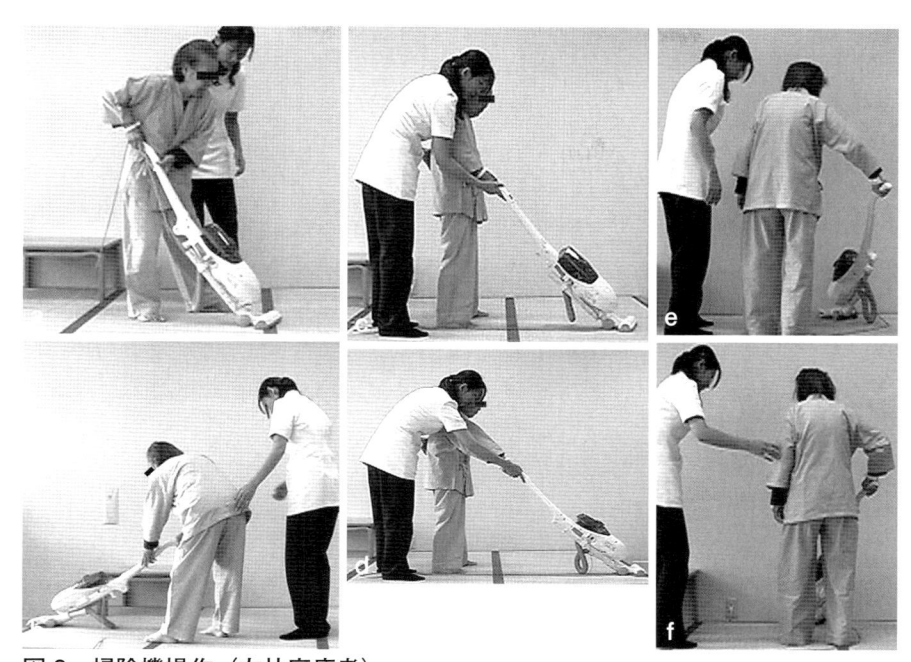

図2 掃除機操作（左片麻痺者）
a,b：介入前の掃除機操作、c,d：ヘッドと畳の密着感を確認、e,f：介入後の掃除機操作

が入りにくい。また、下肢はロッキングして重心が後方に残り、上肢の作業中は重心の変化をつくりにくい状態となっている。つまり、上肢でのストローク作業と歩行とが分断され、非効率な活動となる。片麻痺者は、その非効率さへの戦略としてさらにストロークを大きくとろうとするため、悪循環に陥る。

3）具体的な知覚−運動アプローチ
（1）筋・関節の中間コントロール

ヘッドと畳との密着感を知覚し、それを調整するためには、肘関節運動の筋の適度な筋緊張と、肘の微細なコントロールを伝える手関節の安定性が必要となる。作業療法士は対象者の手背から手関節を安定させ、肘の中間コントロールを誘導し、同時にヘッドと畳の密着感に注目させることで、掃除機を介した畳の知覚が行いやすいよう援助している（図2c、d）。

介入後、ヘッドの押しつけが減少し、畳との密着を維持したままヘッドを壁際に沿わせるなどの操作も行え、両肩甲帯周囲・頸部の高緊張が改善された。また、肘での力加減の微調整や上肢の回旋での方向転換が楽に行えるようになり、ヘッドの移動方向に追随して回り込むような複合的な移動もみられ、作業しながらの移動が可能となった（図2e、f）。

4 ペーパーモップ

1）健常者の反応
（1）作業空間での自己身体と対象物との位置関係の成立

掃除する空間には、床や壁などの平面・側面構造だけでなく、椅子やテーブルなどの家具が配置されている。その中で、これから起こす活動に対して予測的かつ自律的に、自己身体の適切な立ち位置を決定する必要がある[3]（図3a、b）。このとき、空間での身体定位の参照となっているのは、

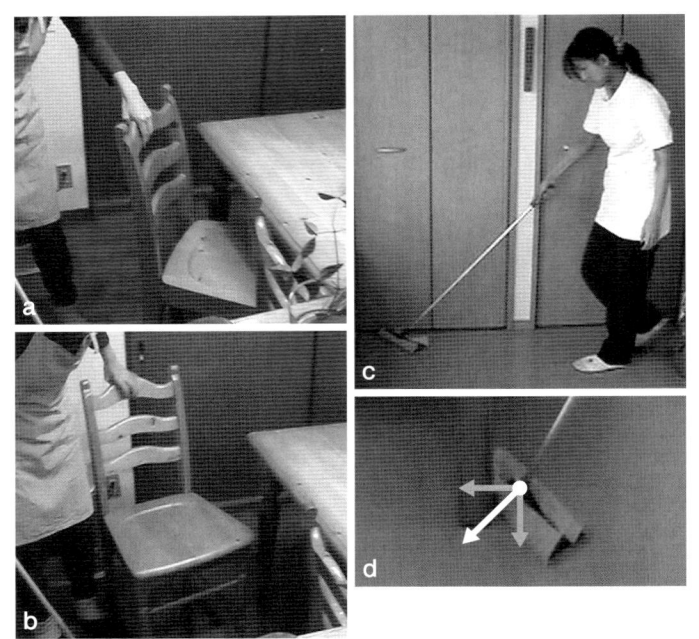

図3 ペーパーモップの操作（健常者）
a, b：椅子を引く際の予測的な立ち位置、c：健常者のペーパーモップの操作、
d：対象物に沿わせる際の力の方向

床や壁のきめの変化であり、周辺視野から捉えたそれらの情報が身体感覚と一致していることが重要となる[4]。

2) 道具を対象物の形状に沿わせる

掃除機とほぼ同様の要素が必要となるが、掃除機と違って吸塵されないため、絡め取った塵を逃さないよう、さらに床との密着を維持して塵を寄せ集めることが求められる（図3c）。そのために、ペーパーモップのヘッドを回転させたり、壁や家具に沿わせて隅々までヘッドを届かせたりすることが必要となる（図3d）。

2）片麻痺者の反応

(1) 活動への予測的な立ち位置の選択の困難性

片麻痺者は、活動に対する予測的な立ち位置の決定が困難なことが多く、対象物への接近は直線的で、対象物に近づきすぎたり遠すぎたりする場面がみられる。図4aは、椅子を引くという課題に対して、椅子を引いた分のスペースをつくって回り込むことができず、近づきすぎた場面である。

(2) 対象物に道具を沿わせることの困難性

構造物や家具の周辺のモップがけの際も、操作は直線的で性急であり、椅子の脚などに何度もモップをぶつける（図4b）。動作を失敗するたびに右肩甲帯の緊張が高まり、橈側優位のモップ操作となり、ますます末梢の操作性は阻害される。これは、道具を介した対象物との距離感の問題と、道具操作の基本となる身体の延長としての道具の取り込みがなされていないことの問題であると推測される。

3）具体的な知覚−運動アプローチ

(1) 視覚と固有感覚の整合

姿勢制御には視覚・前庭感覚・固有感覚が必要であり、また身体像の生成や空間視にも視覚だけでなく体性感覚が必要であることがいわれてい

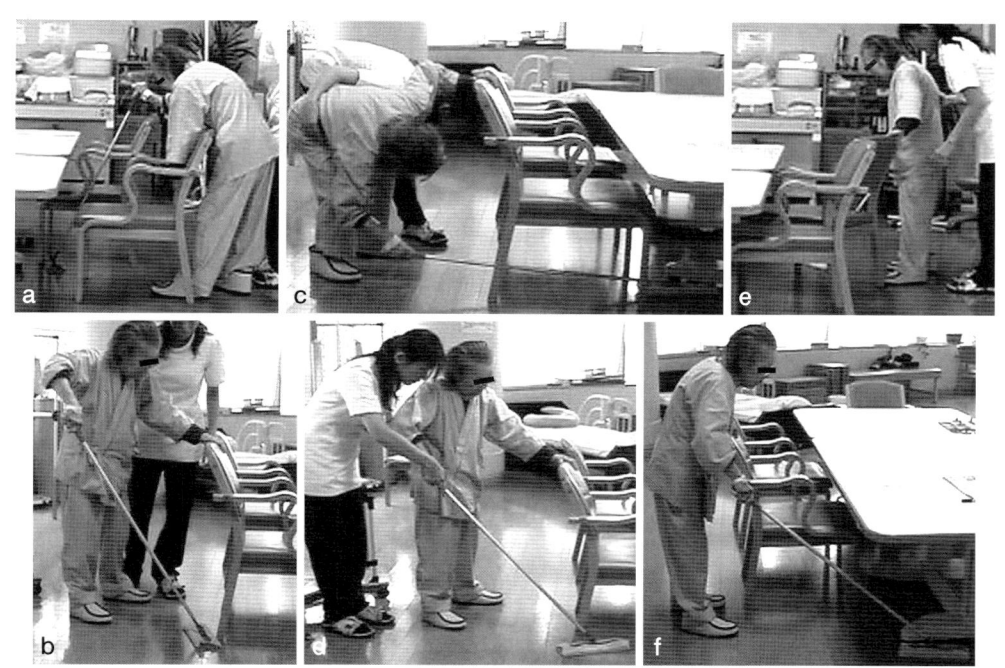

図4 ペーパーモップの操作（左片麻痺者）
a：介入前の椅子引き動作，b：介入前のペーパーモップがけ，c：テーブルの下を覗き込んでのペーパーモップがけ，
d：運動方向への誘導，e：介入後の椅子引き動作，f：介入後のペーパーモップがけ

る。またそれらは、移動などの身体の動きに同期していることが重要である。介入においても、これらの情報の量とタイミングを考慮して関わる必要がある。図4cは、対象物との距離感を的確に認知するために、視覚（中心視野・周辺視野）、前庭感覚（頭部の回転）、固有感覚（道具を含んだ全身の運動）を同期して強調させる課題として、テーブルの下を覗き込みながらモップがけを行っている。作業療法士は、従重力活動に対する膝関節の緩みと安定性を補っている。介入後は、引かれる椅子の分のスペースを空けた立ち位置を選択できている。

（2）床と構造物を同時に知覚する

道具の操作としては、掃除機と同様の要素が必要となる。ただし、ペーパーモップは掃除機よりヘッドの回転が大きく、テーブルの脚などの周囲に沿わせやすいため、その利点を活かす操作が必要となる。モップを対象物の形状に沿わせる操作では、道具先端の知覚に加え、対象物の形体を知覚することが必要である。Katz[5]やGibson[6]は、アクティブタッチという言葉で、外界の知覚には能動的に触れることが重要であることを述べている。片麻痺者が随意性をもつようになっても、運動方向と力加減の不適切さがみられることがある。よって介入では、ヘッドから構造物の形状を知覚できるよう、接触の運動方向を示すことが必要となる（図4d）。この場合は、床面方向と椅子の脚の方向への2方向から起こるベクトルが適切な運動方向である（図3d）。介入後は、対象物に沿った道具の先端の操作が可能となる（図4e、f）。

5 台拭き

1）健常者の反応

（1）手掌内の圧の切り替え

拭く動作（以下、ワイピング）では、道具操作

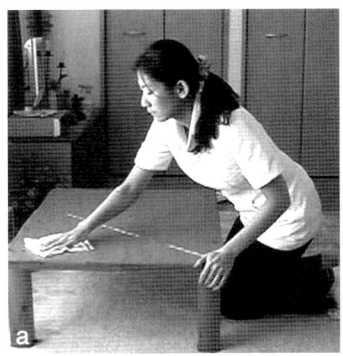

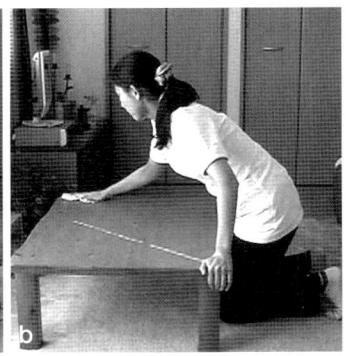

図5　台拭き動作（健常者）

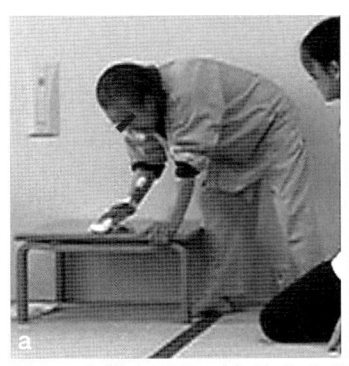

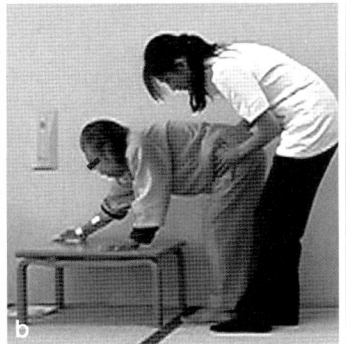

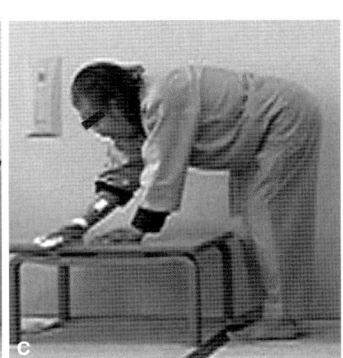

図6　台拭き動作（左片麻痺者）
a：介入前の台拭き動作、b：姿勢の修正と重心の誘導、c：介入後の台拭き動作

の原則と同様に、布巾を通した机の面の形体の知覚が重要である。加えてワイピングにおいて重要なことは、手掌面内で知覚を先導する部位が、運動方向によって切り替わるという特徴である。上肢が内転する際には手の尺側に、外転する際には手の橈側に圧が加わり上肢の運動を先行する。これに追随して、非作業側の上肢は、運動の参照点として抗重力・従重力に働き、両下肢間では重心の切り替わりも起こる（図5a、b）。

2）片麻痺者の反応
（1）非対称姿勢（重心の変化のつくりにくさ）

図6aは、介入前のテーブルのワイピングである。作業範囲に対して非対称に構えることは、重心を偏らせ、動作のスムーズさを保障し、動作に追随した重心の変化をつくりにくくさせる。その結果、ワイピング範囲は拡がりにくく、非効率的な活動となる。

（2）ワイピングの面の狭さ（手掌内での切り替えのなさ）

姿勢の非対称の影響で、布巾の操作は非連続的で、指先でかき集めるようなワイピングとなる。このときの手掌は、母指・示指を中心とした橈側で布巾を握り込み、机を面で捉えることができていない。また、非作業側の麻痺側上肢は、肘がロックしており、抗重力活動から従重力への切り替えが起こりにくい状態である。

3）具体的な知覚−運動アプローチ
（1）姿勢の修正

ワイピングのように、支持基底面内での左右への重心の切り替えを必要とする活動では、開始肢

位を対称姿勢にすると、その後の活動での重心の変化を起こしやすい。図6bでは、姿勢の修正と、動作に伴う支持基底面内でのごくわずかな重心の変化を誘導している。

(2) 手の操作の確認

布巾を操作する手掌内での圧の変化を操作する手に直接介入する場合もあるが、このときは姿勢の修正の介入の中で、上肢の操作性の改善が確認できたため直接介入は行っていない。その後のワイピングでは、操作を保障する非操作手や下肢の重心の変化がつくりやすくなったことから、動作全体が連続的でスムーズになった。また、操作範囲が拡大し、手の開きがみられて手関節橈尺屈を伴った手掌内での圧の変化がつくられた（図6c）。

6 窓拭き

1) 健常者の反応

(1) 視覚の先行とそれに追随する上肢・体幹・下肢

樋口[7]は、「ヒトが身体運動を通して空間内の対象物に働きかける時、身体運動に先立って、視線がその対象物に向けられる」と述べている。また、「後になって操作する対象物に一瞬向けられる視線」を「先見性固視」と呼び、それが運動計画に重要であるとしている。健常者における窓拭き動作でも、これらは観察され、視線の先導に対して、上肢・体幹・下肢は追随している（図7）。

(2) 抗重力位での手掌内の圧の変化

壁や窓ガラスなどの抗重力位でのワイピングは、タオルが手から落下する可能性があるため、タオルを握ったり指で挟んだりして行う。しかし、基本的な手の中での圧の変化については、把持形態にかかわらず起こっている。

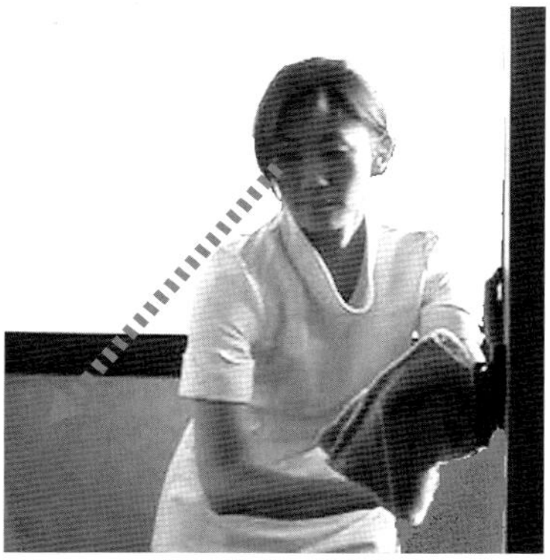

図7　窓拭き動作（健常者）

2) 片麻痺者の反応

(1) 視覚と固有感覚の不一致

症例は、左側に視線を移しにくい状態を呈していたため、左側へのワイピングの際に視線が先行せず、左側へのワイピングの範囲が極端に狭くなっていた（図8a）。机のワイピングと違って、透明で大きなガラスである点で、奥行きや広さへの視覚的手がかりが少ないという、窓ガラス特有のワイピングの難しさもある。

(2) 手の形の変化のなさ

右側からワイピングを開始するが、左側へのリーチが不十分であるため、左からの折り返しはなく、常に右から1回1回ワイプする断続的な動作であった（図8a）。手は母指と示指でタオルを挟み、常に尺側のみに圧がかかった状態であった。手掌の圧の変化をはじめとする手の分節的な運動がないため、汚れがかき寄せられるだけの非効率的な動作となっている。

3) 具体的な知覚–運動アプローチ

(1) 視覚と固有感覚の一致（タイミングの整合）

症例のように、追視での眼球運動の誘導が可能なケースには、動作に先行させて作業療法士のポインティングにて視線を誘導する（図8b）。ケースによっては汚れなどに注目させる口頭指示でも有効である。重要なことは、視覚にてターゲット

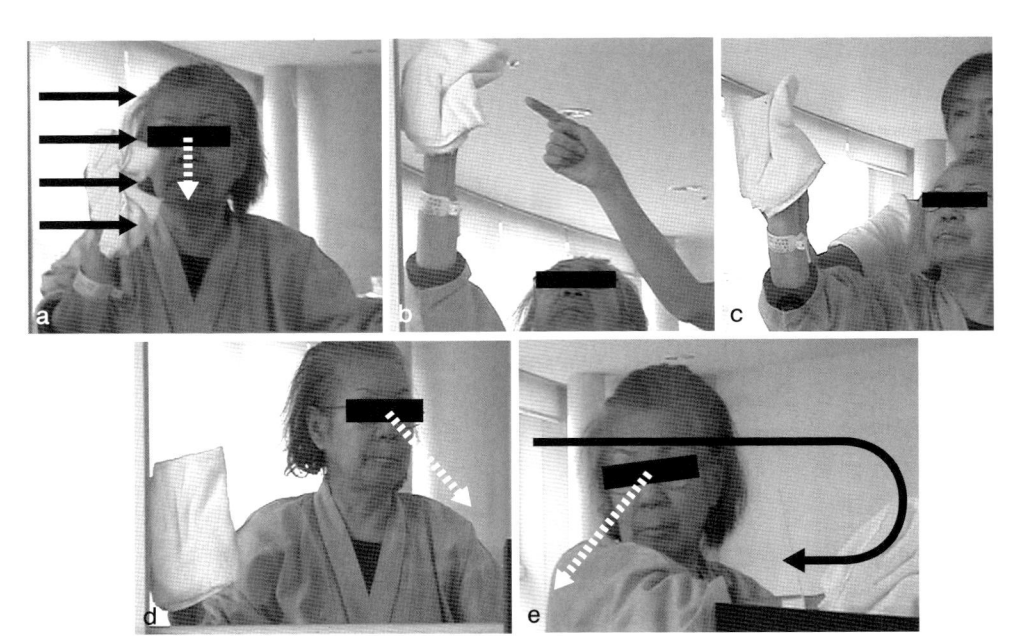

図8 窓拭き動作（左片麻痺者）
a：介入前・視線の先行の低下、b：ポインティングでの視線の誘導、
c：手掌面の圧の切り替えで運動方向への構えをつくる、
d：介入後・視線の先行の出現、e：介入後・連続したワイピング動作

を確認のうえ、上肢操作が行われるという点である。上肢操作は、視覚でターゲットを捉えたタイミングで、ワイピングを方向づける手掌の圧の変化を促す（図8c）。ワイピングの要素を視線の誘導→手の構え（手掌内の圧の変化）→ワイピング（リーチ）とし、これらを分離的から協調的へと段階づける。介入後、手の動作に先行する「先見性固視」が広い範囲でみられ、続いて起こる上肢操作も運動の切り替えが起こった連続的なものとなっている（図8d、e）。

7　まとめ

　掃除動作は、さまざまな空間の中で作業と移動が伴う動作である。したがって、環境と身体と課題の特性とを整合させる関わりが必要となる。

［環境］　①視覚的手がかりを確保し、身体と空間の適切な位置関係を提供する。

［課題］　②道具の先端の知覚を促す。
　　　　　③そのために情報提供の量とタイミングを調整する。

［身体］　④①〜③を保障する身体状況の基本は、対称姿勢・中間位である。これは、非対称姿勢への姿勢変換、運動方向の切り替えに対応するものである。

　上記のことを考慮することで、掃除場面への直接介入が実用的かつ治療的となる。

8　おわりに

　身体機能的に比較的分離の進んだ対象者は、重症者に比べて、動けているから課題遂行ができていると判断されやすい。早期離床・早期ADL自立など、治療にスピード感が求められる時代こそ、動ける対象者の繊細で切実な困りごとを見逃してはならない。そのためには、まず実際の仕事効率、

結果の満足度を評価し、次に、作業の過程を知覚−運動の視点で分析し、治療することが必要である。

文献

1) 入来篤史：知性の起源―未来を創る手と脳のしくみ．理化学研究所脳科学総合研究センター（編）：脳研究の最前線．講談社，2007, pp160-171
2) 山本伸一：上肢機能の理解とアプローチ．山本伸一，他（編）：活動分析アプローチ―中枢神経系障害の評価と治療．青海社，2005, pp10-17
3) 高橋栄子：APDLのための活動分析アプローチ 掃除―活動分析アプローチの視点に基づいた作業療法支援―．臨床作業療法 4：417-423, 2007
4) 柏木正好：移動行動と視知覚．柏木正好：環境適応―中枢神経系障害への治療的アプローチ，第2版．青海社，2007, pp98-102
5) Katz D：Der Aufbau der Tastwelt. Barth, Leiptig, 1925（LE Krueger（ed）：The world of touch. Erbaum, Hillsdale, 1989）
6) Gibson JJ：Observations on active touch. Psychol Rev 69：477-490, 1962
7) 樋口貴広：視線行動と身体運動．樋口貴広，他：身体運動学―知覚・認知からのメッセージ．三輪書店，2008, pp93-108
8) 山本伸一，他：中枢神経疾患に対する機能的作業療法．OTジャーナル 37：502-507, 2003

8 車の乗り降り1

平石武士
日高リハビリテーション病院・作業療法士

1 車の乗り降り

　車の乗り降りは、車内⇔車外の空間の移動であり、移動空間への適応が鍵となる。車外から車内への移動（乗車）は、地面より高く自分の身体よりも低い狭い枠で囲まれた空間を、ドアや座席、ダッシュボードを避けながら乗りこまなければならない（図1）。つまり、車体、ドア、座席、ダッシュボードなどに衝突しないように身体を合わせ、従重力的に姿勢調整しながら移動する活動と考えられる。

　一方、車内から車外への移動（降車）は、車外の状況にもよるが、車が隣接する狭い駐車場などでは、わずかに開いたドアと座席とダッシュボードに囲まれた狭い空間の中から抜け出さなければならない。つまり介在物からすり抜けるように、姿勢調整しながら移動する活動と考えられる。さらに降車は、車外に足を降ろす際の足底支持基底面と座面との距離や介在するドアの開口スペースなどの構造上の要素が、座席からの立ち上がりの妨げとなっている場合もある。この問題については、福祉車両などで座席が可動する車種も販売されているが、本稿では、健常者がどのようにして空間の中を円滑に移動できているのか、また、中枢神経疾患を有する片麻痺者が抱える問題とそれを解決するためのアプローチについて考える。

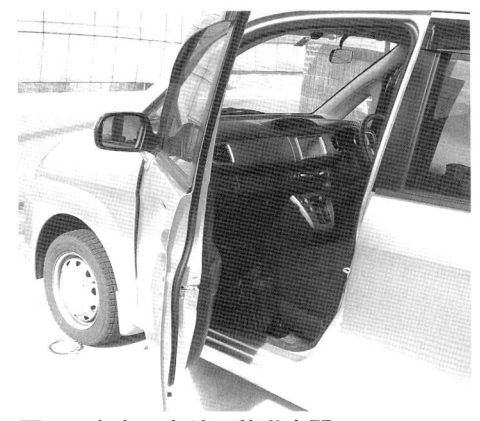

図1　車内⇔車外の移動空間

2 健常者の反応

　健常者は、乗車のために車に接近する場合、どの方向から接近することが効率的か、どのくらいのスピードで接近したらどのくらいの時間で到達できるのかなどを移動しながら認識している。これを可能にしているのが、自ら動いたときに生じる視覚の変化である。

　Gibsonは、対象者が環境に接近したり離れたりするときに生じる包囲光配列の構造の変化、見えの変化やキメの変化が、外部からの視覚情報と同時に自身の動きについての感覚も認識させてくれると述べている[1]。柏木[2]は、周辺視野による光学的流動検知は、運動だけでなく接近から接触

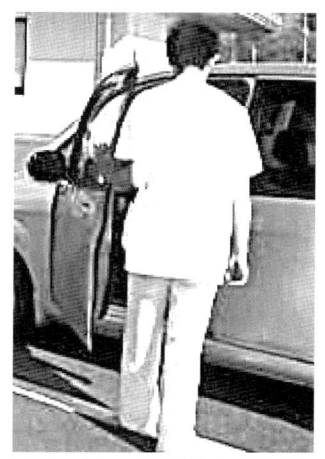

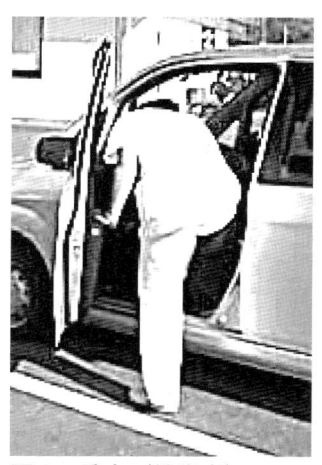

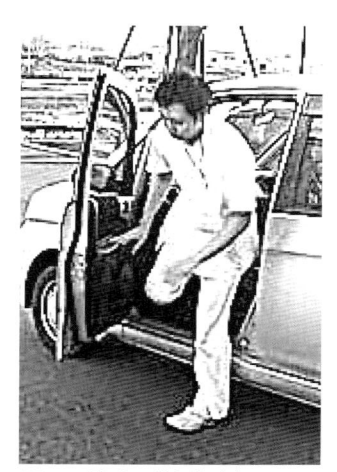

図2　車への接近（健常者）　　　図3　乗車（健常者）　　　図4　降車（健常者）

に至る体性感覚的な予知と探索に関わっているという。伊藤[3]は、視覚の変化の重要性を述べたうえで、移動の手がかりとなる外部環境の変化は、視覚だけに依存しているのではなく、インターモダルな（モダリティにまたがった）ものであると述べている。

　つまり、健常者は、自分自身が円滑に移動することにより、連続的で滑らかな視覚や他のさまざまな感覚モダリティの変化をつくりだし、その変化を手がかりに、ドアを開いた際に生じる空間に向かって効率よく接近できるものと考える。さらに円滑な移動には、体幹や頸部の安定性や、移動時に支持面から受ける固有感覚、視覚系・前庭系の協調関係などが重要と考える。

　実際の健常者の車に接近する場面を図2に示した。体幹・頸部は乗車口に向かい、接近の距離はドアを開いた際にドアが自身の身体に衝突しない程度の距離を確保している。ドアを左手で開きながら、わずかに体幹は右側が前に出て回旋し、頭頸部・体幹が車のフレームに衝突しない程度に屈曲して、右肩甲帯・右下肢、ついで殿部が車内に入る（図3）。この頭頸部・体幹の屈曲の度合いも、接近に伴う視覚や周辺視野の変化から、ある程度は決定され、活動は流れるように連続的に遂行される。またそれを実行する際は、右側半身の乗車を保障する左下肢のミッドスタンスの安定も重要である。図3の健常者の例は、左手はドアに右手は座席に接触している。これは、身体の安定を援助する働きもあるが、側面に接触（探索）することで、さらに周辺の状況が捉えやすくなり、車内空間への移動を円滑にしてくれているものと考える。

　次に降車は、健常者の場合、車外環境にもよるが、自分自身の身体が通れるほどの隙間分ドアを開き、開きながら下肢・左肩甲帯、頭頸部を外部環境に向けて車内から出し、そのまま足底に体重をのせ、身を乗り出すように体幹・下肢を伸展して車外に出る（図4）。その際右手はドアに接触し、身体の安定と外部環境への移動を支援している。

3　片麻痺者の反応

　対象者は、左片麻痺を呈するが、杖歩行は自立している。左上肢も補助的に日常生活の中で使用

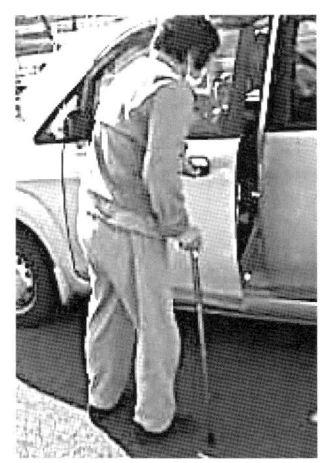

図5　車への接近（左片麻痺者）

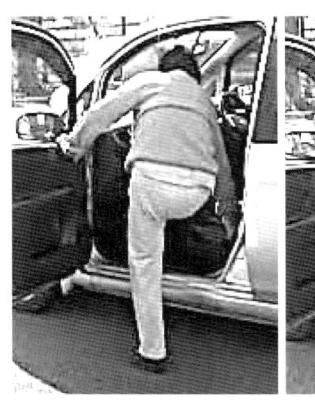

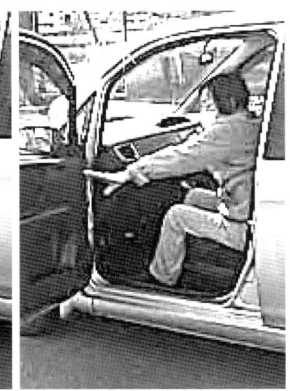

図6　乗車（左片麻痺者）

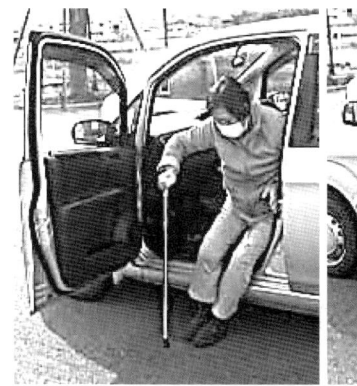

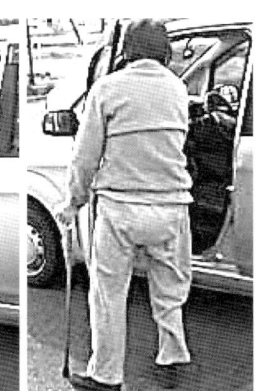

図7　降車（左片麻痺者）

しており、ADLは一人で遂行できている。今回、発病後初めて車の乗り降りを行った。図5は、乗車するために車へ接近した場面である。対象者は、ドアに向って接近しドアを開く際、自分の身体が妨げとなっていた。その後、何とか回り込んでドアを開くが、今度はドアを全開まで開いて乗車し、座った位置からドアまで手が届かず閉めることができなかった。また、乗車の際、体幹・頭頸部の屈曲が不十分で車の乗車口に衝突しそうになった（図6）。補足だが、ドアを閉める際、手が届かなかった背景には、全開までドアを開いてしまい距離ができてしまったこともあるが、体幹の屈曲・肩甲帯の挙上・引き込みによるリーチ動作の拙劣さも影響していた。

　降車の際も、ドアを突き飛ばすように全開に開いた後で両下肢を下ろすが、重心は左の坐骨より左後方にあり、足底との連結不十分なまま、右手の杖で地面を強く押しつけ、その反力で強引に身体を押し上げて立ち上がっていた。その間、頭頸部・体幹は屈曲位で視線は下方に固定されていた。その後ドアに向かって接近しすぎて、ドアを閉める際、自分の身体が衝突してしまった（図7）。

　この対象者の特徴は、乗車時も降車時も、体幹・頭頸部は屈曲、視線は下方に固定され、動作は努力性で連続性に欠け、時間も要した。また車体とドアとの空間に向かって接近することができず、ドアに接近しすぎてしまい、ドア開閉の妨げになっていた。以上のことから、対象者は、自身の移動によりつくられる外部環境の変化を認識できず、介在物をすり抜けたり、その後の動作へつながるような運動パターンをとることができず、過剰な緊張と固定を背景にその場その場をやり遂げようと努力的になっているものと解釈した。

4　介入——知覚−運動アプローチ

介入は、以下の2点に留意して行った。
①体幹・頭頸部の屈曲、視線の下方への固定に対して、体幹・頭頸部の安定を保障しながら伸展

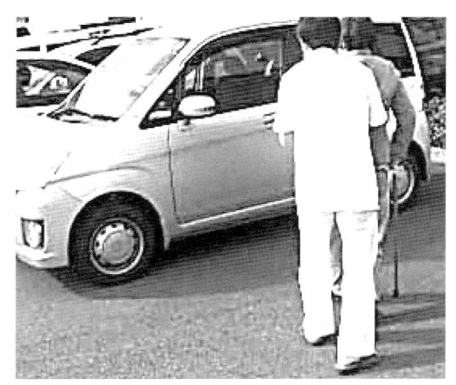

図8　体幹・頭頸部の伸展を促しながら歩行

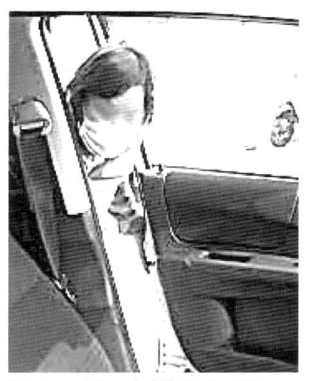

図9　ドアを開きながら車内を覗き込む

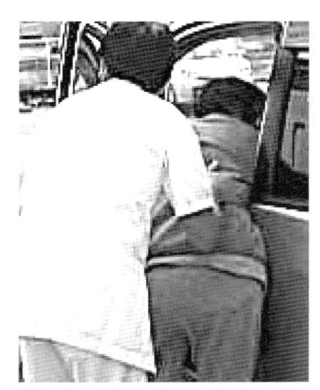

図10　車内をワイピング

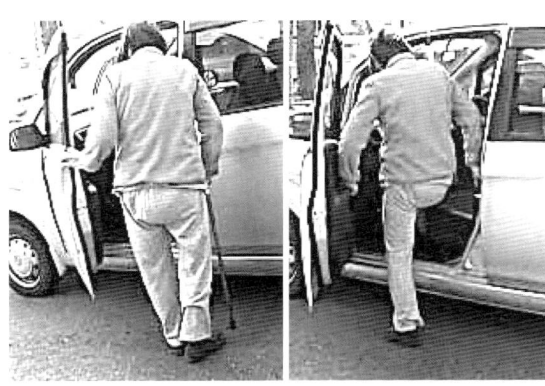

図11　乗車（治療後）

図12　降車（治療後）

や回旋を促し、周辺視野の変化を知覚してもらう。
　②動作が途切れず連続性を保つように誘導する。具体的には、a．車に接近する際、胸郭から胸椎・頸椎伸展、肩甲骨の機能的なアライメント（scapula setting）を保ちながら歩行を誘導（図8）。b．ドアと車体との空間に接近し、ドアを開きながら車内を覗き込む（図9）。c．山本らの報告[4]を参考に車内の環境、奥行きを取り込むため、乗車口やダッシュボード、座席をワイピングする。その際、支持基底面の中から重心が外れないよう留意し、従重力的な姿勢調節も含めて誘導した（図10）。d．降車の際、ドアの隙間を狭め、ドアや車体を視覚や手で探索しながら狭い空間をすり抜ける練習を実施した。

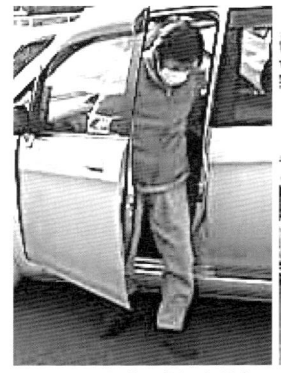

5　結果・まとめ

　図11は、介入後、車に接近しながらドアを開くことができた場面である。対象者は、これから開くドアを予測し、回り込むように迂回して車に接近し、自身が通れるほどの適度な広さにドアを開くことができた。ドアを開きながら車の乗車口に向かい、左下肢で姿勢を支持しながら、右肩甲帯・右下肢、殿部、頭頸部・体幹が座席に向かって接近し座ることができた（図11）。また、その位置からドアを閉めることもスムーズに行えた。
　降車の際も、体幹・頭頸部の屈曲は残存するものの、適度な広さにドアを開きながら車内から抜け出ることができた。座席からの立ち上がりも、身体を右回旋させながら足底に重心を移動し、杖の

反力で身体を押し上げることなくスムーズに立つことができた。ドアを閉める際は、自身の身体が邪魔にならない位置まで移動し閉めることができた（図12）。そして何よりもこれらの一連の動作が、短時間で途切れることなく円滑に行うことができた。

　終了後、対象者に感想を聞くと「最初は怖かったけど、最後は慣れて怖くなくなった」と笑顔で話していた。介入は、わずか30分ほどであり、この結果は、身体機能が変化したためとは考えにくい。まさに環境への適応の仕方が変わったためと推察される。対象者は自分で話していたように、発病後初めて車に乗ることへの恐怖感・緊張感により、本来有していた潜在能力が生かされず、外部環境に対して固定を強め、自分自身が能動的に動いてつくり出していく環境の変化を知覚できずにいた。それに対して対象者自身の接触や作業療法士のわずかな介入により、環境への働きかけやその変化を知覚することができ、短時間で改善が認められたのではないかと推察する。

　中枢神経疾患をもつ対象者にとって、このような環境への適応の問題を抱えているケースは、少なくないと考える。本症例のように、ある程度歩行が獲得されている対象者でさえも目の前の工程をやり遂げることに努力的となり、活動の目的・本質に向かって効率よく連続的に対応することは難しい場合が多い。作業療法の戦略として、つまずきやすい部分を工程に分けて繰り返し練習する方法もあるが、一連の系列動作の獲得という視点で捉えるならば、介入も一連の動作を最後までやり遂げられるよう要所要所で介入することも重要である。それには作業療法士自身が系列的に動作を理解し、誘導できなければならない。動作を理解するとは、課題の特性や遂行する環境への適応の仕方を理解することでもある。そのためには、健常者が課題を遂行するうえで、どのような感覚を捉え、どのように対応しているのかが手がかりになると考える。次に、対象者の状態像（健常者との違い、困難性）を理解し、作業療法士の介入により動作が獲得できるのか、家族等の手助けが必要か、福祉車両のような福祉機器を導入するべきかなどを判断する必要がある。いずれにせよ、車の乗り降りは、車で外出する際には必ず必要な動作であり、これが楽に遂行できれば、外出や社会参加への意欲や自信を取り戻す一助になると考える。そのためにも、作業療法士の介入が重要である。

文献

1) 佐々木正人：アフォーダンス―新しい認知の理論．岩波書店，1994
2) 柏木正好：移動行動と視知覚．柏木正好：環境適応―中枢神経系障害への治療的アプローチ，第2版．青海社，2007，pp130-154
3) 伊藤克浩：移動の障害の理解とアプローチ．山本伸一，他（編）：活動分析アプローチ―中枢神経系障害の評価と治療．青海社，2005，pp220-222
4) 山本伸一，他：訪問作業療法における成人片麻痺者への知覚―運動アプローチ．OTジャーナル　41：348-354，2007

9 車の乗り降り 2

田中紀子
中通リハビリテーション病院・作業療法士

1 はじめに

私たちは、さまざまな目的を達成するために外出をする。そして、その移動手段の一つとして車がある。しかし、一般的な車は座席の位置が高めであり、ドアの開閉部や車内は狭く、片麻痺者にとって乗り降りは容易でない場合が多い。

本稿では、片麻痺者が車の乗り降りをする際に陥っていた反応を、運動機能の問題だけにとらわれず、視知覚と姿勢・運動制御の協調関係の損失という観点から分析し、さらにはさまざまな感覚情報の統合過程を考慮した介入と踏み台を用いた具体的な作業療法介入例について述べることとする。

2 症例紹介

70代男性、脳梗塞、右片麻痺（右利き）。当院での入院治療を経て自宅復帰しており、現在は週1～2回の頻度で当院の外来作業療法を受けている。ADLはほぼ自立しており、入浴のみデイサービスを利用している。車の乗り降りは何とか自立しているが、本人と妻からは「足が引っかかったり、バランスを崩したりして危ないことがあるため、もっと安全に乗り降りができるようになりたい（なってほしい）」との声を聞いていた。

3 症例が陥っていた反応

1）乗車（図1）

車までの歩行においては非麻痺側が先行しており、視線は常時地面へと向けられ、麻痺側上肢には連合反応が出現していた（図1a）。そのため、ドアを開ける際の立ち位置が車に接近しすぎており（図1b）、ドアを開ける軌跡とともに後ずさりをすることを余儀なくされ、動作が断片的となっていた。また、視線はドアに固定的に向けられ、乗り込むための適切な距離がつかめないまま身体を押し込もうとしていた（図1d）。車内のシートに着座する際は、運動が直線的で脱力的となっていた。着座後、麻痺側下肢を車内に入れる際には、シートに対して身体を反り返らせるようにしながら麻痺側下肢を非麻痺側手で強引に持ち上げるようにしており、非麻痺側は屈曲傾向を強め、麻痺側上肢の連合反応がさらに強まった（図1f）。結果、動作として何とか自立はしているものの、効率が悪く時間がかかっていた。

2）車内空間やシートへの適応

シートへの着座時は、麻痺側の骨盤は後方に引かれ、下肢は股関節が外旋し、靴底が床に十分接地していなかった。着座後、非麻痺側上肢で努力的にシートを押し、非麻痺側下肢にて車内の床を

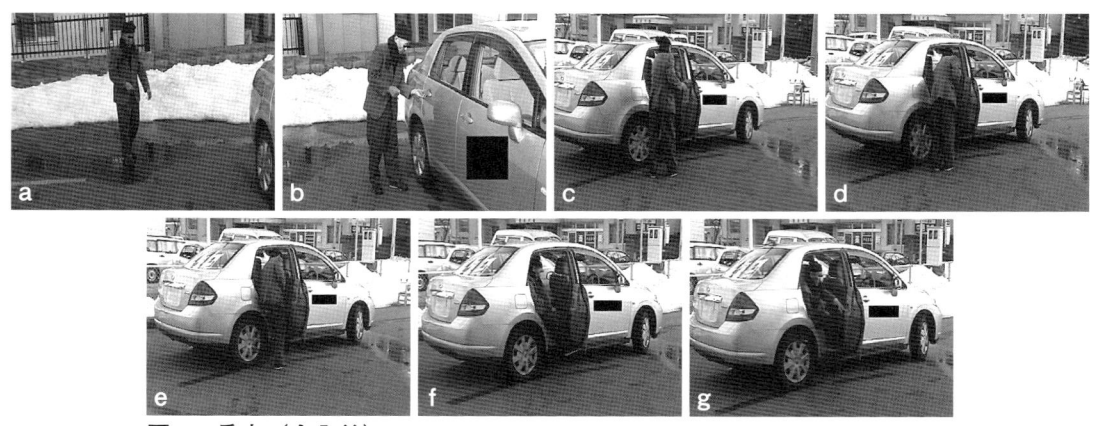

図1 乗車（介入前）

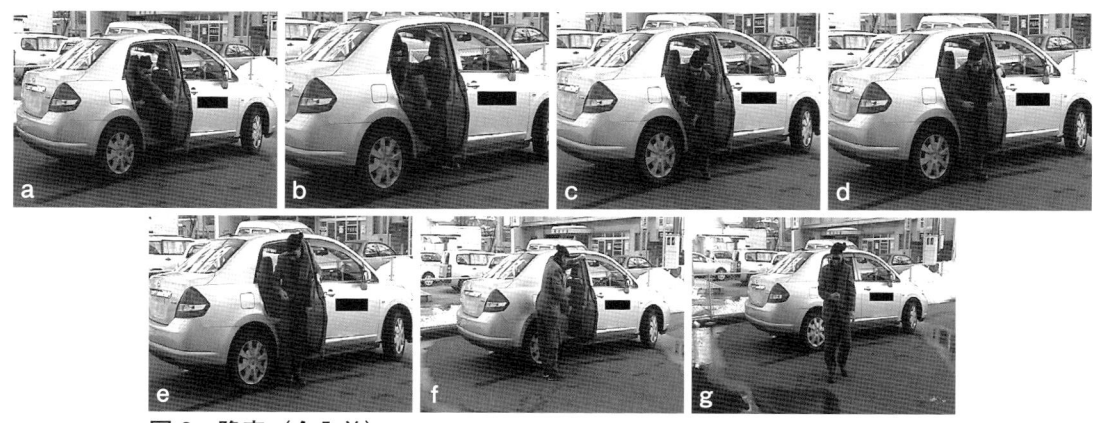

図2 降車（介入前）

蹴りながらシートの中央に座り直そうとするが、非麻痺側の肩甲帯や骨盤帯での過剰な押しつけが出現し、体幹が反り返り、麻痺側下肢はさらに床から離れ、結局、座り直すことが困難であった。また、移動中はずっとその座位姿勢を取り続けるため、目的地へ到着後の降車動作では、さらに困難をきたすことが予測された。

3）降車（図2）

ドアを開けた後、乗車口へいざり動作にて移動しようとするものの、先に述べた、座り直そうとする場面での反応と同様のパターンがみられ、重心移動が困難であった（**図2a**）。そのため、麻痺側股関節の外旋を強めたまま、後方への姿勢の崩れや押しつけを伴いながら非麻痺側下肢を強引に車から降ろした（**図2b**）。その後、麻痺側下肢を降ろそうとするものの乗車口に引っかかり困難であったため、麻痺側下肢を非麻痺側手にて持ち上げるよう試みた。下肢へのリーチに伴い体幹は麻痺側後方に引かれ、麻痺側骨盤の後方への引き込みや肩甲帯の挙上と後退がさらに強まり、頭頸部は麻痺側への側屈と過伸展となり、上肢には連合反応が出現した。結果、その姿勢のまま麻痺側下肢を持ち上げて車体から降ろすには多大な労力を要した（**図2c**）。車の座席が高いことで非麻痺側の足底接地が不十分となること、乗車口側の座面

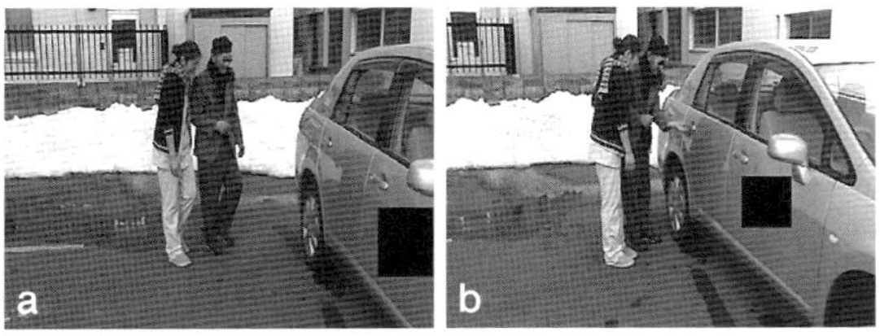

図3　治療介入①（車までの歩行の誘導）

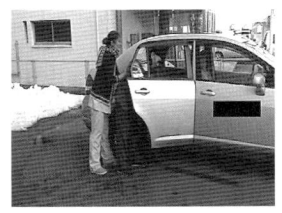

図5　治療介入②（ドアの通り抜けの誘導）

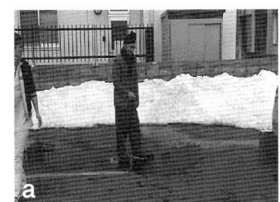

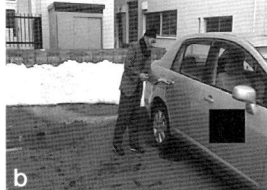

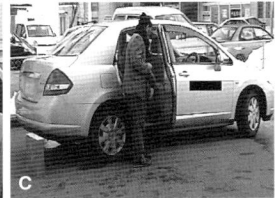

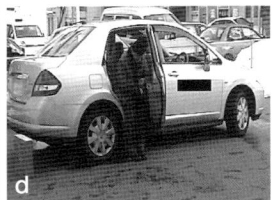

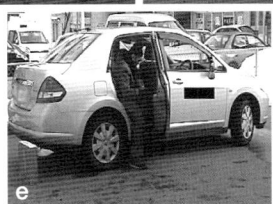

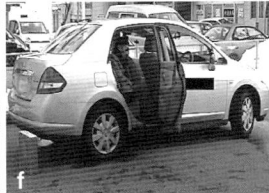

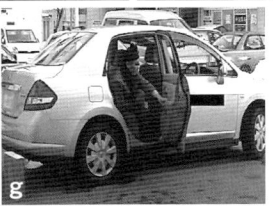

図4　乗車（介入後）

が高くなっていることも、さらにそれを助長していた。立ち上がる際には、非麻痺側に重心を移動させて非麻痺側下肢に反動をつけて立ち上がるため、動作は直線的で地面に対して衝撃的となり、立位バランスを崩しやすく危険な印象をもった（図2d）。

4　作業療法介入と症例の変化

1）車への接近

作業療法士が対象者の麻痺側方向に付き、麻痺側上肢の腋窩を軽く支えながら歩行を誘導した（図3a）。その際、作業療法士自身が麻痺側方向の視野を刺激する対象物となり、対象者に無意識に麻痺側方向への探索活動が誘発され、姿勢緊張の準備状態が起こることを期待した。結果、非麻痺側優位の歩行パターンが軽減し、姿勢の非対称性が軽減した（図4a）。

さらに、そのような固有受容感覚コントロールによる姿勢制御を行うことができるようになったことで、常時地面へと向けられていた視線が解放され、光学的流動を捉えることができるようになった。その状態を維持しながらドアまでの歩行を誘導し、車を身体の正面で捉えることができるように誘導した（図3b）。視覚情報と固有感覚情報の整合性により、ドアへの接近と停止、その後ドアを開けて車内に乗り込む、という一連の行為を予測した立ち位置へと移動することができるようになった（図4b）。

2）ドア操作

両側の肩甲帯に接触し、そこから足底へ圧を加えることで姿勢の安定性を保障しながら、固有受容感覚コントロールによる姿勢制御を行い続けることができるよう誘導し、非麻痺側手で対象者の身体がぎりぎり通過できるだけドアを開け、重心

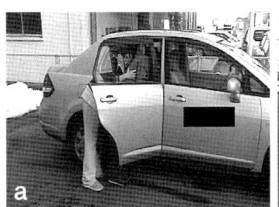

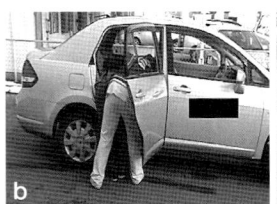

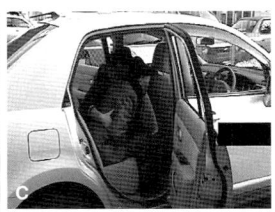

図6 治療介入③（シートへの適応）
a：運転席背面へのリーチとワイピングの誘導、b：後部座席へのリーチとワイピングの誘導、
c：運転席側面へのリーチとワイピングの誘導

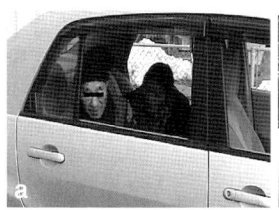

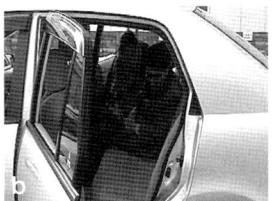

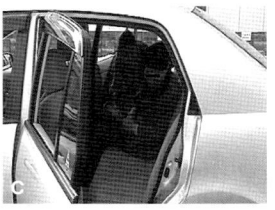

図7 治療介入④（シートでのいざり）
a：後部座席での寝返りの誘導①、b：後部座席での寝返りの誘導②、
c：後部座席でのいざりの誘導

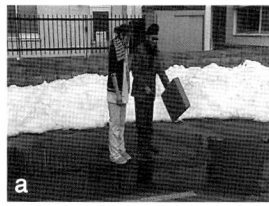

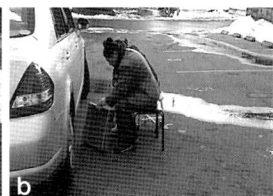

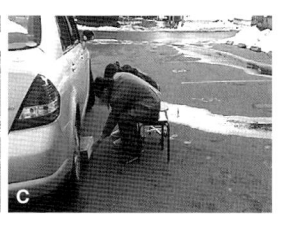

図8 治療介入⑤（踏み台操作）
a：踏み台を持って揺らすことを誘導、b：踏み台を持ってひっくり返すことを誘導、
c：踏み台を車の下に出し入れすることを誘導

移動に伴う体幹の回旋を促しながら、身体をねじ込んで出入りすることを繰り返し誘導した（**図5**）。

結果、ドアの開いている幅に向けられていた視覚的関心が、ドアの面構造に向けられるようになり、きめの変化などの視覚情報を捉えることができるようになったことで、ドアの側面構造に身体を適合させることができるようになった。よって、体幹の回旋を伴った、ゆったりとした円滑な動作が可能になったため、連続的にドア操作を行うことができるようになった（**図4c**）。

3）シートへの適応

両側の肩甲帯や体幹後面に接触し、症例の自律的な重心移動を知覚的に探索しながら、足底へ圧を加えることで姿勢の安定性を保障し、固有受容感覚コントロールによる姿勢制御を行い続けることができるよう誘導し、非麻痺側上肢での運転席の背面や後部座席への接触を誘導した（**図6a、b**）。

また、麻痺側肩甲帯と非麻痺側体幹側面に接触し、同様に誘導し、非麻痺側上肢での運転席の側面への接触を誘導した（**図6c**）。

視線は接触しているシートに向けながら、体幹の前屈の動きに伴い非麻痺側上肢がシートとの関

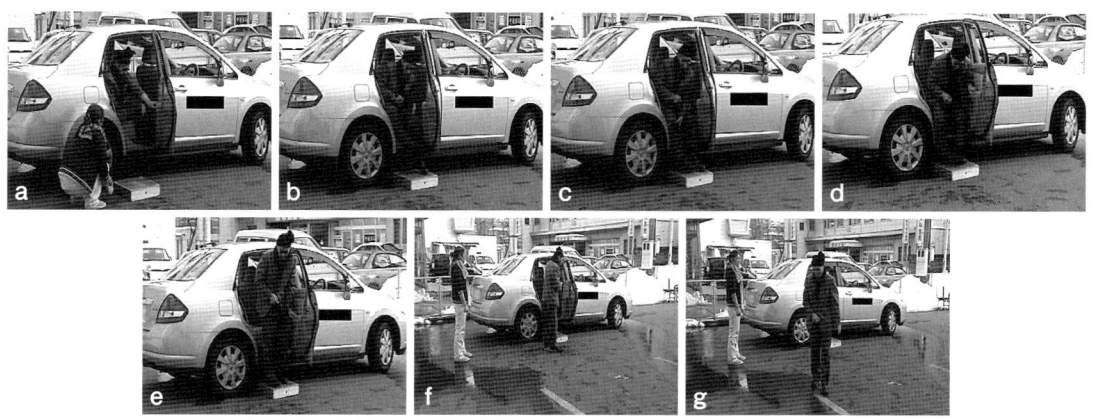

図9　降車（介入後）

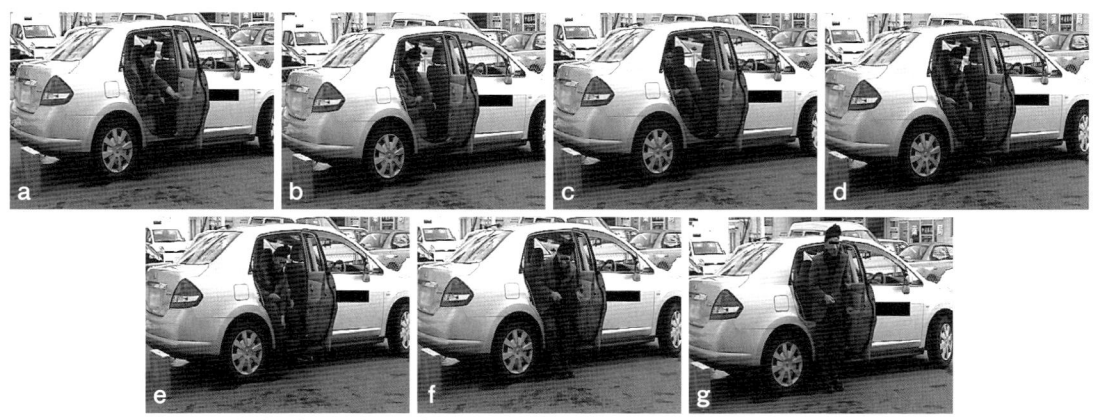

図10　降車（踏み台なし）

係を捉え続けることで、シートとの関係を光学的流動として捉えることができるようになった。結果、身体定位を促すことが可能となり、ドア操作の段階からシートへ着座するための構えが準備されるようになり、視線がシートに向けられた時点で体幹の前屈が出現するようになった（**図4c**）。また、体幹の回旋が起こりやすくなり、前進と方向転換の同時進行が可能になったことで動作効率が向上した（**図4d～g**）。

4）シートでのいざり

非麻痺側肩と大腿部に接触し、変化していく体幹背部とシートとの接触面に圧をかけながら、シートにもたれて麻痺側方向へ寝返るように誘導した（**図7a**）。麻痺側にも同様に接触し、非麻痺側方向へも誘導した（**図7b**）。シートに対して体幹背部の接触面が変化することを捉え続けることで、体幹背部がシートを知覚しやすくなり、いざり動作を行う際の手がかりとなることを期待した。また、麻痺側骨盤と大腿遠位部に接触し、足底への加重が行いやすいように圧を加えながら、体幹背部での自律的な知覚探索をもとに左右へのいざり動作が行えるように誘導した（**図7c**）。結果、介入前よりも座り直すことや乗車口への移動が容易に行えるようになった。

5）踏み台操作

シートの高さやシートの乗車口側の座面が高いという物理的な構造を変えることは困難であるため、踏み台を活用し対処することにした。踏み台が身体器官の延長や代用としての機能を発揮させることができるようにするため、麻痺側上肢に接触し、非麻痺側手にて踏み台を揺らす、ひっくり返す、車の下に出し入れすることを行い、踏み台そのものを感じとることで、踏み台を有効的に活用できるように誘導した（図8a～c）。その際、操作時の抵抗感の変化から、踏み台の形態、質感、重量感などを知覚することが可能となり、踏み台が実体化した。それと同時に、視線は操作している踏み台に向けながら、体幹の前屈の動きに伴い、車との関係を捉えることができるようになった。

また、踏み台を操作する課程で能動的な知覚探索が起こり、対象に向かう構えの形成や、筋緊張の調整が起こることを期待した。そのことは、非麻痺側上肢にて麻痺側下肢を下ろす際に、下方へのリーチに伴い体幹が従重力方向へ屈曲することができるようになり、下肢の重さや重心を知覚しやすくなることに波及した。結果、麻痺側下肢を降ろすための労力が軽減した（図9c）。

6）シートからの立ち上がり

踏み台を感じとることが可能になったことで、踏み台を有効的に活用できるようになり、立ち上がる際に、両側の足底接地による均等な重心移動ができるようになったことで立位バランスが向上し、介入前よりも安全に立ち上がることができるようになった（図9 d～e）。

5　結果（図4、9）

視線の固定や非麻痺側優位での過剰反応が軽減したことで、麻痺側上肢の連合反応が軽減した。課題や対象に対しての予期的な構えが起こるようになったことでバランスが向上し、一連の動作が円滑に安全に行えるようになり動作効率が向上した。課題遂行時、周囲を見渡せる余裕もでてきた。そして、介入から約2週間で踏み台を使用せずとも乗り降りが可能になった（図10a～g）。対象者からは「足が引っかからなくなり、楽に行えるようになった。時間がかからなくなった」、妻からは「バランスを崩す危ない場面がみられなくなり、安心してみていられるようになった。帰宅後の降車がスムーズになった」との声が聞かれた。

6　考察

片麻痺者は突然の発症によって諸感覚間の統合不全を呈し、姿勢・運動制御において混乱をきたすことが多い。その後、特有の動作パターンが固定化されていくことで、身体の不安定性を引き起こし、外部環境に対する知覚‐探索活動も阻害される。したがって、作業療法では動作遂行に先行して自律的・予期的な姿勢制御が起こるような介入が求められるだろう。

今回は、対象者が自己の運動と外部環境という空間的位置関係に着目し、動作遂行時の安定性・効率の向上を期待した。外部環境である空間に身体を定位させるためには、支持面を視覚・固有受容感覚等が整合した中で捉える必要がある。つまり静的な姿勢保持だけでなく、動的活動によって固有受容感覚に変化をもたらし、支持面を取り込む情報を強調することとした。そのうえで、移動によってつくり出される視覚情報が予期的な姿勢制御や運動と相互依存関係であることも考慮することが重要であった。

また一般的に、直接的な介入だけで解決できない場合には、道具（福祉用具や自助具等）を使用する。しかし、その際にはその先にある支持面や対象物の情報（抵抗や変化）に対して、対象者自身による知覚‐探索活動が引き出されなければな

らない。今回は踏み台を一時的に導入したが、最終的には使用せずに動作遂行できた。これは、対象者が踏み台を介して支持面の情報を適切に捉えられるようになったためと考えられる。

7 おわりに

作業療法士として、対象者を運動機能のみならず、さらに幅広い解釈で捉え、動作遂行に必要な予期的な感覚情報をこれからも提供していきたい。

謝辞

快くご協力くださった患者様とご家族、撮影に協力してくださった当院のスタッフ、そして、このような機会を与えてくださった山梨リハビリテーション病院の山本伸一先生、お忙しい中ご指導くださいました諸先生方に深く感謝いたします。

文献
1) 柏木正好：環境適応—中枢神経系障害への治療的アプローチ，第2版．青海社，2007
2) 佐々木正人：アフォーダンス—新しい認知の理論．岩波書店，1994
3) 佐々木正人，他（編訳）：生態心理学の構想—アフォーダンスのルーツと尖端．東京大学出版会，2005
4) ADLを問う—臨床の質が変わるADL支援の提案．OTジャーナル 37（6），2003
5) 山本伸一，他（編）：活動分析アプローチ—中枢神経系障害の評価と治療．青海社，2005
6) APDLのための活動分析アプローチ 第1〜12回．臨床作業療法 3〜5：2007〜2009
7) 山本伸一，他：訪問作業療法における成人片麻痺者への知覚-運動アプローチ．OTジャーナル 41：348-354，2007

第4章
福祉用具1
日常生活活動関連

1 食事における環境設定と福祉用具の活用

渡部昭博　枡病院・作業療法士
阿部恵理　同・作業療法士
長政　克　同・理学療法士
小濱　愛　同・言語聴覚士

1 はじめに

　より実用的な機能獲得のため、福祉用具の活用は有効である。最近では食事に関連する福祉・介護用品が、近隣のホームセンターや100円ショップなどでも多数扱っており、より身近で一般的なものとして認知されてきている。ただし、ただやみくもに福祉用具を提供すればすべての問題が解決されるわけではない。利用することによってもたらされるメリット・デメリットを分析し、より実用的で効率的な機能獲得の方向に向かっているのかを見きわめていく必要性がある。

　また、食事は単なる栄養摂取のみならず、家族や他者との交流も含めた社会的・文化的行為でもある。石毛[1]は「人間の食事は分かち合って食べるもので、一人で食べるものではない。食事は個人的行動ではなくて、社会的行動であるのが原則である」と述べ、共食やコミュニケーションについての重要性を説いている。

　要素的な治療反応の積み重ねと並行して、福祉用具を活用することで「食を楽しむ、味わう、交流する」といった食事の本質的な目的が達成されることを前提におく必要があるだろう。1日3度の食事が義務になったり、不快なものであったりしてはならない。

　それらを踏まえて、本稿では福祉用具活用のポイントを食事環境のセッティングも含めて紹介する。

2 福祉用具を活用するにあたって

　具体的な活用例について触れる前に、食事介入におけるポイントと留意点について述べておく。

　まず、食事動作は先行期～咽頭期まで区切ることなく一連の流れとしてみていくことが重要である。スプーンなどの道具操作や、嚥下機能などの諸問題に関しても、それらは単独に存在するものではない。食事行為の一連の流れの中で引き起こされる障害として捉えていく必要性がある。それゆえ各福祉用具を活用していく際にも、動作の一側面に固執することなく行為全体の流れがいかにスムーズであるかを評価指標とする。

　また、対象者は嚥下をはじめとする口腔周辺の機能障害、手の使用（道具操作）の拙劣さ、姿勢の問題など、食事に関連する諸問題について、それらを明確に自覚しているとはかぎらない。不自

由さについては意識しないでいることも多い。治療介入において、作業療法室などで模擬的に練習するときは良いが、実際の食事場面で介入する際、過介助やタイミングの悪い誘導が、逆に動作の阻害になるばかりか、不快で拒否的な感情にもつながりやすいので十分に配慮すべきである。状況に応じて直接的な介入（hands on）、間接的な介入（hands off）を使い分けることや、対象者とのほどよい距離を保つなど、最も自然な介入になるように意識・演出することが基本となる。

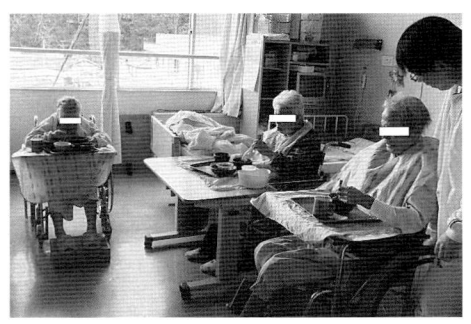

図1　食事環境の設定
個々の姿勢の問題に対する配慮と同時に、場の雰囲気全体にも気を配る。

3　陥りやすい問題と介入

1）座位の問題により身体が前に向かっていけない例

いわゆる寝食分離（ベッドから離れて座って食べること）は、文化的な食事と生活リズムを考えるうえで、非常に重要であり、積極的に援助されるべきである。ただし、重症例になればなるほど、根本的な座位姿勢そのものに問題を抱える例が多く、それらに対する介入が必要とされる。

一連の食事動作の成立は先行期の時点で決定づけられている側面が大きい。座位姿勢の適正化は咀嚼・嚥下、リーチ、道具操作などすべての動作の基盤となる。座位の問題解決なくして、skillは成立しない。

例えば、車いす座位において姿勢の安定が失われている人では、バックレストに強く背中を押しつけ、そこから身動きがとれないでいる人も多い。前方にリーチしていくことができない、もしくは口が前に食物を取り込みにいけないため、必然的に自分に引き寄せる動作が多くなる。基本的に上部体幹、頭頸部、口腔周辺は高緊張となり、咀嚼・嚥下の問題も助長されやすい。食べこぼしも多くなりやすいため、見た目にも問題であろう。

図1は食事環境の設定の一例である。座位の非対称性やアライメントの崩れを修正するために、クッションなどの詰め物で対処したり、カットアウトテーブルの利用を施されたりすることもあるが、基本的には静的な対策だけでなく能動的に動作が起こせるような情報提供を工夫することが重要である。

食べ物に対して、顔が先行しながら身体全体で接近できるような動作の構えと運動が誘発されるように、テーブルの高さは、スムーズなリーチが行えることと、どのような食物があるか視覚的にも全体が捉えられるように配慮されていることが望ましい。

また、柏木[2]はテーブルセッティングの際、食器類をあえて乱雑に配置したり、敷物を敷いたりすることで、視覚的な情報を多くし、距離感・奥行感が捉えやすくなるような工夫を紹介している。模擬的な実験場面でも自然と身体が前に向かいやすくなっているのがわかる（図2〜5）。食事用エプロンはこのような対策に応用しやすい。単に食べこぼしで服が汚れないようにするためでなく、視覚的な効果によって食べ物に対して接近しやすくなるといったメリットも含まれている。

適切な環境設定は、背景的な姿勢制御機構と視覚・嗅覚から導かれる動作の構え（準備状態）を適正化する。

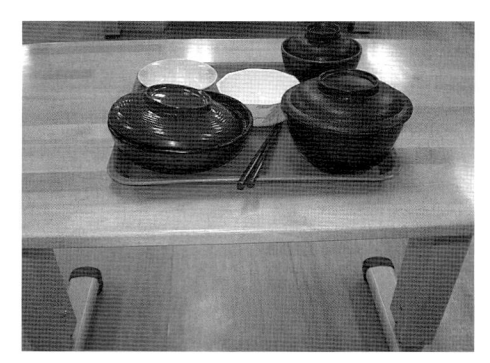

第4章　福祉用具1：日常生活活動関連

図2　設定前

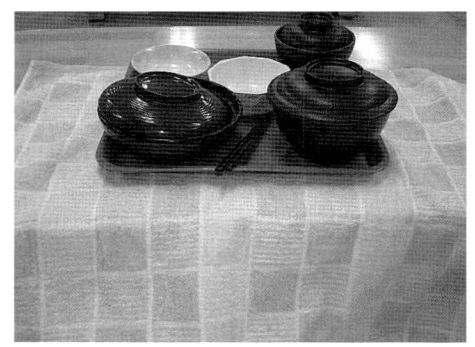

図3　設定後：お膳の下に敷物を入れる
図2と同じ食膳の位置だが、設定の違いで奥行きが捉えやすい。視覚的に近く見える。空間が埋まるため安心感もある。

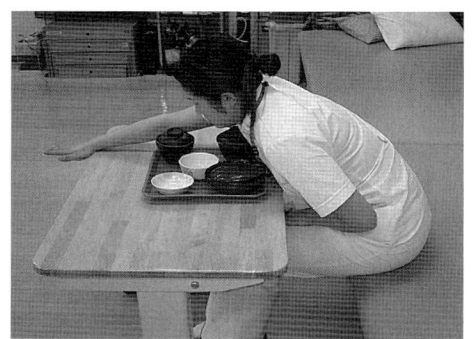

図4　設定前：リーチと姿勢反応
設定前のリーチでは、両肩が窮屈そうに見える。骨盤も前傾しにくいためリーチ範囲も狭い。

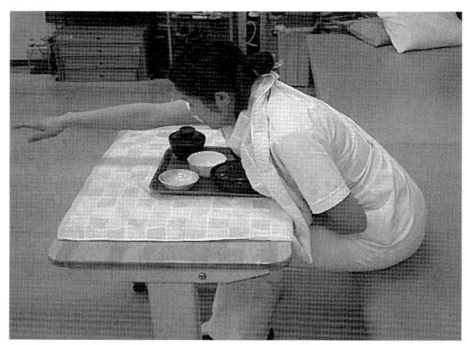

図5　設定後：リーチと姿勢反応
設定後は左肩が降りており、骨盤が前傾しやすく体幹の伸展が増している。リーチ範囲は広い。

2）頸部の伸展が顕著で飲み込みが困難な例

　食物の取り込みの際、頸部が過伸展し、代償的に顎を突き出すように取り込み時の構えをつくる例も多い。特に胸椎部の屈曲が強い円背の人はその傾向が助長されやすい。そのような状態では口腔の協調的な運動にも悪影響を与え、咀嚼・嚥下運動を阻害する。もちろん座位そのものの問題が背景にあることも踏まえておく必要があり、以下の介入例は前項で述べた座位問題への対処と同時進行的に考えていく。

　水分の取り込みを例にとれば、コップ形状のものはその構造上、容器を傾けて取り込むようになるため、さらに頸部の過伸展を助長しやすい。自立にて行う場合も介助にて行うときも共通してみられる。

　対応としては、容器を傾ける必要のないストロー付きカップや吸い飲みの利用が有効であり、適切な使用によってよりスムーズに取り込みができる。本来ストローも吸い飲みも「吸う」ことがメインとなるので、口唇を吸い口に合わせてフィットさせていくことが課題となる。これを通常のコップのように傾けて使おうとする人もいるが、この場合は一度に取り込む水分量の調整がコップのときよりも難しくなり、飲み込みにくさを助長するばかりか、誤嚥を誘発させやすい（図6）。介入のポイントとしては、吸い飲みを引き寄せて傾けるのではなく、体幹の前に向かう構えと、口唇

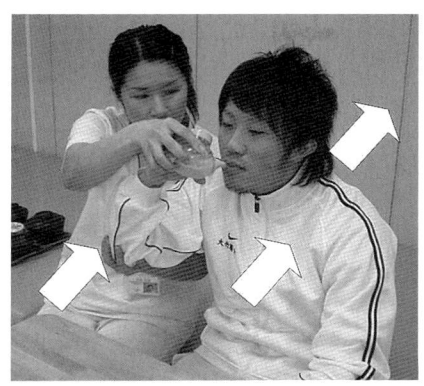

図6 吸い飲みの誘導：失敗例
頭頸部と口唇の構えができてないうちに吸い飲みを傾けて送り込むと、頭頸部の過伸展と飲み込みにくさを助長してしまう。

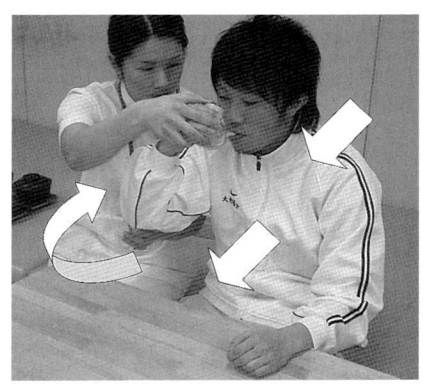

図7 吸い飲みの誘導：成功例
体幹と口唇の構えを誘導、肘は引き込むよりも前に向かいながら手が口と協調する。

から迎えにいくように取り込みを援助し、十分に「吸う」ための準備をする（図7、8）。

3) 効率的な道具操作が困難な例

やむをえず、非麻痺側手（片手）で、スプーンやフォークなどを扱わなければならない例も多い。片手での扱いは、食物をすくい取る際に何度も落としたり、口まで運べなかったりと、その困難性が目立つ。それは単に上肢操作の問題だけでなく、その先の口腔期にも影響を及ぼす。

対応として食器がずれたり、すくい取る食物が逃げたりしないように、滑り止めマットやエッジの深い皿などが有用である。また、把持のしやすさを補助するためにカフ付きや太柄のスプーンを利用することも多い。

道具の扱いは種類はどうあれ、それを身体の延長に取り込んで運動するということであり、身体反応はその背景として自律的に変化する。道具が対象と接触するときの感覚情報が直接的な身体接触と同じ意味をもつ必要がある。道具を介して、食器のズレや取り込む食物の量、素材感、抵抗感がより的確に知覚できることが重要であり、それ自体が円滑な取り込み（口腔準備期、口腔期）を促すことにつながる。

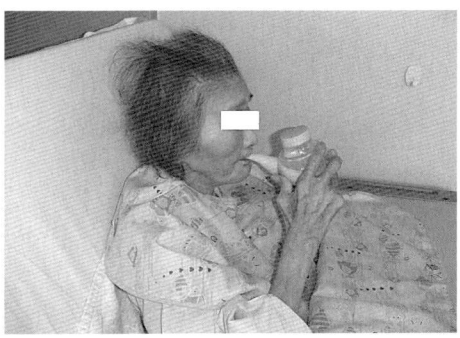

図8 ギャッジベッドで吸い飲みを利用している例
胸椎や頭頸部の固さは残存するが、口唇の構えができている。

自助具などの補助的道具はその使用における動作形態や運動パターンに着目するよりも、そこに内在する知覚経験がどのようなものであるかを評価していくことが重要である。そのような意味では、自助具を利用する際も、通常の箸やスプーンを使う際も介入に本質的な違いはない。

4　着眼点の整理とまとめ(図9)

以上、普段よく遭遇する問題をクローズアップして紹介した。個々の状況に応じて使用する用具

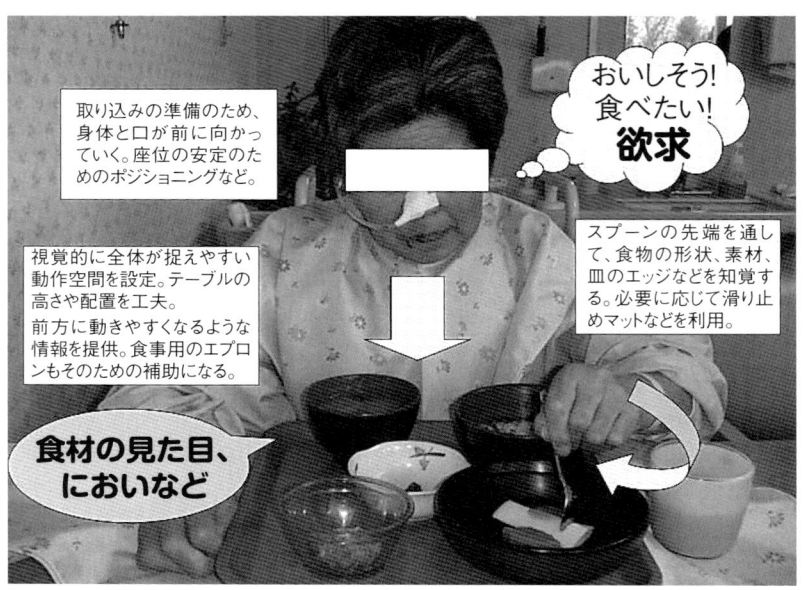

図9 食事における環境設定と福祉用具の活用

や設定にバリエーションがあるのは当然だが、着眼点としてはおおまかには本稿で述べた点に共通する部分が多い。

人間の行動は「活動（作業）- 個体 - 環境」の相互作用から成り立つ。環境設定や福祉用具の活用は、対象物をより明確に知覚できるように導き、補助してくれるものでなければならない。どんな用具を選定するかよりも、それによって対象者にどのような知覚 - 運動経験を提供するかが、本来の楽しめる食事や、円滑で実用的な食事のために必要であると考える。

また、補足ではあるが、食事へのアプローチはリハビリテーションチーム全体で取り組むもので

ある。栄養サポートチーム（NST：nutrition support team）も含めて、理学療法士、言語聴覚士など、お互いの専門領域と介入手段をよく理解し、情報交換しながら包括的に援助していくことが求められる。

文献
1) 石毛直道（編）：世界の食事文化．ドメス出版，1986
2) 柏木正好：環境適応―中枢神経系障害への治療的アプローチ，第2版．青海社，2007
3) 渡部昭博：情動と拒否．山本伸一，他（編）：活動分析アプローチ―中枢神経系障害の評価と治療．青海社，2005, pp164-171
4) 柏木正好：脳卒中のリハビリテーション―手のスキルの改善を目指して．発達 22：37-43, 2001
5) 川口孝泰：ベッドまわりの環境学．医学書院，1998

2 整容

内田智子　長尾　徹
神戸大学大学院・作業療法士

1 はじめに

　整容動作は入浴動作、排泄動作に並ぶ個人衛生動作の一つであり、日常生活を送るうえで重要な役割をもつ動作である[1]。片麻痺者にとっては、身体的負担が少なくリハビリテーションでは最も早く自立しやすい[2]。このため急性期から動作練習として導入しやすく、整容動作を通して全身的な活動性の向上を狙うことができる。

　整容動作の特性は、道具を上肢の末梢で操作する活動が多いこと、道具と体性感覚の相互作用によって動作が遂行されること、立位であっても座位であっても適正な姿勢で静止した状態を保持し、動作遂行する必要があることなどが考えられる。動作遂行が困難な場合、介助による介入や福祉用具の導入を考慮するが、整容動作では特に自助具を多く用いる。一般に自助具は、自立した日常生活を送るため以外は用いないのが原則である。単に「動作が楽だから」というだけで安易に自助具を用いず、本当の必要性を考えねばならない[3]。

　整容動作にはさまざまな活動があるが、本稿では手洗い、爪切りを取り上げる。

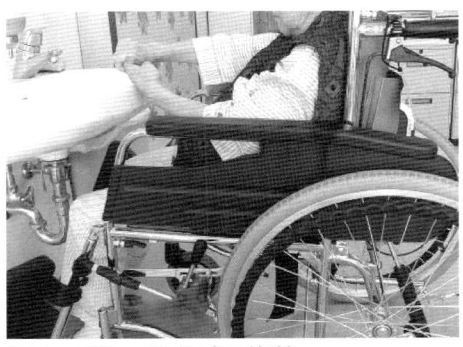

図1　手洗い動作時の姿勢
体幹が車いすのバックレストに押しつけられ、洗面台に向かって十分に起こせていない。

2 手洗い動作

　手洗い動作は、洗面台に向かう姿勢を保持しつつ、両上肢を同時に使い、互いの手をこすり合う活動である。両上肢はそれぞれ、洗う側、洗われる側と巧みに入れ替わることで活動が遂行される[4]。手洗い動作において福祉用具の導入を考慮するのは、①姿勢保持、②麻痺側の手掌面の洗い、③非麻痺側の手洗いの問題が生じたときである。

　図1の対象者は、姿勢保持が困難なため洗面所での手洗いの際、バックレストから体幹を起こすことが困難である。姿勢の安定性を得るための福祉用具として姿勢保持パッド（以下、パッド）を用いる。パッドは良好な姿勢に体幹を固定するこ

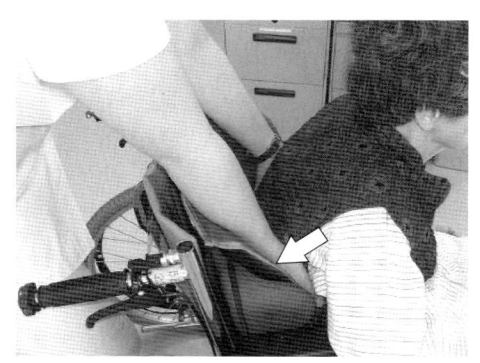

図2　姿勢保持パッドの位置の調整
対象者にとって体幹を起こしやすい位置を確認し、パッドの位置を調整する。

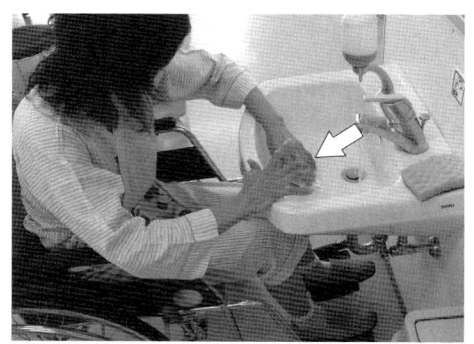

図3　片麻痺者の手洗い動作
左肩関節が過剰に外転し、肩甲骨も過剰に挙上している様子が観察できる（対象者の右上肢が麻痺側）。

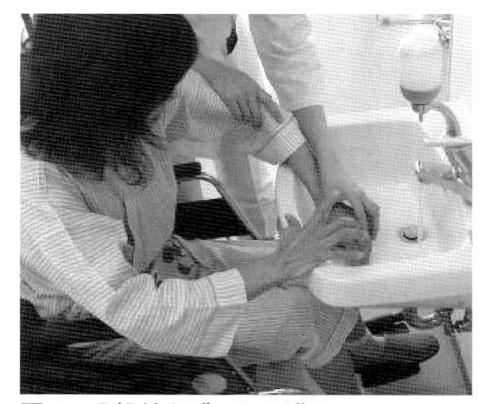

図4　吸盤付きブラシの導入
作業療法士が上肢を誘導し、ブラシが手に当たる感覚を知覚してもらいつつ自律的な上肢操作が出現するのを待つ。

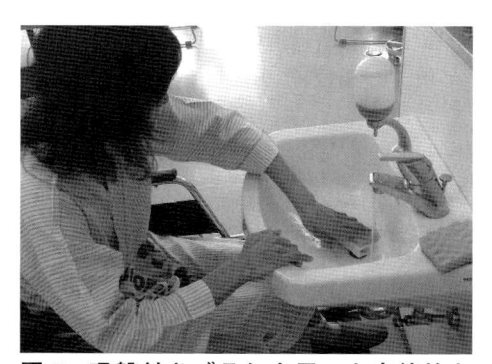

図5　吸盤付きブラシを用いた自律的な手洗い
作業療法士が動作の介助を行い、かつ対象者が動作しやすい位置へブラシを配置した結果、自律的な手洗いが出現しはじめる。

とを目的とするのではなく、手洗い動作時、洗面台に向かうための姿勢保持の補助となることが目的である。導入にあたっては、対象者のどこにパッドを設置すれば体幹を安定させることができるかを見極めることが必要である（**図2**）。また、導入後もパッドを手がかりとして利用しつつ、体幹をバックレストから起こす動作練習を行う。動作練習の結果、体幹の機能が回復すればパッドの利用が不要となる場合もある。

麻痺側・非麻痺側ともに十分な手洗いが困難な場合、福祉用具として吸盤付きブラシ（以下、ブラシ）を利用する。**図3**の症例は、非麻痺側（左手）を洗う際、両上肢全体の筋緊張が亢進し、特に左肩関節は過剰な外転位を示し、肩甲骨も過剰な挙上位で上肢を使用している。ブラシ導入時、ブラシが手に当たる感覚を知覚してもらい、ある程度ブラシが当たる感覚をとらえることができれば、固定したブラシに対して手を適合させ、手の隅々までブラシが当たるよう誘導する（**図4**）。対象者の能動的な上肢操作が可能になれば、介助量を減少させ、対象者の自律的な手洗いに移行する（**図5**）。

麻痺側を洗う場合は、非麻痺側で麻痺側を介助し、手掌面をブラシに当てるよう誘導する。この

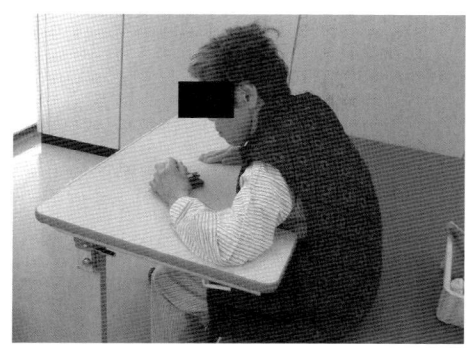

図6 片麻痺者の爪切り動作
体幹を前屈することで爪切りのレバーを倒そうとしている（対象者の左上肢が麻痺側）。

図7 作業療法士の介入
爪切りのレバー部分を麻痺側手掌面で知覚できるよう誘導している。

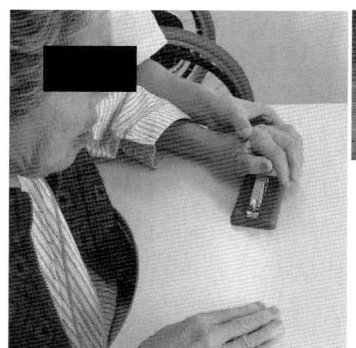

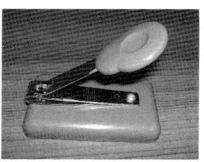

台付き爪切り

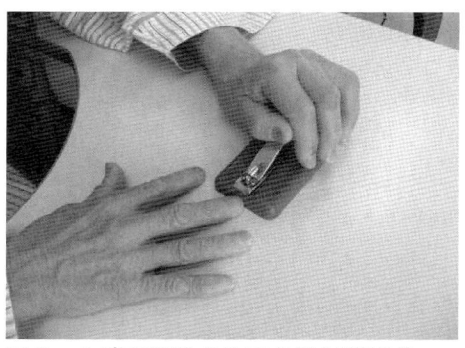

図8 上肢の運動のみでの爪切り動作
切ろうとする爪に刃先を合わせた爪切り動作である。

際、非麻痺側による強引な伸展運動を防止するために、作業療法士は中枢側から上肢全体を洗面台に向かわせ、ゆっくりと手指を伸展させるように誘導する。麻痺側を洗う活動は、対象者に麻痺手の存在や形状を認知させる良い機会でもある。すべてを介助で遂行するのではなく、福祉用具を用いても自発的に動作することで対象者が能動的に知覚する機会も増し、また、筋収縮を促したり粗大運動を実施することで麻痺の改善も期待できる。

3　爪切り動作

　爪切り動作は片手で爪切りを操作し、他方の手の爪を切る両手動作である。さらに両上肢の役割が入れ替わって動作することで完了する。通常、爪切りを操作する場合は、視覚で爪を確認しながら刃先を合わせる。また、爪の抵抗感を感じながら柄をつまみ、連続的に押し切っていく。

　福祉用具を導入するのは、①姿勢保持、②麻痺側での爪切り操作、③麻痺側の爪を切る活動に問題が生じた場合である。姿勢保持については手洗いの項で述べたパッドを用い、活動に適した姿勢を補助する。

　片麻痺者は爪切りの操作時、肩甲骨が挙上し、肩関節の過剰な外転を伴った体幹側屈姿勢で動作を遂行するため、爪切りの操作が不良となりやすい。麻痺側による爪切りでは、手指の回復がよくない場合、手指対立位での爪切り操作が困難であったり、十分な筋力が発揮できなかったり、切る爪の抵抗感を十分に知覚できず、器具をはじきそうになる。

　麻痺が重度な場合は台付き爪切りを導入できる。図6の対象者は台付き爪切りを麻痺手で操作しようとしている。上肢は前腕でテーブルを押すような肢位となり、あたかも体幹を前屈することでレバーを倒して切ろうとしているようにみえた。このときの対象者は、爪切りのレバーを押し下げることに注意が向き、刃の向きや反対側の手の位置に注意を向けることができていない。作業

療法士は胸郭部を安定させ、爪切りのレバーの部分の安定感を麻痺側手掌面で十分捉え、抵抗感を感じ取れるよう誘導する（図7）。対象者が次第に手掌で爪切りのレバー部分を知覚し、上肢で押し切ろうとする運動に変化すれば、それに合わせて介助量を減らしていく。最終的に、不十分ではあるが体幹を前屈する動作を伴うことなく、上肢の運動のみで爪切りが可能となった（図8）。対象者によっては滑り止めマットなどを導入すると効果的な場合もある。

4 おわりに

片麻痺者のADLのうち、整容動作において福祉用具を考慮する問題について述べ、その問題に対応可能な福祉用具を紹介した。また、福祉用具を片麻痺者が使用する際の配慮も述べた。本稿では触れなかったが、高次脳機能障害、特に観念失行を伴う対象者にとっては作業療法士が必要と考えて導入したものであっても、混乱したり過剰な筋緊張や努力を誘発してしまうこともある[1]ことを心に留めておく必要がある。

整容動作はこのほかにもあり、また導入できる福祉用具も多数あるが、その一部を紹介した。活動を考えるとき、操作する手の運動だけを考えるのではなく、体性感覚の入力に重点をおきつつ協調的な運動を引き出すことや、その運動を安定させるために必要な姿勢制御など、全身を考慮したアプローチや福祉用具の導入を考えていただきたい。

文献

1) 横井智子：失行の方への整容動作のポイント．古川 宏，他（編）：作業療法のとらえかた PART 2．文光堂，2008，pp184-194
2) 安藤徳彦：多変量統計解析を用いて行った日常生活動作に対する構造解析．横浜医学　44：201-210，1993
3) 古川 宏，他：リハビリテーション機器選択のガイドライン 自助具—食事，整容，更衣，コミュニケーション．臨床リハ 6：684-690，1997
4) 柏木正好：環境適応—中枢神経系障害への治療的アプローチ，第2版．青海社，2007，pp160-186
5) 関根圭介：整容活動．山本伸一，他（編）：活動分析アプローチ—中枢神経系障害の評価と治療．青海社，2005，pp101-106

3 更衣
衣服の選択・工夫を中心に

井上慎一（いのうえしんいち）
吉田病院附属脳血管研究所・作業療法士

1 はじめに

　靴や装具の着脱を含めた更衣は、片麻痺者にとって日常的に行われる活動の一つであり、衣服を選ばなければ可能となることが多い。しかし、上衣がよじれたり、ズボンが十分に引き上げられないまま気づかず過ごしている様子がよくみられ、「着こなしている」人は少ないように思う。一方、関節リウマチ患者や頸髄損傷者では、運動機能が高度に障害された場合でも、リーチャーを使うなどにより残存機能を最大限に活用し、衣服を着こなしている人が多い。それらの様子をみると片麻痺者は運動障害だけでなく、中枢神経系の障害による特有の問題を併せもっていると考えられる。更衣は、図1に示したとおり3つの要因が関わっており、作業療法士はどの側面からも分析・治療的介入を行うことが要求される。ここでは、そのうちの「衣服・環境」要因に焦点をあて、操作対象である衣服の選択、工夫を中心に作業療法士が介入できるポイントを述べる。

2 片麻痺者における更衣の問題と衣服選択・工夫のポイント

　衣服は、自然環境から身を守るだけでなく、社会参加・自己表現としての役割ももっており、着るものはその人の体型に合ったもので、年齢や性、好みや性格、その日の気分や活動、場面によって選ばれる。作業療法士が更衣に関わるとき、「着やすさ」を優先させることが多いが、多くの人にとってそれが衣服選択の基準にはならない。治療的関わりの中でよく、着やすい衣服からでも自分で着る経験が必要となるが、それを達成するためには、どのような衣服が着やすいかを運動機能、認知機能、動作の傾向などから分析できなければならず、作業療法士には高度な分析力が要求される。多様な衣服への対応が要求されるときは、分析力に加え対象者がどのような衣服を着たいのか、要求されているのかを知り、運動機能や動作場面に対する直接的な関わりだけでなく、ときには衣服選択やその改造に関わるなど、バランスのとれた介入が必要となる。

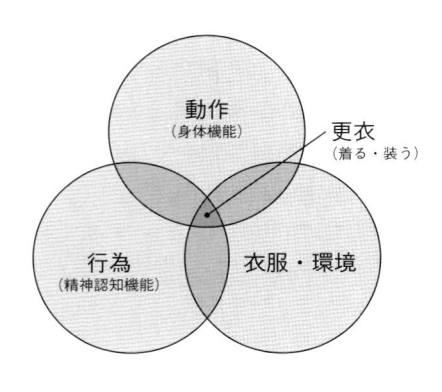

図1　更衣の3つの要因

表1　視覚的に認識しやすい衣服

①衣服の形が崩れにくい（素材に硬さがある）
②表地、裏地の色が違う
③無地よりも細かな模様が入っている
④目を奪われるような、大きな絵、模様のものは避ける
⑤袖など各部位の境目部分がわかりやすい
⑥襟のタグ、ボタンなど、部位を特定する情報が多い

　片麻痺者にとって衣服着脱において問題になりやすい部分と、それに対し衣服側で工夫できるポイントを以下に示す。

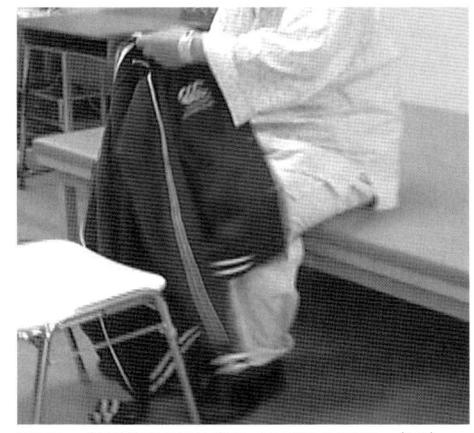

図2　視覚的に認識しやすい衣服（例）

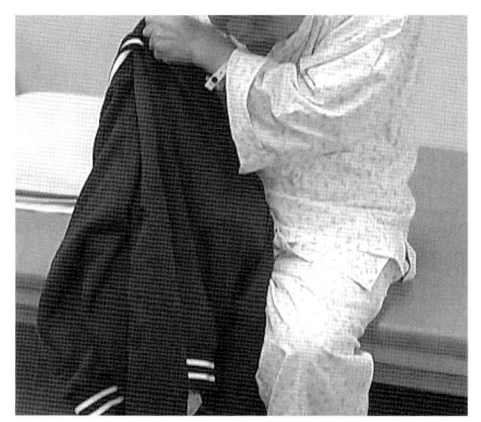

図3　伸縮性の高い衣服

1）衣服を認識し、自分の身体との関係づけを行う過程

　着衣とは、種類により多少の違いがあるが、衣服を該当する身体の部位に覆っていく活動である。衣服の各部位が、身体のどの部位を覆うかはあらかじめ決まっており、視覚で捉えた衣服と自分の身体との関係づけができていることが、適切な着衣動作を行うための前提となる。片麻痺者では、袖の位置を間違えたり、前後逆に着てしまうことがよく起こるが、それは姿勢制御システムの崩れ、半側空間失認など高次脳機能障害の影響などにより、視覚・体性感覚情報がうまく使えず、外界と自分の身体との関係がとれなくなるため起こっていると考えられる。このような状態で形を見分けにくい衣服を使うことは、認識のしにくさを助長することになる。特に上衣は着衣の過程で衣服が回転したり、視界から外れることがあり、身体との関係がつかみにくい。衣服と自分の身体との関係づけに問題がある場合に、衣服側で工夫できるポイントとしては、表1に示すとおり構造や各部位が見分けやすい衣服を使うことである（図2）。

2）衣服を身体に覆っていく過程

　柏木[1]は、更衣について、「自律的で、しかも効率的な熟練技能を可能にしているのは、衣服が動作時に皮膚表面に伝える触・圧刺激の変化にその皮膚表面自体と関連する運動器官が的確に反応できるシステムが働いているからにほかならない」と述べている。つまり衣服が身体をすり抜けるとき、その皮膚表面に十分な触・圧刺激があってこそ適切な身体反応が得られ、効率的な更衣につながっていくということである。片麻痺者にとって、身体を衣服の中へ滑り込ませていく「すり抜け」がうまくできないことが多いが、伸縮性の高い衣服を使ったとしても、十分な触・圧刺激は得られず、かえって非効率な動作になりやすい（図3）。自分で着ることを目標にする場合、衣服に

は身体の形状に合わせて変化できる程度の伸縮性が必要だが、それとともにすり抜けるときに適度な触・圧刺激が入る硬さも併せて要求され、両方を備えた衣服を選ぶことが必要である。

3 上衣着脱に関する問題と衣服の工夫

　上衣は、衣服を認識し、身体にかぶせていく、またはずしていくどの過程でも問題が起こりえる。また季節によって着るものが異なり、寒い日には重ね着し、部屋に入ると温度調整のため上着を脱ぐなど、他の衣服と比べて着脱する頻度が高く、多様性も要求されるため問題が起こりやすい。着脱しやすい衣服を選択する際は、どの過程に問題があるかをまず分析することが必要となる。

　衣服の認識に問題があったり、自分の身体との関係がうまくとれない場合は、前述したとおり視覚的に認識しやすい衣服を選ぶようにする。また前開きシャツよりかぶりシャツのほうが動作の中で衣服が回転せず、身体との関係がつかみやすいことが多い。

　麻痺側の袖を通す過程に問題がある場合は、十分な触・圧刺激が入る硬さとともに、袖がすべり落ちてしまわないよう、ある程度の摩擦抵抗があるものを選ぶ。袖の位置が見えにくいと、通していく方向もわかりにくくなるため、袖の形が崩れにくいものや短い袖のものを選ぶほうがわかりやすい。

　前開きシャツの場合、麻痺側の袖を通してから、非麻痺側の袖を通すまでの過程では衣服を背部から回すため、非麻痺側の肩関節・体幹の可動性が低いと動作困難となりやすい。そのような身体側の問題が解決できない場合は、かぶりシャツを使用したほうがうまくいくことが多い。

　前身ごろを合わせる部分がファスナーの場合、片手でファスナーの根元を合わせ、引き上げることはかなり難しい。この場合は、ファスナー周りの素材が硬く、ゆったりしたサイズのほうが操作は行いやすい。またファスナーを完全に下ろさず、かぶりシャツのように着脱する方法もある。

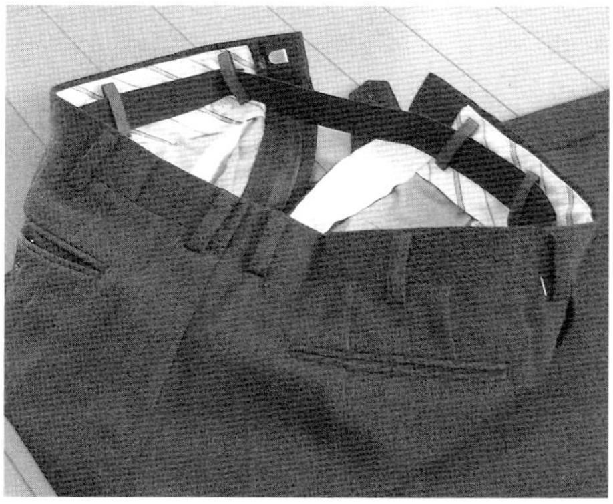

　脱衣時に問題となりやすいのは、非麻痺側の袖を抜く過程で、この場合は、袖先にゴムのあるものを使用しないほうが動作は行いやすくなる。

図4　ズボンの前内側に幅広のゴムとベルト通しを付けたもの

4 ズボン着脱に関する問題と衣服の工夫

　ズボンでは、座位が安定しており足を組むことができれば、衣服を認識し、裾を大腿部まで通す過程は可能なことが多く、殿部から上へ引き上げる動作で問題となりやすい。この過程ではズボンが下に落ちないように、常に張りを維持しておく必要がある。上肢の操作性が十分でない状態で座位・立位での着脱を行う場合は、張りを補うためにウエスト部分の弾力性が必要となる。操作時に衣服の位置を維持しながら張りをつくれる程度で、着ているときの圧迫感が強くならない程度の弾力性が望ましい。

　われわれが日常使用しているズボンの多くは、ウエスト部分の弾力性はなく、ファスナー・ホックを使用するものが多い。これらを片手で操作するのは難しく、**図4**のようなズボンの前内側に幅広のゴムとベルト通しを付けたものが紹介されて

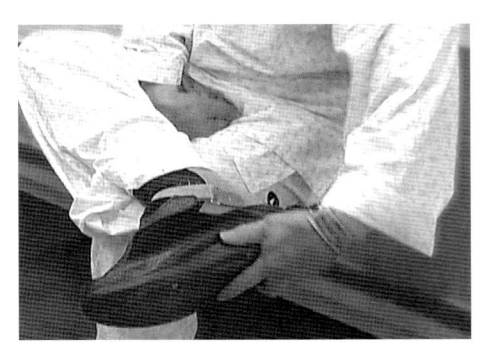

図5 装具の上から靴を履く
足の甲を軸にして靴をはめ込んでいく。

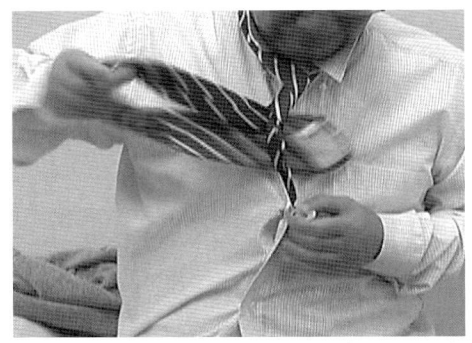

図6 洗濯バサミを用いてのネクタイを結ぶ動作

いる[3]）。

5　靴・靴下の問題と工夫

　靴・靴下・下肢装具の着脱は、足先への上肢リーチを伴った活動であり、着けていくほうの下肢は何らかの方法で抗重力位に保持しなければならず、バランス能力が要求される。特に麻痺側へ着けていく場合は無理な姿勢での動作となりやすく、履きやすいものを選ぶことが必要となる。

　靴の場合、ほとんどのものは足関節部までを覆うものであり、「すり抜ける」というより、「はめ込む」ように着けるほうが効率がよい。そのため、足部を靴に入れ込めるくらいの柔軟性は必要だが、靴の形が崩れない程度の硬さがあることが重要となる。また、はめ込む過程で、足部の甲にあたる部分が動作の軸となりはめ込まれていくため、靴の甲部分に硬さがあるほうが操作が行いやすい。装具の上から靴を履く場合は、その形状に合わせて変化するよう靴の柔軟性がより要求されるため、状況に応じて靴の硬さ・構造を検討する（図5）。

　靴下は、一般的な衣服と同様に、十分な触・圧刺激が得られる程度の硬さ、入れ込んだ靴下が落ちてしまわない程度の弾力・摩擦力が必要である。また靴下は身体機能の状態によっては視覚で確認しづらい場合があり、踵の位置がずれていても気づかないことがあるので、踵の位置がわかりやすいデザインのものを用いる。

6　多様な衣服への対応

　ベルト、ネクタイ、ブラジャーなどは伸縮性の少ない素材であり、それを身体に着けていく動作では、両手で張りをつくり、落ちないように維持しながら着けていく。片麻痺者で麻痺側上肢に十分な操作性がない場合、張りをつくることや、片手で対象物を押さえて対側の手で操作することが難しくなる。ネクタイでは、あらかじめ結び目があり、首にかけるタイプのもの、ブラジャーは前開きタイプやかぶりタイプのものがあり、それを利用するのも一つの方法である。今まで使っていたものや、好みのものを使う場合は、押さえる、張りをつくる部分を何らかの方法で補う必要がある。

　ここではネクタイの例を出す。ネクタイを結ぶ動作では、片手で結び目付近を保持しながら対側でネクタイの先を操作し、両手で張りを保ちながら結び目をつくっていく。非麻痺側上肢のみで操作する場合は、ネクタイの根元部分とシャツを洗濯バサミで止めて行う方法が知られている。この方法では、操作によって止めている部分に動きが

生じるため操作側より張りを感じにくく、操作に必要な感覚情報が得られないため過剰な努力を伴った動作となりやすい。麻痺側上肢に十分な操作性がなかったとしても、洗濯バサミ部分を握りこむだけで、張りを感じやすく、効率的な操作となりやすい（**図6**）。

文献

1) 柏木正好：環境適応．第11回活動分析研究会会誌，活動分析研究会，1999
2) 菊池恵美子：着る・装うことの意味と障害．山根　寛，他（編）：着る・装うことの障害とアプローチ．三輪書店，2006，pp2-18
3) 菊池恵美子：脳血管疾患に伴う着る・装うことの障害へのアプローチ．山根　寛，他（編）：着る・装うことの障害とアプローチ．三輪書店，2006，pp20-46

4 トイレ（排泄）活動
尿器・ポータブルトイレを活用した介入について

小野田直人
ライブリー南相馬訪問看護ステーション・作業療法士

1 はじめに

　中枢神経疾患による片麻痺者やそこに関わる者にとって、トイレ活動はADLやIADLの中でも、「一人でできるように」と望まれる活動である。それだけ頻度も高くデリケートな行為であり、体内の老廃物を排出するという生命維持機能としても重要な役割をもつ。活動は、尿意や便意といった「もよおす」という生理的要求に伴い開始される。そこから「我慢しながら」といった一定の注意を保ちつつ、移動－下衣の扱い－排泄までの一連が、周辺環境に対し予測的で、かつ効率的に遂行される。精神的にも緊張とリラックスが繰り返される特別な活動ともいえる。

　しかし、運動障害だけではなく、感覚、知覚、行動適応の問題が同時進行的に起きている片麻痺者は、非麻痺側での代償固定を背景に、末梢での操作性も含め余裕と多様性のない画一的活動（定型的パターン）を構築化させていく。つまりADLやIADLの自立と達成を求め努力的に活動する結果、自律的な協調関係が乖離され、非合理的な対象関係を強化してしまう。加えて片麻痺者は、発症前よりもストレス耐性が低下し、過剰状態に陥りやすい傾向にあるため、頻尿や便秘といった自律神経系の影響も受けることがある。24時間管理を通し（特に夜間の覚醒状態の面も含め）トイレ活動を考慮していくと、福祉用具の活用が有効な場合がある。特に在宅生活において、住環境および介護者の介護負担への配慮としても非常に重要となる。ここでは、尿器とポータブルトイレの特徴と具体的介入について述べる。

2 尿器の活用例

　排尿は1日に通常4～8回、多い人だと10回以上というケースもある。それだけ個人差があり、水分摂取量や室温などさまざまな要因（頻尿も含め）や、前述した精神状況にも影響を受ける。その都度トイレですませることは、片麻痺者自身の移動能力や介護者の負担増大、さらに夜間では双方の睡眠にも影響する。加えて転倒の危険性も考慮すると、尿器の活用が有効である。

　症例は右脳梗塞、左片麻痺症状を呈した64歳の男性。ADLは非麻痺側での片手動作が中心で、T字杖歩行（プラスチック装具使用）にて移動が可能。独居にて訪問介護を受けるも、自身も簡単な調理を行っていた。麻痺側の随意性は上下肢ともに屈曲パターンに支配されやすく、下肢は伸展活動を行えるが持続性に欠け虚脱がみられた。感覚は軽度鈍麻レベル。痛みなし。「歩きすぎ」と感じたときには、左腰部の重苦しさを訴えていた。

　排泄は、日中はトイレにて自力ですませるも、

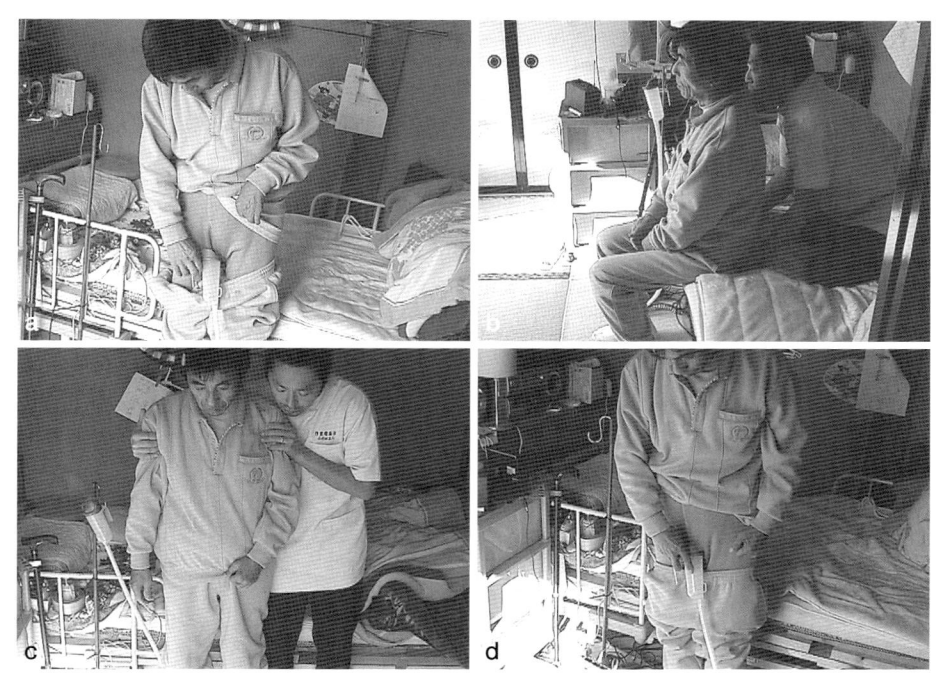

図1 尿器の活用

　特に夜間は移動が不安との訴えがあり、受尿・蓄尿部別体タイプ（品名：安楽尿器DX男性用［コンビウェルネス］の自費購入）を導入。理由として、①ベッド周囲で行える、②受尿部と蓄尿部が離れホースでつながっており、蓄尿の重さの軽減と逆流する危険性が少ない、③翌日後始末が行える点を挙げた。

　尿器使用の場面では、ベッド端座位の時点で非麻痺側側屈にて重心をとるため、麻痺側後方への引き込みがみられた。支持基底面の評価では、非麻痺側殿部はベッドに押しつけており、やや右後方に重心をとっていた。また、麻痺側殿部の表層筋群は低緊張かつ萎縮し、深層筋群（外旋筋群）は適応的短縮を認めた。活動は、立ち上がりの時点から非麻痺側を先行させた非対称性を強めていた。

　代償戦略として、上述の姿勢を保持しながら右股関節内転屈曲での固定を多用する傾向にあり、頭頸部の固定も含め視線は下方におきやすい。麻痺側上下肢は連合反応（屈曲パターン）に陥りやすく、足底は前足部外側での不十分な接地で麻痺側後方への不安定さを助長していた。その状況にてズボンを下げるが、余裕がなくせかせかと引きはがすように行い、衣服が殿部をすり抜けるような触・圧覚（感覚情報）に依存した身体反応は得られず、さらに非対称性が助長された。同様に陰茎からの尿器へ向かう反応はなく、一方的に尿器を挿入するため、数回の入れ直し（図1a）や、失敗することもみられた。実際使用するも夜間の尿数が4～5回あり、残尿感の訴えがあった（泌尿器疾患なし）。

　介入は座位より開始。開始姿勢（対称性）の獲得として、坐骨に加わる圧（重心）の変化を知覚させた。作業療法士は、後方より両坐骨下に手を入れ重心圧の状況を捉えながら、左殿筋の形状づけ（モールディング）と筋収縮、坐骨を移動する皮膚の変化を保障し、圧の均等化と骨盤の前後傾への反応につなげた（図1b）。そこから両足底が

接地した中での立ち上がりにつなげた。

立位では三角筋にキーポイントをおき、正中軸を意識しながら踵骨に軽く圧を送り、足圧中心に留まれるよう配慮した（図1 c）。その際、腰の引けと非対称性を助長する股関節屈曲での代償戦略を予測しつつ介入した。

次に、非麻痺側上肢と身体間での自律的反応（ズボンのすり抜けや陰茎から尿器へ向かう等）につなげた。その中で、頭頸部の緩みや挿入時の覗き込みにも期待した。結果、開始姿勢の状況から対称性と足底接地も保障できたことで、両足底での体重支持や立ち上がりの円滑さがみられた。ズボン下ろしと身体反応の関係には、まだ不十分さがあるが、陰茎から尿器に向かう自律的反応が得られやすくなった。尿器も陰茎に対し直線的に構えられ失敗がなくなった（図1 d）。また、腹圧もかかりやすくなり残尿感なく排尿でき、夜間の尿数も1～2回と回数の減少もみられた。

3　ポータブルトイレの活用例

ポータブルトイレは、ベッドサイドを中心に臥床傾向の予防や、トイレ活動の最初の導入として用いられる。導入には、①歩行困難または介助量が多い、②夜間のトイレ使用が危険、③住環境の問題、などが理由とされる。また在宅では、購入し使用すると交換がきかないため、事前に見きわめる必要性がある。

症例は右脳梗塞、左片麻痺症状を呈した75歳の女性。合併症は糖尿病、高血圧症、不安神経症。麻痺側の随意性は上下肢ともに乏しく低緊張を呈し、重力方向につぶされているような印象を受けた。感覚は中等度鈍麻レベル。臥床時、左下肢が突っ張り痛くなるとの訴えがあった。会話は多弁傾向で、左側への視線の向きにくさや感情失禁がみられた。ADLは車いすレベルで、身辺動作すべてに一部介助を要する。

自宅のトイレ環境が狭く、住宅改修まで踏み切れなかったこともあり、ポータブルトイレ（品名：家具調トイレ座楽シャワポット［パナソニック電工ライフテック㈱］、介護保険販売購入対象）を導入となった。選択理由として、安定感があり、高さの調整が可能であり、多機能型（暖房便座・シャワー機能・脱臭機能）、デザイン（室内との調和）を挙げた。排便はグル音も良好で、下剤なくほぼ毎日あるが、便の出にくさ、排尿においては夜の尿数が5～7回と非常に多く（安定剤服用も夜間訴えが多くなることも含め）、その都度の介助も負担とのことで直接介入を行った。

ポータブルトイレは、ベッド端座位に対し右側にセッティングして使用した。移乗は、息を止めながら非麻痺側での性急な引き込みによる立ち上がりにて行った。上体は前のめりになり、麻痺側下肢は連合反応による伸展パターンに陥りやすく、床面上を滑ってしまうため、麻痺側下肢で支持することは困難で転倒の危険性が高かった（図2a）。左下肢の状況に注意を促すが、活動には反映されにくく、麻痺側身体の無視傾向がうかがえた。立位保持も体幹屈曲を強めて不安定で、ズボンおよびリハビリパンツの上げ下げは介助を要した。

また、低緊張を背景とした骨盤底筋群は、穴の開いた便座に吸い込まれるように骨盤後傾位で沈み込み、腹圧に伴いながら肛門部を緩めること（肛門挙筋や肛門の横紋括約筋の弛緩）ができずにいた。また、沈み込む便座の構造と、低緊張と筋萎縮の様相もあわせもつ麻痺側殿部と大腿部との関係は、支えとして知覚できず「お尻が便座にぶつかって痛い」との訴えにつながっていた。結果、排泄時も前方への重心移動と麻痺側下肢の支持が難しく、非麻痺側上肢で姿勢を保持していた。そのことが、息みにくさや頻尿傾向につながっていることも示唆された。

拭きとりも手が届かず介助を要した。一連の活

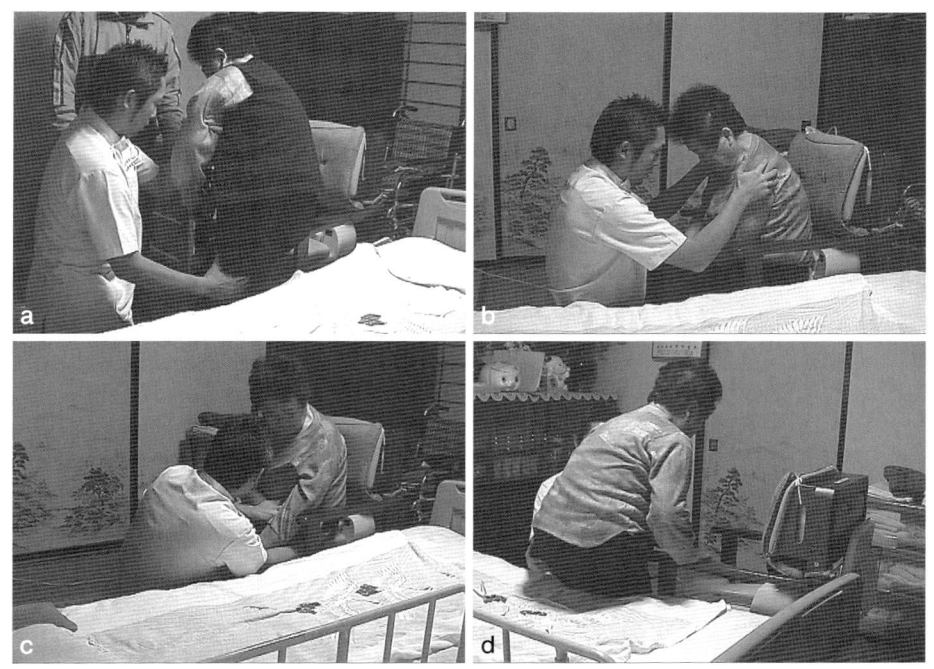

図2 ポータブルトイレの活用

動の中、座位バランスが不安定な中で衝動的に動いてしまうため、常時注意を要していた。加えて、トイレ環境とは違う居室自体の空間の拡がりも、注意の易転導性に陥る要因となっていた。

座位での介入では、両足底の接地を準備し、前方より関わり視覚的にも空間を捉えやすくした。尿器での介入と同様に、座面の状況の確認、両側での坐骨の支持関係を作業療法士の手より知覚させた。立ち上がりの際も、対称的な姿勢を維持し、左下肢の支持を強調して関わった。さらに座り込む際は、便座に対し両殿部をやや外側に広げ、骨盤底筋群に軽く伸張を加えた。

便座での排泄行為の準備として、core stability を伴った骨盤の前後・側方傾斜とつぶれた重心位置の改善を促した。また普段の介助の中で、少しでも身体反応が得られ介助量の軽減につながるように、非麻痺側上肢でのズボン操作と体幹の反応（特に骨盤周囲の選択性）に留意した（図2b）。

次に、腹圧を伴いながら肛門直腸角の鈍角を知覚できるよう便座での重心移動の変化にも配慮した（図2c）。作業療法士からは腹圧をかけるなどの徒手的誘導は行わず、前述で経験した排泄の状況を自らがリラックス（呼吸状態にも配慮）して行えるように留意した。またウォシュレットにて、陰部や肛門の位置確認や刺激（肛門内への水の浸入）による排泄の誘発、終了時の清潔面にも配慮した。同時に介助者への指導も並行して行った。

介入の結果、姿勢の対称性と座位バランスの安定化（骨盤底の知覚向上も伴い）が若干得られ、足底接地した円滑な立ち上がりが増えてきた（図2d）。まだ、体幹の屈曲傾向の残存とズボンの上げ下ろしの関係には、身体反応の不十分さがあるが、介助量が軽減され夜間の尿数も3回と少なくなった。また、介助者も「痛がらなくなり、少し落ち着いた感じになった」と述べていた。会話の中でも、多弁傾向や感情失禁の減少がみられた。

4 まとめ

　急性期から維持期を通した臨床場面において、トイレ活動に対し治療介入するも、何かしらの監視や介助を継続せざるをえない症例を経験する。トイレ活動は、個々の片麻痺者によって他職種の関わりや介入頻度などさまざまだが、24時間を通しての管理が必要となる。このことは片麻痺者に加え、さらに介助する者にとっても大きな負担や苦痛を伴う。

　今回挙げた福祉用具は、基本的に移動といった行動空間を最小限に捉えた、ベッド周囲で行える非日常的な環境設定である。しかし、介入を通して尿器、さらにポータブルトイレについては実際のトイレの機能をすべてあわせもつといった使いやすさを追求した形状であった。「活用する」ということは、今までの慣れ親しんだ環境としてではなく、新しく学習していくアイテムと考える。私たちの運動行動は、環境と課題と個人との相互作用により組織化され発現する。つまり効率よい活用のためには、制約された環境と課題の中で、生理的緊張状況と注意を維持しながらも、①多重感覚間統合と、支持基底面における自己の身体状況（知覚）に伴う姿勢制御、②ズボンや尿器・便座といった対象関係からの知覚情報の抽出に依拠できるように配慮すること、③トイレ空間とは違った開放的空間に対していかに馴染めるかなどが、熟練さにつなげるためにも重要であると再確認できた。

　また、佐々木[1]は「セラピストが関わるうえで、身体内部状況の改善に努めることと、それが応じられる程度の環境の接点となる活動を多様に与えていくことが必要」と課題および介入における質（抽出すべき知覚要素）の重要性を述べている。この「応じられる程度」とは、自律神経系（内臓の関与も含め）を考慮するうえでも「心地よい」という、無意識的または意識的な目的達成までの満足感となり、「より自発的（more active）」に活動を起こすための、過去の体験との照合や新しい能力を身につける学習過程の手がかり（参照枠：reference frame）となると考えられた。また、介助する側にも対しても、片麻痺者が主体となり活動することが重要という点も、共感してもらう必要性を感じた。

　おわりに、全体課題（whole task）として、ADLやIDALに直接関わり、そこで起こりうる代償戦略に配慮し、予測的で効率的な情報提供を心がけることは重要である。しかし、部分課題（part task）としてその中での構成要素の即時改善を、他の治療場面においても常に吟味し関わることも作業療法士として必要と考える。

謝辞

　本稿をまとめるにあたり快くご協力いただいた対象者およびご家族をはじめ、貴重なご意見をいただいた、とちない脳神経外科クリニックの佐々木浩輔先生に深謝いたします。

文献

1) 佐々木浩輔：痙性上肢．山本伸一，他（編）：活動分析アプローチ—中枢神経系障害の評価と治療．青海社．2005，pp18-25
2) 柏木正好：環境適応—中枢神経系障害への治療的アプローチ，第2版．青海社，2007
3) Bobath B（著），紀伊克昌（訳）：片麻痺の評価と治療，第3版．医歯薬出版，1997
4) Cook AS, et al（著），田中　繁，他（訳）：モーターコントロール—運動制御の理論と臨床応用，第2版．医歯薬出版，2004
5) A.I.Kapandji（著），塩田悦仁（訳）：カパンディ関節の生理学Ⅲ脊椎・体幹・頭部，原著第6版．医歯薬出版，2008
6) 福土　審：内臓感覚—脳と腸の不思議な関係．NHKブックス，2007

5 入浴での福祉用具の使用

関根圭介
公立藤岡総合病院附属外来センター・作業療法士

1 入浴とは

 冬の寒い日、仕事から帰り温かい浴槽にザブンと入ったとき「フウー」と大きな息をつきたくなるのは私だけではないだろう。また、温泉地に行ったときは湯舟に浸かって「極楽、極楽」と言ってしまう気持ちもよくわかる。このように、日本では入浴は身体を温める、身体をきれいにすることと同等に心身ともにリラックスする（癒される）目的があると考える。私たちが対象者の入浴に関わるときに、水場での動作遂行や安全性を第一に考えなければならない。また、それらと同時に対象者の入浴での快適性にも目を向けていくべきである。本稿ではそれらを福祉用具の実際の使用とともに述べていきたい。

2 対象者の障害像

 中枢神経系疾患の対象者はその機能回復の過程で良くも悪くも内外環境との相互作用の中で変化を遂げる[1]。生活を営むうえで移動は早期から必要とされ、不安定な状態での移動では身体は代償固定となり、固有感覚からの情報は知覚されにくい[2]。そのような中では視覚優位のバランス反応になりやすい傾向がある。よって、多くの対象者は浴室という空間や、水（湯）を扱うといった入浴における特徴から環境への不適応となりやすく、特に不安定な中での動作を常に強いられるという問題を抱えている。以下に入浴で対象者が抱える問題を解説する。

1）穴のある空間

 浴室は浴槽という深い穴がある（図1）。健常者は自ら動き、そこから得られる視覚情報の変化で周りの構造物を認識する。しかし、対象者の多くの姿勢反応は後方につっ張った姿勢反応になり、動きが制限される。そのため、浴槽の穴はより深く感じ、視覚的にも逃避的な姿勢反応を助長する[3]。

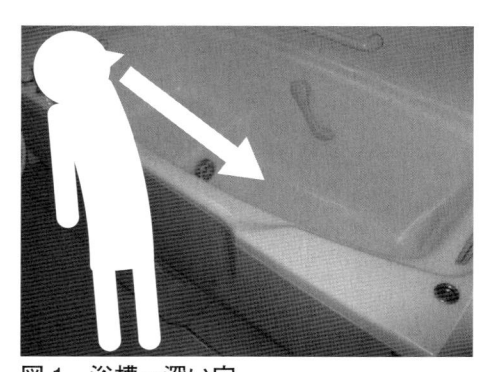

図1 浴槽＝深い穴
逃避的な身体反応と視知覚の問題によって、浴槽はより深く感じられる。

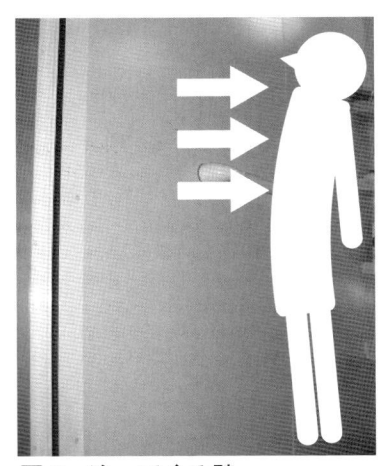

図2　迫ってくる壁
壁面構造は動作の手がかりにもなるが、接近してくると視覚的に圧迫感を感じる。

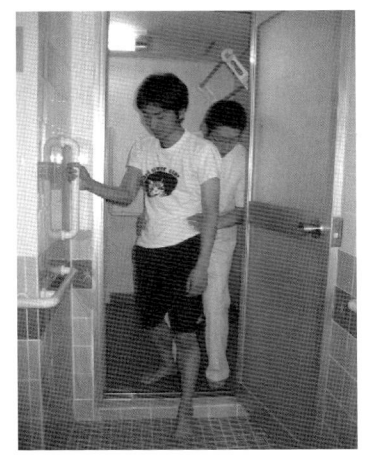

図3　浴室への手すりを用いた段差移動
骨盤から足底へ圧を加え、支持面からの固有感覚情報を捉えやすくすると、手すりを過剰に把持することが減少する。

2）迫ってくる壁

壁という側面構造は対象者に圧迫感を与える。さらに家庭の風呂場は狭く、壁と身体の距離は近づくので圧迫感は増強される[3]（図2）。

3）支持面への不安

水場であるので、「濡れた面＝すべって転倒」という不安につながる。濡れた浴室で程度の差はあるが健常者はどの方向にもバランス反応をとれる。しかし、対象者は歩容や足部の問題などを含めた固定的な姿勢反応からバランスの幅は健常者より狭い。

4）湯への不安

浴槽に入って浸かっていくとき、湯を殿部と背中でかき分け底面にたどり着く。そのとき、健常者は体幹・股関節など身体の屈曲を伴う。しかし、対象者は屈曲姿勢がつくれず浮力によって伸展の反応となり湯の中で体が安定しない。よって、自分の身体をコントロールできないその空間（湯の張った浴槽）は不安定であり、恐怖となるのである。

5）洗う動きが優先になる

対象者の洗体では、隅々まで手が届かない問題のほかにしっかり洗えないという問題がある。バランスに問題のある対象者は、上肢による洗体行為に対し体幹の反応が乏しい。よって、上肢と体幹の双方で知覚しながら洗体していくことができず、非効率的な動作となっている。介助者が洗う場合は、介助者の力の入れ方で不安定にもなりうるので注意が必要である。洗体介助で身体が揺らされると、対象者はその侵害刺激に対し身体内部の固定を強め、バランス反応は低下する。

3　福祉用具とその使用について

1）手すり

手すりはつかまるものであって、引きつけたり、ぶら下がったりして使うものではないということを前提に考えていきたい。縦手すりの設置は脱衣所−浴室間（図3）など上下の動きを必要とする所についている。したがって、バランスに問題のある対象者は身体を手すりに預ける、力強く身体を手すりに引きつけるという使い方をしやすい。

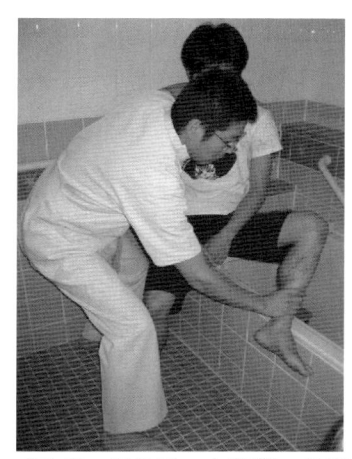

図4 バスボードを用いた浴槽への出入り
体幹を安定させながら浴槽側面をガイドにして麻痺側下肢を入れている。

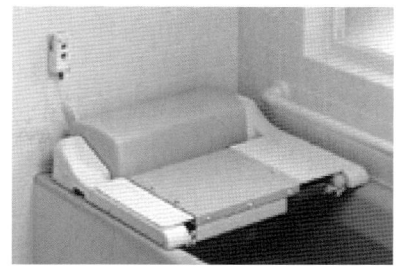

図5 バスリフト（TOTOカタログより）
座面が昇降する際には殿部の支持面に対して圧を加え安定をつくる。

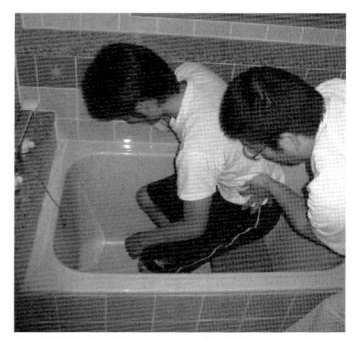

図6 浴槽台を使用した浴槽での沈みこみ
身体は屈曲していく動きとなる。不安定な場合は浴槽側面を体側部に当てガイドにする。

よく見かけるのは、かなり遠くから手を伸ばして手すりにつかまろうとする場面である。これは、身体に次の動きの準備ができないうちに、努力的な動作により身体内部の固定を強めて安定を得ようとしているのであって、次の一歩に難渋するのは想像できるだろう。対策としては、移動時の主となる足底の固有感覚受容器からのフィードバックを意識し、立位バランスの安定性をハンドリングしていく。その中で手すりに頼りきった動作ではなく、足底からの情報を主とした姿勢反応（手すりにつかまっている手を緩められる）を促す。横手すりにおいても考え方は同様である。

2）バスボード、バスリフト

浴槽の出入りで片脚支持が困難な場合、これらが使われる。殿部で支持面をつくりながら片足ずつ浴槽に入れていく（図4）が、下肢の挙上に気をとられすぎると、座位バランスを大きく崩しかねない。下肢の機能が良く、自分で意識できる対象者なら、殿部の支持面を感じてもらい動作を遂行する。

バスリフト（図5）が必要なレベルの対象者では、介助者が常に座面の感覚情報をとらえて座位の安定を心がける。湯に沈むときも、浮力で体幹の伸展を伴い、殿部が浮くような反応を伴いやすいので、座面との関係の中で体幹をやや屈曲位にすると安定しやすい。

3）浴槽台、浴槽マット

入浴での楽しみの一つでもある浴槽に浸かる動作では沈みこまなくてはいけない。一般的な動きをみると、沈みこんで立ち上がるまでの動きでは、下肢は屈曲方向に十分な動きが必要である。体幹もそれに追随する形となり屈曲傾向となる。介助においては、その屈曲姿勢を安定させながら沈みこませる。その際、運動の当てになるのが浴槽の側面構造である。浴槽側面に殿部を当てながら動作することで安定を得られやすい。

また、機能的に浴槽の底まで沈みこめない場合

第4章　福祉用具1：日常生活活動関連

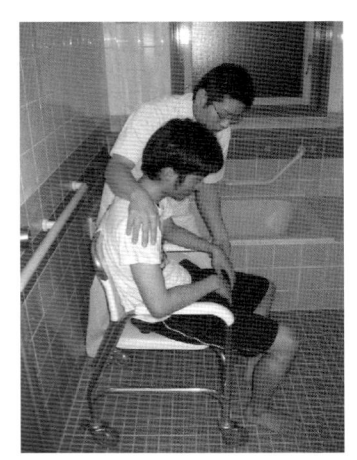

図7　シャワーキャリー
移動の際には必ず座面に圧を加え安定させる。動き出しや方向を変えるときは声かけをして注意を向け、姿勢セットを促す。

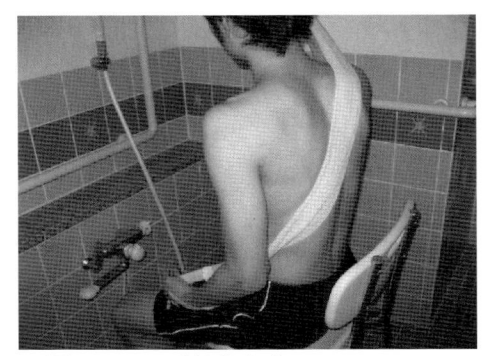

図8　ループ付きタオル
麻痺手がタオルを握れない場合、図のように手に引っかけて使用する。両手で張ったタオルで洗っている場所は移動しながら常に知覚される。

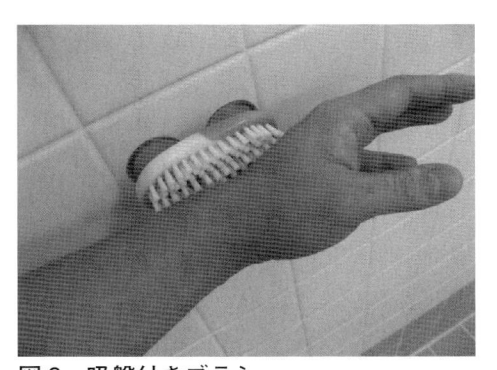

図9　吸盤付きブラシ
吸盤でブラシを固定し非麻痺側の手などを洗うのに使用。手がブラシの毛にフィットしていくコントロールが必要である。

は、浴槽内に設置する浴槽台（**図6**）を用いたり、立ち上がり時に滑り止めとなり下肢の踏ん張りをサポートする浴槽マットを使う。

4）シャワーチェア、シャワーキャリー

両方とも浴室内で使う椅子である。シャワーチェアは、素材にアルミやプラスチックが使われ軽いので片手でも動かせる。その半面、手すりの代わりにもたれかかると、力の方向によっては転倒の危険性があるので注意が必要である。

シャワーキャリー（**図7**）はキャスターのついた椅子で、対象者を乗せ浴室内を移動する。座位バランスに問題がある対象者にとっては、不安定な状況となり、やっとの思いで姿勢を保持することとなる。よって移動の際、乗り物が不意に動くことでバランスは崩され、恐怖感へと変わる。介助してシャワーキャリーを移動するときは、車いす移動の介助と同様に、動く方向を告げゆっくり動かすといった注意が必要である。

5）ループ付きタオル、吸盤付きブラシ

洗体では、清潔を保つために汚れをしっかり落としたい。このとき力強くこするのではなく、泡を介して垢すりタオルと身体の双方がフィットするような反応が要求され、身体の隅々まで届く必要がある。タオルの把持に問題がある場合、ループ付きタオル（**図8**）や吸盤付きブラシ（**図9**）を用いることがあるが、先に述べたように身体の洗われている部位が知覚され、皮膚反応にまで及んでいるかがポイントとなる。補足として、シャワーを固定で使うときは水流に身体を合わせていく反応が要求され、シャワーを持って使うときは水流と身体の双方がフィットするような反応が要求される。つまり、柔軟な身体反応が要求されるが、その背景にはしっかりとした体幹の安定性が必要である。

4 まとめ

　入浴動作をみていくと、浴室に入るところから多くの上下移動がある。そのことからも、バランスに不安のある対象者は移動時に何かに頼ることとなる。さらに水場での活動が経験的に不安定感を増大させ、何かに頼る傾向は増すものと考えられる。つまり、紹介した手すりや椅子、バスボード等々はそのものの特性よりも、不安定性を解消するものとして用いられる。手すりはつかまるものなので、対象者による過剰な押しつけや引きこみといった反応がみられることが多い。視知覚の問題を抱える対象者は、そのような浴室内の環境の中で不適応状態を引きずって活動していると考える。本来、入浴で用いられる福祉用具は、身体の不自由があっても入浴を楽しめるように考えられたものである。したがって、作業療法士が入浴に介入するとき、対象者の身体的な不適応状態と実際の福祉用具の使用状況をよく考察し、より安定した活動ができるように援助していかなければならない。

文献

1) Davies PM（著）, 冨田昌夫（監訳）：Steps To Follow －ボバース概念にもとづく片麻痺の治療法. シュプリンガー・フェアラーク東京, 1987, pp2-4
2) 柏木正好：環境適応－中枢神経系障害への治療的アプローチ. 青海社, 2004, pp94-96
3) 木村　豊：入浴活動. 山本伸一, 他（編）：活動分析アプローチ－中枢神経系障害の評価と治療. 青海社, 2005, pp94-100

6 調理活動
その効率性と実用性

渡邊基子（わたなべもとこ）
介護老人保健施設ゆうゆう・作業療法士

1 はじめに

　調理活動は人間の生理的欲求の一つである食欲に付随する活動であり、家庭生活における主として主婦の役割遂行において重要な活動である。当該活動では、短時間で手際よく、食材を生かした料理を作れるということが求められる。作業療法において、調理活動能力の獲得を目標に介入することは一般的である。しかし、片麻痺者にとって調理活動は、動作遂行として可能であるが、努力的で時間がかかり非効率的であるため疲労感を催し、また刃物や火を取り扱うなど危険性が高い。このために、在宅生活において調理活動を実際に行っている者は少なく、その役割を家族やヘルパーに委ねている場合が多い。

　そこで本稿では、片麻痺者の調理活動の効率性と実用性を高めるための一つの方法として、福祉用具の活用とその適応について述べる。

2 片麻痺者の調理活動

1) 片麻痺者の調理活動の特徴

　基本的には両手動作が困難で片手のみの動作となるため、固定することが困難となる。高橋[1]は「調理活動では道具を使用する作業が多く、分離的な上肢操作が求められる」と述べているが、非

表1　日常生活活動関連の調理活動に関する福祉用具（文献2より引用）

大分類	家事用具
中分類	炊事用具
小分類	計量・計測器具、切り分け器具、洗浄・皮むき器具、オーブン料理用具、料理準備器、調理用具、レンジ・オーブン類、冷蔵庫・冷凍庫、調理台

麻痺側が利き手の場合においても、道具操作が発症以前の機能と同じレベルに留まっていることは少ない。これは左右の非対称的姿勢とともに、中枢と末梢との相反関係の中で運動性を有すべき手が過緊張となり固定的になってしまうためである。手は道具を介してその先にあるものを知覚し、それに基づいて運動を調整する。しかし、過緊張で固定的な手では外界環境からの情報を適切に知覚することができず、そのため外部環境への適応に必要な運動が適切に調整されない。その結果、不器用な上肢・手での非効率的・非実用的な道具操作が惹起される。

　これらの対策として、動作方法の工夫や身体部位の有効使用などがあり、その一つに道具の工夫、つまり福祉用具・自助具の活用が挙げられる。

2) 調理活動における福祉用具・自助具

　調理活動における福祉用具は、片手で操作することを基本コンセプトとして作製されているもの

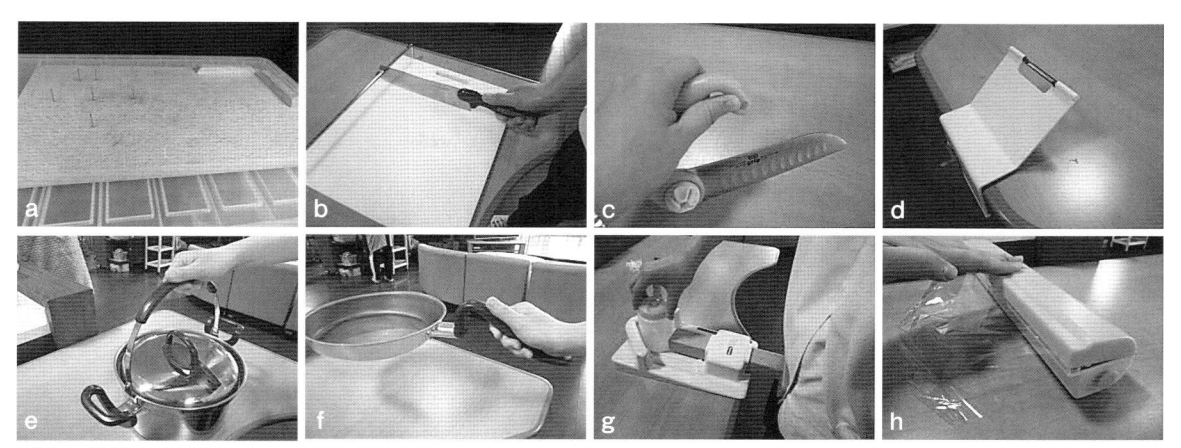

図1　調理活動で用いられる福祉用具
a：片手用まな板（抗菌調理用板リバーシブル）［（株）コートドール］、b：とんとん形状記憶包丁・まな板［青芳製作所］、c：UDグリップ包丁［（有）ウカイ利器］、d：片手用調理器具皮むき器B（固定式ピーラー）［（株）アビリティーズケアネット］、e：とんとん両手鍋つる付き［（株）コラボ］、f：とんとんフライパン［（株）コラボ］、g：ボトルオープナー［輸入品］、h：ラップカッター節約名人［（株）ライフ・トゥ］

が多い。テクノエイド協会の福祉用具分類[2]によると、「大分類」の「家事用具」の下位項目に「中分類」として「炊事用具」があり、さらにその下位項目に「小分類」があり、そこで具体的な9つの用具が紹介されている（**表1**）。

　大分類において家事用具は全体の0.6％に過ぎず、他の福祉用具と比較してもその数は多くはないが、よく用いられる用具を**図1**に示す。また作業療法士として、同様の用具を自助具として作製し提供することもある。

　しかし、実生活の中で、調理の福祉用具を使用している人は少ないのが現状である。その理由について、遠藤[3]は「購入先が限られ再購入が難しく、収納の場所や方法など問題が多くある。準備や後片づけの手間を考えるとかえって繁雑になる」と述べている。しかし、最大の理由は、工夫された道具である福祉用具のメリットを実際の使用場面において活かしきれず、普通の道具の使用時と変化がなくなってしまうことにあると考える。そこで、福祉用具を、調理活動の工夫された道具として効率的かつ実用的に活用するためには、作業療法士が選択した道具を単に提供するだけではなく、言語や触運動感覚、視覚などを用いた介入が必要となる。

3　福祉用具の紹介とその使用

　ここでは、事例を通して具体的な福祉用具の紹介と、事例の使用時の反応、ならびに介入のポイントを述べる。

1）事例紹介

　事例は50代、女性。くも膜下出血による左片麻痺。X-2年に発症し、リハ病院にてリハ施行後、X-1年に自宅退院。その1週間後、リハ目的にて当施設の通所リハの利用（週3回）を開始した。車いすとT字杖を併用し、入浴以外のADLは自立。麻痺側機能は、上肢挙上は肩甲骨内転挙上・肘関節屈曲・前腕回外を伴い、手指は随意性に乏しく、手関節背屈位でテノデーシスアクションの影響を受け、PIP・DIP関節は屈曲位に留まっていた。立位・歩行場面では、麻痺側股関節と下部体幹の低緊張により骨盤の後傾と麻痺側骨盤の後退が著明となり、麻痺側股関節屈曲位で体幹を屈

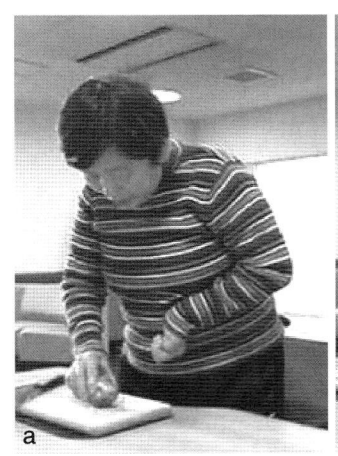

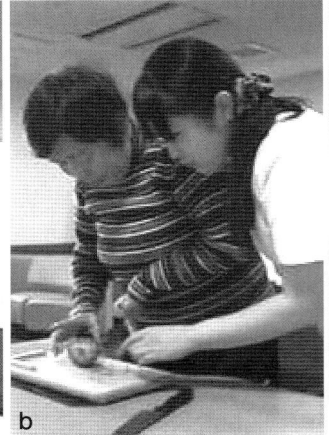

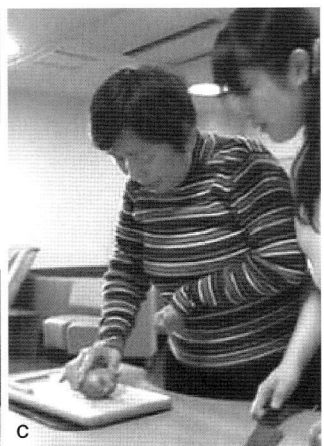

図2 ジャガイモを釘に刺す場面・介入

曲で固め、上肢には連合反応が出現している。
　今回は、カレーの料理工程の「ジャガイモを切る」「にんじんの皮をむく」「鍋を移動する」という3工程における福祉用具の紹介と介入を展開する。

2）用いた福祉用具の紹介
（1）まな板（図1a）
　まな板に釘状刺し具とコーナーストッパーがついており、裏面には滑り止めシート・ゴムがついている。釘状刺し具に食材を突き刺して固定し、上から切ることができる。また、まな板のコーナーストッパーに食パンを置いて固定させ、バターなどを片手で塗ることができる。

（2）皮むき器（図1d）
　固定バーをスライドさせるだけで、簡単にテーブルに固定できる。刃はピーラータイプで、食材を押しつけて手前に引くと、皮がむかれて下に落ちるので、片手で皮むきができる。

（3）両手鍋（図1e）
　両手鍋につるがついているので、安定感があり、片手で安全に持ち運ぶことができる。

3）使用場面とその介入
　各場面で事例の①介入前の反応、②介入場面、③介入後の反応の順にそのポイントを述べる。

（1）まな板
a）ジャガイモを釘に刺す（図2）
　①丸いジャガイモの不安定な面を下にし、ジャガイモの左端を右端の1本の釘に刺す。そのため安定感に欠ける。「あれっ、転がってしまう」とのコメントあり（図2a）。
　②作業療法士は対象者に、ジャガイモをまな板の上で転がして安定する面を探すよう指示する。また、釘の数を一緒に数え、まな板の全体像を把握できるようにする（図2b）。
　③安定した面を確認した後、その面を下にして全体を3本の釘に真上から刺すことが可能となった。そのため固定性が得られた（図2c）。

b）ジャガイモを切る（図3）
　①頸部の屈曲・右側屈曲、非麻痺側肩甲帯の挙上、肩関節内転、前腕回内を強め、手関節を固定したまま上から押しつける。非麻痺側優位の立位姿勢となり、麻痺側上肢に連合反応も出現。ジャガイモに切り込んだ包丁を抜くことができない。「包丁が動かない」とのコメントあり（図3a）。
　②作業療法士は対象者の麻痺側に立ち、骨盤と

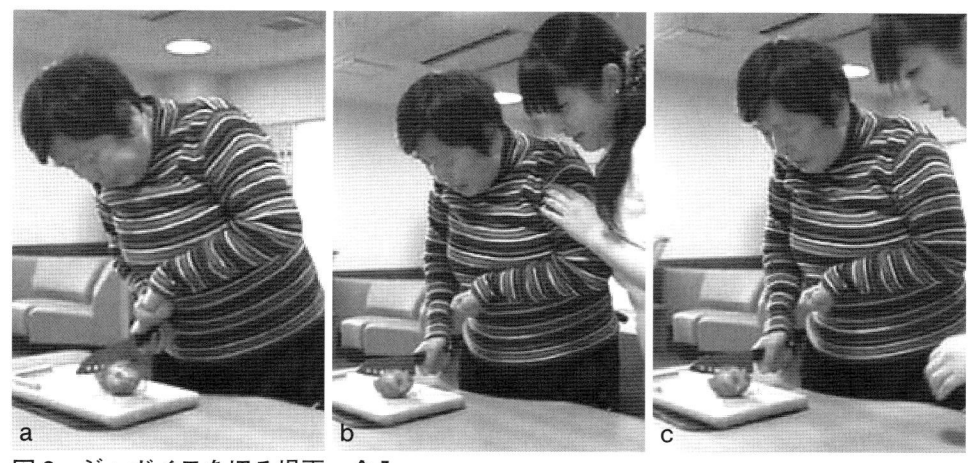

図3 ジャガイモを切る場面・介入

麻痺側上肢から麻痺側下肢のBOS（base of support：支持基底面）を感じられるよう誘導し、立位姿勢のアライメントを整える。上肢が固定的ではなく運動性を発揮できるよう、安定した立位姿勢を保障する。頭頸部の代償固定が解除され、非麻痺側の肩甲帯ならびに上肢の過剰努力が軽減し、包丁を押しつけることなく操作できるよう誘導する（図3b）。

③上肢を体幹から離し、前腕中間位で包丁を握ることが可能となった。また、手関節と肩関節の動きが連動しながら包丁操作が可能となった。反復動作においても、姿勢の非対称性が強まることなく頭頸部の代償動作も観察されなかった（図3c）。

(2) 皮むき器（図4）

①非麻痺側優位での立位姿勢で、バランスが不安定である。そのため、非麻痺側上肢を自由に操作することができず、固定式ピーラーににんじんを押しつけるようにして姿勢の安定を求める。押しつけているため皮に刃が入っていないまま肩関節内転・肘関節屈曲・手関節背屈を強め、手を前下方へ引く。手前に引くときには、体幹の屈曲による内部固定を強めることにより姿勢の動揺を制御している。また、にんじんが刃の走行に合っていないため、長くむくことができない。「皮が硬い」とのコメントあり（図4a）。

②作業療法士は対象者の非麻痺側に立ち、麻痺側骨盤から麻痺側足部のBOSを感じながら立位姿勢を整える。刃を入れるときの前方への重心移動と、手前に引くときの後方への重心移動をBOS内でコントロールする。作業療法士は一緒ににんじんを握り、対象者の姿勢をコントロールすることにより、非麻痺側上肢をフリーにさせ、にんじんへの過剰な押しつけを軽減させる。皮に刃が入る感じを知覚させる。「すーっと引きましょう」と声かけをしながら、刃に対して垂直方向に引くことを指導する（図4b）。

③対称的な立位姿勢で頭頸部の屈曲固定が軽減した。非麻痺側上肢の分離した運動が観察され、過剰ににんじんを押しつけることなく皮に刃が入ったことを感じてからにんじんを引くことが可能となった。後方への重心移動が保障され、体幹が屈曲することなく上肢を動かすことができるようになった結果、刃に対して垂直方向に引き長くむくことが可能となった。「楽に長くむける」とのコメントあり（図4c）。

(3) 両手鍋（図5）

①非麻痺側股関節が屈曲し、体幹の屈曲固定を

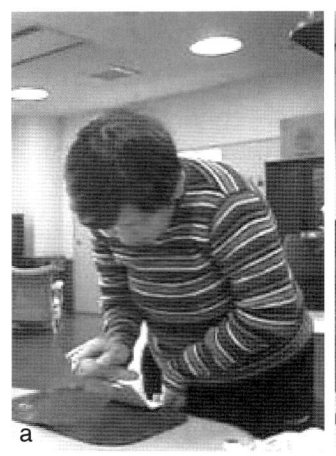

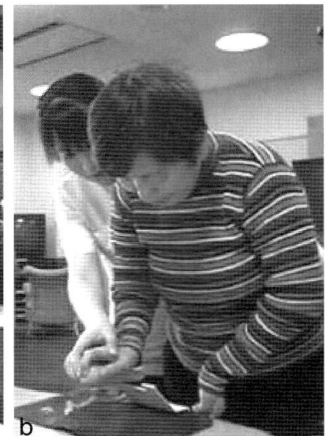

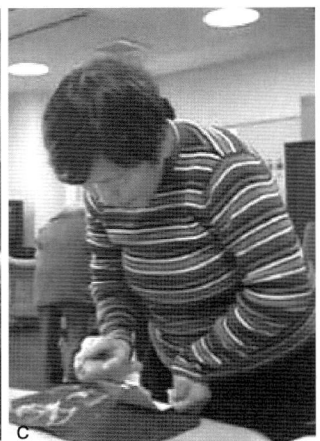

図4　皮むき器の使用場面・介入

強めてリーチしているため、結果的に鍋と体幹との距離が遠い。非麻痺側肩甲骨挙上、肩関節屈曲・外転でリーチし、母指を外転させず揃えた状態（鉤握り）で柄の左側を握る。手関節掌屈位のまま肩で鍋を持ち上げ、口を一文字に閉じて苦渋の表情にて移動させようとしている。「この鍋、重いのね」とのコメントあり（図5a）。

②作業療法士は対象者の非麻痺側に立ち、麻痺側骨盤から足底のBOSを感じながら立位姿勢のアライメントを整える。肩関節の外転をコントロールしながら下から上にすくい上げるように柄にリーチし、手関節背屈位で柄の中央を全指握りで持つよう誘導する。肘関節が伸展しないようにコントロールしながら、手関節の動きで鍋を左右・前後に振り、重心の位置へ入り込み、重くないところを探る（図5b）。

③非麻痺側股関節を屈曲固定することなく、体幹が伸展しながら前方へ向かい、また非麻痺側肩甲骨の挙上が軽減した状態で前方へのリーチが可能となった。手関節背屈位、全指握りで柄を持ち、肘関節と手関節の分節的な動きで鍋を持ち上げることができた。表情が和らぎ、「さっきよりも軽くて、楽に持ち上げられた」とのコメントあり（図5c）。

4　福祉用具を用いた調理活動への介入のポイント

福祉用具法では福祉用具を「心身の機能が低下し日常生活を営むのに支障のある老人又は心身障害者の日常生活上の便宜を図るための用具及びこれらの者の機能訓練のための用具並びに補装具」と定義している[4]。つまり、一般的な用具を用いるときより、便利であるよう工夫されている用具である。上述したように、福祉用具を福祉用具として用いて、効率的かつ実用的に活動を遂行するためには、道具の提供のみならず、治療的介入が必要である。

柏木は[5]「調理作業は、複雑な系列動作である」と述べており、その一工程として調理器具の使用が位置づけられる。食材と道具の特性を能動的に探索し、その知覚に対する身体反応として行為が決定される。その意味では、福祉用具の特性を熟知するのみではなく、道具使用前の食材準備として「洗う」などの一連の行為を通して、食材の特性を知覚しておくことが次の工程の行為につながる重要なポイントとなる。

Newell[6]は生態学的理論を提唱し、「課題と結びついた必須な知覚の手がかりの知識は、課題の

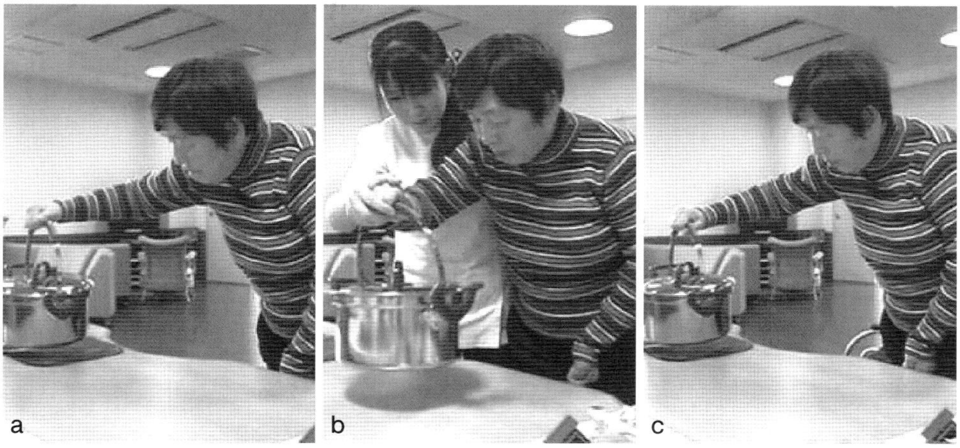

図5 両手鍋の使用場面・介入

新しい変動を扱ううえで不可欠である」と述べている。調理活動は、食材を洗い、皮をむいて、切り、加熱するなどの加工が行われ、目の前で刻々と課題が変化する活動である。その食材を取り扱う課題の変動を扱うためには、知覚情報が必要となる。つまり、対象者の能動的な知覚探索活動を適切かつ的確に援助することが作業療法士に求められる。

本事例のように、食材に刃が入っていないにもかかわらずそのまま皮むき動作を反復したり、食材の硬さに応じた力の入れ方ができなかったり、という反応が観察されることがある。外界を感じそれに応じた変化に対応できるよう、知覚–運動行為を意識した介入が重要となる。

また、運動的要素としては非効率的で実用性の低い道具操作の背景にある、連合反応や痙性、姿勢の非対称性、代償固定や過緊張などの反応のコントロールも必要である。操作手である末梢の反応のみに固執するのではなく、全身反応として介入する必要がある。

前述したように、調理動作は系列動作であるため、日常生活においていったん対象者が活動を開始すると、調理プロセス中における中断は本人の存在意義が損なわれることにもなりかねない。そのため、本人の能動性と自主性を維持・向上させるためにも、介入においては各プロセスにおける動作分析を綿密に実施し、適切なタイミングにおける適切な量と質の介入が必要となる。

5 おわりに

本稿では、片麻痺者の調理活動における福祉用具の活用と介入のポイントについて述べた。福祉用具活用における作業療法士の役割は、対象者を評価し、適した福祉用具を選択し提供するのみならず、対象者がそれを効率的かつ実用的に使用できるよう介入することである。

調理とは調理器具を用いた技術であり、また芸術と捉えられることもある。柏木正好氏は「セラピーはArtである」と述べている。また、WFOT[7]（世界作業療法士連盟）では「OTはArt & Scienceである」と謳っている。EBM・EBOTが叫ばれる現在、evidenceに基づいたscienceとして実践を遂行することは不可欠である一方、artとしての側面も忘れず、対象者とともに歩むart & scienceからなる作業療法を展開する必要がある。

文献

1) 高橋栄子:調理-その活動特性と実際場面での介入. OTジャーナル 37:612-625, 2003
2) 財団法人テクノエイド協会　http://www.techno-aids.or.jp/
3) 遠藤てる:片手で料理をつくる. 協同医書出版社, 2006, p45
4) 渡邉慎一:福祉用具の意味と適用:福祉住環境コーディネーター検定試験2級公式テキスト. 東京商工会議所, 2008, pp368-372
5) 柏木正好:環境適応-中枢神経系障害への治療的アプローチ. 青海社, 2004, pp163-175
6) Cook AS, et al（著）, 田中 繁, 他（訳）:モーターコントロール-運動制御の理論と臨床応用, 第2版. 医歯薬出版, 2004, pp40-42
7) WFOT:http://www.wfot.org/default.asp

7 掃除
掃除用具操作における知覚−運動要素と環境への適応性における視点を考慮した介入

門脇達也
養和病院・作業療法士

1 掃除動作について

　IADLの獲得を目指すことは対象者の生活水準を高めるだけでなく、社会的役割の獲得そして生活意欲の向上へと発展できる可能性をもっている。その中でも、家事動作は一般的な作業療法の対象項目の一つに挙げられる。しかし、本稿で取り上げられている掃除動作に対して作業療法士が積極的にアプローチすることは少ないように感じる。これは、掃除という活動が日常生活において準備的な意味合いを印象づけていることが影響しているように思える。

　また、近年では回復期リハ病棟に代表されるように成果主義が要求される状況があり、ADLスコアや在宅復帰率などといったアウトカムに対して注目が集まりやすい。こういった医療背景が私たちのアプローチに影響を与えているのも少なからず事実であろう。しかしながら、対象者にとってそのような医療背景は関係ない。より良い生活を再び営むために対象者が必要とする場面へできるかぎりアプローチしていくのがセラピストである。特に、作業療法士は対象者が日常生活で困難に直面している状況に寄り添い、実際の生活場面で「できる能力」へと援助していく職種である。掃除場面においても私たちは専門的な知識と技術をもち積極的に介入するべきではないだろうか。

　掃除動作における必要な構成要素は多種多様である。身体機能的な側面だけをとってみても、移動・操作・運搬など高度な構成要素を含んでいる。加えて、動作の繰り返しや変換運動が多く、姿勢調整や耐久性といった能力も求められる。また、計画・手順といった系列動作に必要な認知的な側面も要求され、場合によってはそれらを並列的に遂行できることも重要だ。そのため難易度の高い活動といえるだろう。もちろん、これらは実用性がなければライフスタイルには定着しないだろうし、ただ単に疲労してしまうのであれば意欲低下を招き、生活全般に影響を及ぼしてしまうだろう。

　在宅サービスにおいては、ヘルパーなどを利用することで代償することも可能であり、ケアプランに組まれていることもしばしば経験する。こういった現状を考えると、やはり生活の準備的な活動であるという認識が一般的なのかもしれない。とはいえ、掃除という活動を遂行したあとの満足感・達成感は何とも表現しがたく、実にすがすがしいものである。そして、これらは心理的な変化だけでなく、生活自体にメリハリをつけることにもつながる。そのため主体的な生活を営むために貴重な活動の一つであるといえるであろう。

第4章 福祉用具1：日常生活活動関連

表1　掃除用具に関する福祉用具（財団法人テクノエイド協会）[1]

分類コード	分類名	英文名	説明文
151203	掃き掃除用具	Dustpans, dust brushes and sets	ゴミやほこりをかき集めるほうきや、その場でゴミを納めるちりとりなどの用具。ちりとりは持ち運びするための柄を取り付けたものや、軽いもの、安定性のよいものなどがある
151206	拭き掃除用具	Brushes, sponges, chamois, leathers, dusters, and floorcloths	細かいゴミを集めたり、払ったり、しみや汚れをこするのに使用するブラシや、ちりやしみを拭き取るスポンジ、セーム皮、雑巾など。ミトン型のものや柄が付いているものなどがある。洗体自助具は093330を参照
151209	電気掃除機	Vacuum-cleaners	床やカーペットに落ちたゴミ、ほこりを吸い取る電気器具。一般的にはノズル、パイプと吸引装置が組み合わさって、用途に応じてノズルをかえる。ハンドルの高さや角度が調節できるものや軽い力で操作できるものがある。ゴミとばし機を含む
151212	カーペット用ほこり取り器	Carpet sweepers (for dry use)	カーペットやじゅうたんの上や中にあるゴミやほこりを吸い取る器具や粘着させて取り除く器具。軽い力で操作できるものや、長い柄の付いたものがある
151215	床用モップ	Floor-mops (with or without broomstick) and floor-mop apparatus (for wet use)	紐を束ねた雑巾を金具に取りつけて床の汚れを拭き取る道具。柄の付いたものと柄のないものがある。軽い力や簡単な操作でモップを交換できるものがある
151218	キャスター付きモップバケツ	Mop-pail stands on castors	動かしやすいようにキャスターが取りつけてあるモップを洗うためのバケツ
151221	キャスターおよび絞り器付きバケツ	Pail with castors and wringer	モップの雑巾部分に含まれた水分を絞り取る装置と動かしやすいようにキャスターが取りつけられたバケツ
151224	床磨き機	Floor polishers	モーターを内蔵した本体の下にブラシが取り付けてあり、ブラシを回転させて床の汚れを落とす電気器具。軽い力で押しやすく工夫されたスイッチが取り付けられたものなどがある
151227	ごみ処理用具	Aids for refuse/waste disposal	室内で集めたゴミをためたり、粉砕したり、処理する器具。流し台の排水パイプに組み込まれたものもある。取り出しやすいようにハンドルが付いたものや電動式のものがある

2　掃除動作の福祉用具について

　IADLに関連する福祉用具は多く紹介されているが、掃除に関するものはほとんど見あたらない。文献を探してみてもアプローチ自体が確認されるのはわずかである。個人的な見解だが、先に述べたように活動における難易度の高さや生活上での必要性が低いことが関係しているように感じる。表1[1]に財団法人テクノエイド協会による掃除用具に関する福祉用具を挙げてみた。これらのすべての福祉用具を対象者のADLにおいて提供していることは少なく、自助具や一般的に市販されている既製品を工夫し提示していることも多いと思われる。掃除用具を大きく分けるとその使用方法から「拭き」「掃き」といった二系列の動作に分類されている。また、部屋掃除を行う際の「ゴミ」とは空気中のちりやほこりが重力で舞い降り蓄積したものを指す。

　しかし、これらの福祉用具は脊髄損傷やリウマチの人を対象として利用・紹介されることがほとんどである。また、能力的な側面を考えてみると、移動能力および立位姿勢、そして上肢機能が関係しているようだ。ところが、脳血管障害後遺症による片麻痺者における問題点としては少し状況が異なる。実際に私が介入した対象者においても能力の項目自体は該当しているが、その活動の質としては大きく異なるように感じている。

　具体的には、対象者が福祉用具を操作するうえでの知覚-運動的側面に困難性を抱えているケースを多く経験している。つまり、作業療法士として掃除動作にアプローチする際に代償的な方法論を指導するのではなく、掃除用具の操作を行う際に知覚-運動アプローチに主眼をおくことで動作の効率性・経済性を高めることに結びつく。その

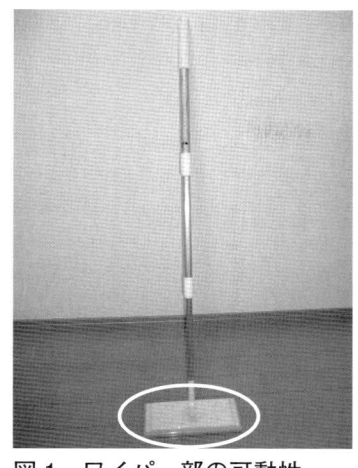

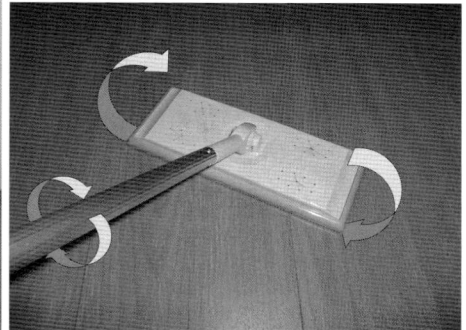

図1　ワイパー部の可動性

ため、実際のアプローチ場面においては掃除動作に使用する福祉用具の特性を分析し、必要な知覚-運動要素を抽出することが重要である。また、掃除は多様な構造物に制約された空間で行われる活動であり、その環境との関係性の中で導き出される身体反応にも配慮しておくことが大切だ。これらの相互関係の中から対象者の問題点を把握し介入することで、ほかの掃除場面へと般化させる関わりが作業療法士には求められる。

3　掃除用具を使用した介入

1）掃除用具の選定について―フローリングワイパー（ペーパーモップ）の特徴と利点

今回は具体的な対象者との関わりの中で、フローリングワイパーを利用した介入方法を選択した。その理由は軽量かつ操作が単純であること、移動能力が低い人でも利用が可能であることである。近年、洋風様式の住居が増加しており、また高齢者向けのバリアフリーの住居が標準化されている。私たちが在宅復帰の住宅改修に関わるときも、そのような環境を勧めることが多いであろう。このような住居において居住者の生活空間は基本的にフローリングであることが多く、これは移動能力の低下を予測した環境面の対応からである。フローリングワイパーは、こういった生活環境の中で簡便に身の回りを掃除できる用具であることも挙げた理由の一つである。

また、動作の簡便さは対象者が日常生活で気軽に利用できることにもつながるため、本稿の冒頭で述べたようにライフスタイルに定着しやすい活動であることも重要となる。また、フローリングワイパーは家電製品などを利用して掃除する場合と異なり、操作が単純なため必要な知覚-運動要素を抽出しやすい。また、環境との適応性における視点を確認するにあたっても同様で介入が行いやすい。フローリングワイパーの操作に必要な要素はほかの多くの掃除用具を操作する場面で必要となってくるため、フローリングワイパーの特徴と動作分析を行うことで、ほかの掃除用具を分析する際の視点にも役立つと考えた。

2）フローリングワイパーの動作分析

フローリングワイパーとはその名のとおり、フローリングの表面を拭き取る掃除用具である。用具の構成部位としては、①手元から床までの間の長さがある柄の部分、②実際に床に接地するワイパー部、③ワイパー部に装着する布・紙に分けら

れる。柄の部分は状況に応じて伸縮するようなタイプが販売されている。

　その目的は、体型に合わせて過度な中腰にならないようにするためと、身体を移動させずに遠くまで届くように工夫されている。ワイパー部に関しては床面に常に接地できるように可動性が設けられている。可動軸は二軸性で上下・左右、そしてわずかばかりのねじれが生じるようになっている。前後方向へはほとんど動かないようになっているため、柄を回転させることでワイパー部の向きを変えることができる。装着する布や紙は各メーカーから工夫されたものが多数でているが、大きな違いをいえば断面構造と材質である。いずれも床にあるほこり・ちりをどのように付着させるかを考え工夫されており、その種類によって床との摩擦・抵抗感も異なってくる。

　フローリングワイパーは、掃き掃除を行うほうきとは異なり、柄の先端部であるワイパー部に布・紙などがついているため拭き掃除になる。拭き掃除は雑巾などに代表されるような床などの表面を拭い取るといったワイピング要素が主であり、フローリングワイパーにおいては床表面にあるほこり・ちりを収集する動作がそれにあたる。雑巾がけ動作では床の状況・雑巾の状態に合わせて手自体を床面の状況に適応させながら作業できるが、フローリングワイパーの先端部は硬質な材料が使用されているため接地面に合わせた調整を行うことが難しい。ワイパー部に装着している布や紙を変更したとしても補助的な役割である。そのため、床面にしっかりと接地させ、家具・壁などの構造物の変化に合わせて動かすためには上肢の操作性が要求される。

　この上肢操作だが、フローリングワイパーでは特有の運動軌跡が必要となる。ワイパー部に装着されている紙や布がほこり・ちりを収集することで床が掃除されるため、直線的な動きだけでなく、かき集めるような曲線的な動きも必要になる。ま

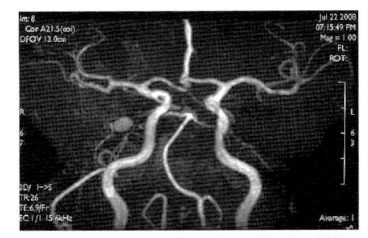

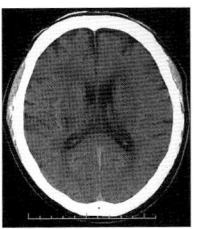

図2　ラクナ梗塞像（右被殻）

た、これらの上肢の操作性を保障するためには状況に応じた姿勢調整も必要である。上肢操作に追従する身体反応や移動、方向転換などといった運動が課題達成の重要な背景となる（図1）。

4　症例紹介

　男性、70代、左片麻痺、ラクナ梗塞（右被殻：図2）。ROM：ADL上の問題なし、感覚：表在・深部感覚軽度鈍麻（左上肢にしびれあり）、上下肢機能：Br-stage 上肢Ⅴ・手指Ⅴ・下肢Ⅳ、左上肢は日常生活において茶碗の保持、ズボンの上げ下げ、更衣時のボタンのかけはずしなどに使用可能。しかし、立位および歩行時には連合反応が認められ、運搬・操作といった上肢機能には参加できない。

　ADL：FIM116点（移動FIM6）、身辺処理動作自立レベル。移動：T字杖、短下肢装具を使用し屋外歩行自立。認知機能：ADL上の問題なし。

1）掃除動作における問題点

　掃除動作時に固定的な屈曲姿勢になることで重心移動を最小限に収めるような姿勢調整の戦略をとっていた。結果として身体の柔軟性は乏しく、上肢操作時には非対称な姿勢を強調して掃除を行っていた。また、上肢操作と移動という並列した運動課題においては協調した動きがみられないため、一見してロボットのような動作となっている。本来、床のゴミを集めて掃除するのがフローリングワイパーの特徴である。しかし、フローリングワイパーは床に押しつけられ、まるで杖のように

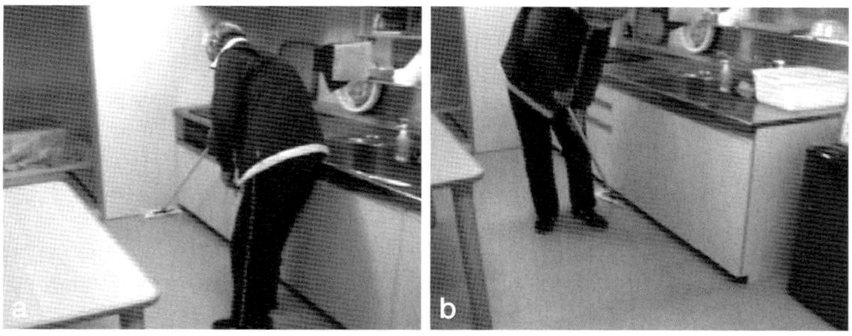

図3 介入前の掃除動作①

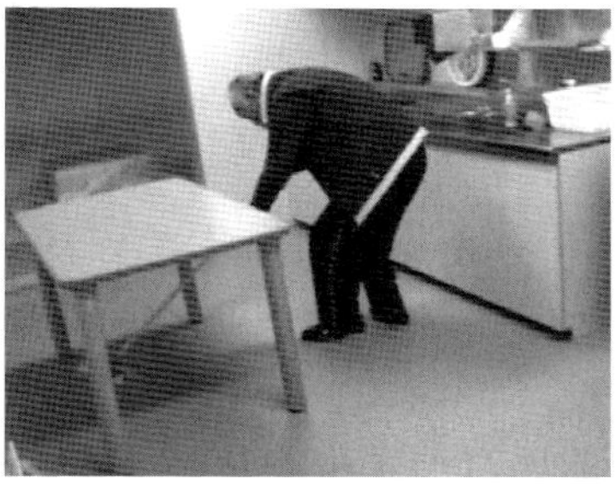

図4 介入前の掃除動作②

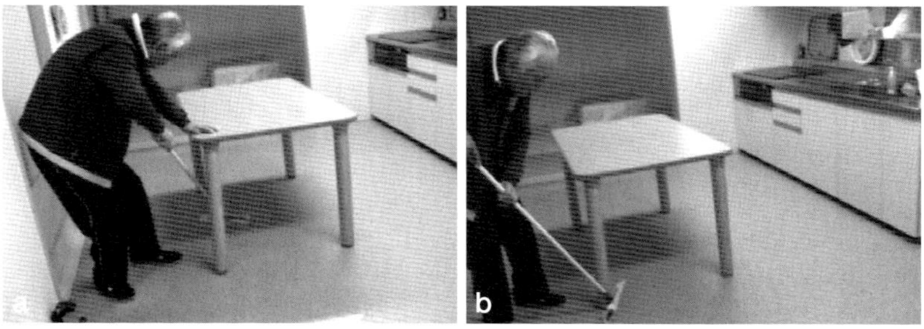

図5 介入前の掃除動作③

使いながら作業しており、姿勢保持を代償するために利用されている。しかし、杖のような安定性はなく、移動に伴いバランスを崩すために転倒への恐怖感を引き起こしていた。そのため掃除用具の操作に必要な知覚-運動経験は得られない状態であり、身体から大きくワイパー部が離れたり、逆に身体より後方へ残った位置で動作をしていた（図3）。

掃除の中で特に難しかったのは従重力方向への重心移動であった（図4）。症例からも「そのまま転びそうだ」との声が聞かれ、机をつかむ、腰が引けるといった防御的な身体反応が見られた。そのため、ワイパー面が床を捉えることすら困難な状態で宙に浮いてしまう場面が多く見られた（図5a）。また、ワイパー部の運動軌跡は直線的であり、床に先端を押しつけワイパー部の自由度を損なって使用していた。そのため、動作している姿はあたかもデッキブラシを使用しているようにも見えた（図5b）。このときも視線は常に固定的で周囲の状況や次の移動先へ目を配る余裕は感じられず、視覚優位の活動になっていることがうかがえた。

フローリングワイパーを片づける際には掃除用具置き場から遠くに位置し、周囲の構造物にあたらないよう気をつけている様子がうかがえた。そのような予期的な身体反応がリーチ前より準備されているために、遠いところへ手を伸ばすような姿勢で片づけていた（図6）。

このように周辺構造物との相互関係を捉えられない状態が終始確認され、知覚情報と環境との適応性の問題も推察された。

2）介入場面

はじめに、固定的な視覚情報に対して変化を生じさせるためテーブルの下を覗くように指示した。しかし、屈曲姿勢を強め重心の変化に対して先行的に固定する姿勢反応がみられた。そのため、テーブルに麻痺側上肢をつき、視覚的な安心感を

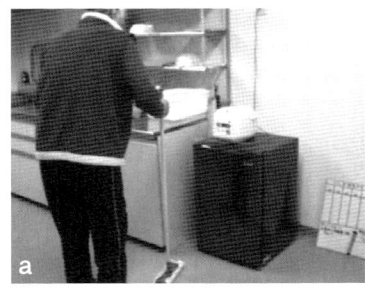

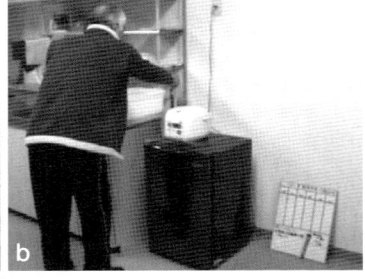

第4章　福祉用具1：日常生活活動関連

図6　介入前の掃除用具の片づけ

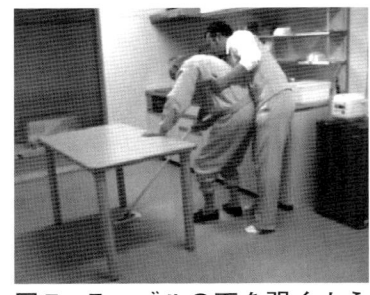

図7　テーブルの下を覗くように指示

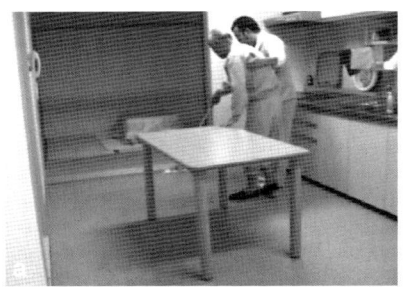

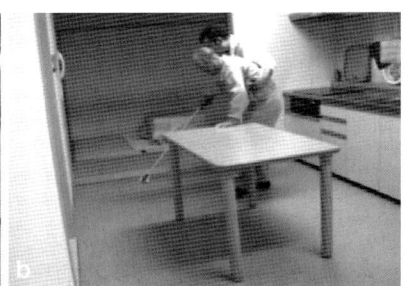

図8　移動しながらの掃除動作

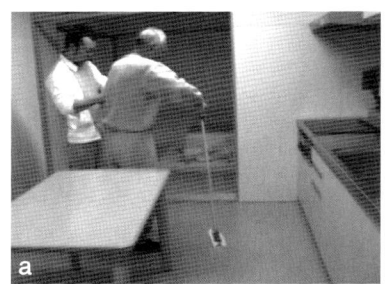

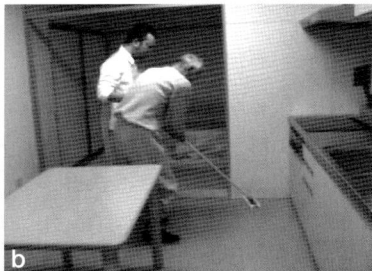

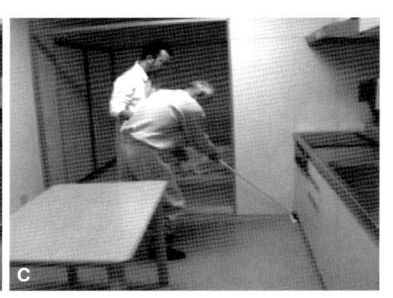

図9　ワイパー部末端を知覚しながらの動作

与えることで心理面への安定を図った。そして、麻痺側上肢から動作時に生じる体性感覚の変化を知覚させることで、身体とテーブルとの位置関係を認識する手がかりとなる参照点を提供した。そして、ワイパー部の操作を他動的に行うことで状況を視覚で確認させ、物品の特性や変化、そして視覚に追随する姿勢反応を期待した。このとき、重心の動揺が症例の恐怖心と固定的な姿勢制御を再度引き起こすことが予測されたため、体幹が安定するよう徒手的に誘導した（図7）。

　全身的な過緊張が軽減し、動作に対して視覚が追従できるようになったためテーブルを利用した伝い歩きを行い、場所の移動をした。このとき、体幹の安定と骨盤の動きを誘導することで、麻痺側下肢の努力的な振り出しによって過剰な非対称性が生じないように注意した。また、移動の途中、敷居や壁と床の縁をワイパー部で確認させながら移動することで、環境と自己身体との位置関係を認識させるように介入した（図8）。そして、掃除する場所を壁側へ選択し、視覚的な奥行きを制御した中で壁と床の際をたどるようにワイパー操作を行った。このとき、ワイパー部の角を利用し、

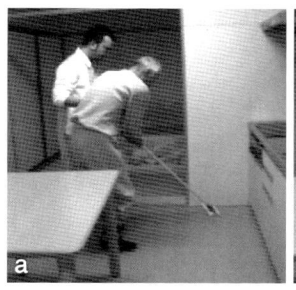

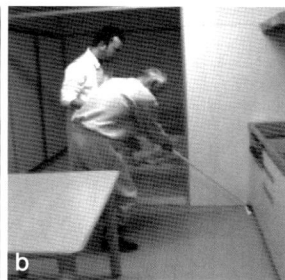

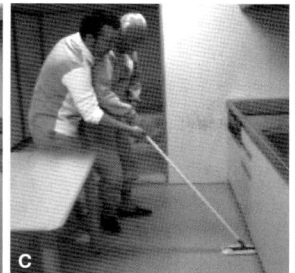

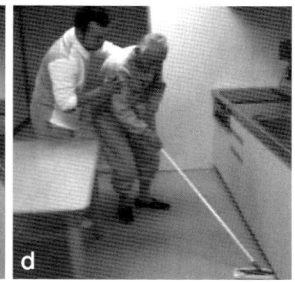

図10 麻痺側上肢も参加した正中位での活動

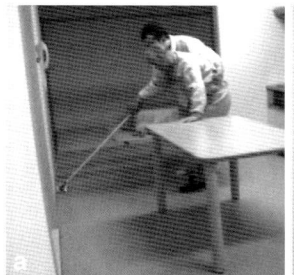

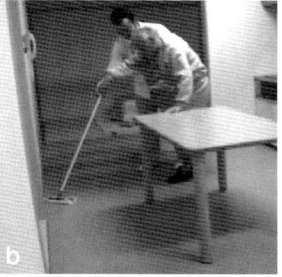

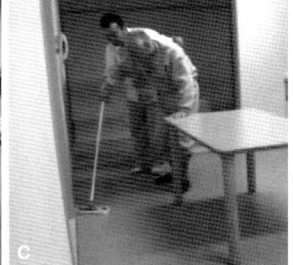

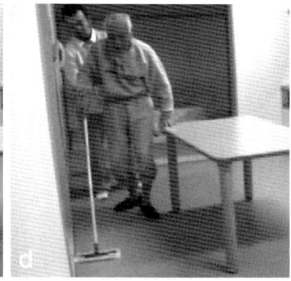

図11 胸郭がアップライトした掃除動作

床の縁を縁取ることでワイパーヘッドに生じる振動や捻転力といった知覚情報を意識させるよう指示した。ワイパー部の末端を知覚しながらその軌跡の変化を捉え、身体反応が追従する範囲を確認しながら移動の誘導を行った（図9）。

しかし、動作時に身体の非対称性が強く、ワイパー部の運動範囲にも偏りが生じており、ワイパー操作に移動が伴う際には連続的な知覚-運動要素が提供できていなかった。また、そのような状態では環境との相互関係を知覚するにも偏りが生じてしまう可能性が予測された。そこで、麻痺側上肢も操作に参加することで正中位での活動を促すこととした。ワイパー部から生じる連続的な知覚情報を意識させながら、作業療法士はそれに追従する身体反応の保障と移動動作を誘導した（図10）。

テーブルのコーナーにおいてはワイパーが身体の正面にくるよう修正しながら、それに追従する形での移動を心がけた。結果、胸郭がアップライトとなり移動に伴う抗重力伸展活動がみられ、視線も進行方向を向くようになった（図11）。

この時点で環境との相互関係が徐々に構築されつつあると推測された。そのため、より姿勢の多様性と環境との適応性を図るため、苦手だった従重力方向への重心移動を伴った掃除を行った。このとき視覚情報への偏りが再び生じないように、動作に伴うオプティカルフロー（見えの変化）を意識することを促した。次第に予測的な姿勢反応が確認できるようになったため、実際の掃除動作へと移行した（図12）。

3）結果

ワイパー部の運動が柔軟性に富み、構造物に沿った動きがみられるようになった。そのため、ゴミを収集するような運動軌跡と、それに合わせた移動動作もみられるようになった。掃除用具置き場に近づく際に固定的な姿勢反応はみられず、接近に伴う移動もスムーズであった。また、リーチ時には余裕をもって片づけることができるようになった（図13）。

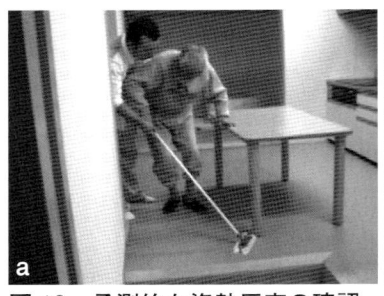

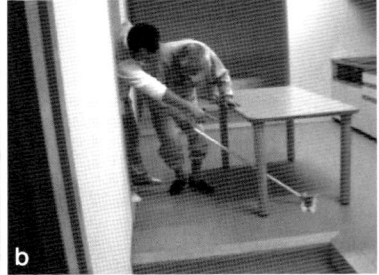

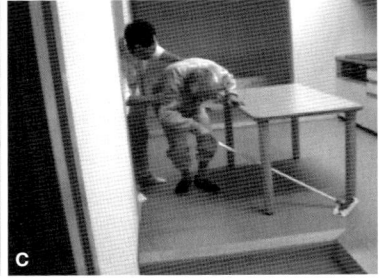

図12　予測的な姿勢反応の確認

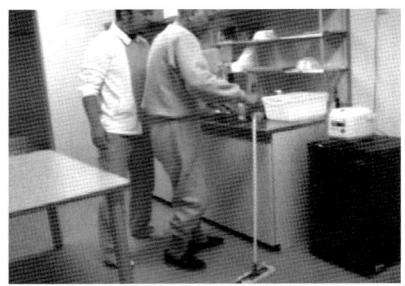

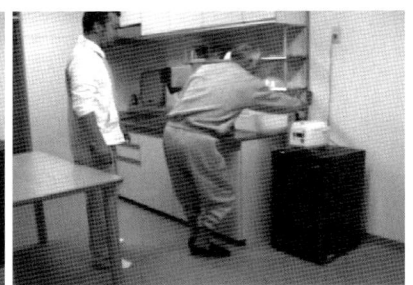

図13　介入後の掃除用具の片づけ

5　まとめ

　今回、掃除動作における知覚-運動アプローチと環境適応上での介入場面の1例を紹介した。活動における問題点をすべて提示できたわけではないが、対象者が抱えている知覚-運動要素の問題や環境適応上の困難さを理解する一助になればと思う。ほかにも使用用具ごとの特性と介入、そして生活スタイルごとへの応用といった個別性の中で検討が必要だが、紙面上の問題で今回は割愛させていただいた。掃除動作をはじめ、IADLは対象者の主体的なライフスタイルにつながる活動の一つであると感じている。そういった意味でもこれからも作業療法士として積極的に介入する視点をもっていきたいと思う。

文献

1) 財団法人テクノエイド協会：掃除用具に関する福祉用具（URL：http://www.techno-aids.or.jp/howto/151200.shtml）
2) 山本伸一,他（編）：活動分析アプローチ—中枢神経系障害の評価と治療. 青海社, 2005
3) 柏木正好：環境適応—中枢神経系障害への治療的アプローチ, 第2版. 青海社, 2007
4) 作業療法技術の再構築—家事. OTジャーナル　41(7), 2007
5) ADLを問う—臨床の質が変わる　ADL支援の提案. OTジャーナル　37(6), 2003

第5章
福祉用具2
住宅環境関連

総論 CVAにおける住宅環境評価の視点

三沢幸史
多摩丘陵病院・作業療法士

1 はじめに

　私たち作業療法士は、脳血管障害（CVA）などの中枢神経疾患患者にアプローチを行い、取り巻く環境への適応を図っていきながら、一方で物理的環境だけでなく人的環境も含めた周辺環境自体を患者にとって過ごしやすいものへと変更していく工夫・知恵をもたなければならない。特に介護保険制度が施行されてから、福祉用具や住宅改修への介護給付費は年々増大しており、その導入のプロセスにリハビリテーション専門職が関与すべき[1]と期待されており、作業療法士が住環境整備に対して関与する機会は飛躍的に多くなっている。

　本稿では住宅改修にあたって、作業療法士が行うべき住宅環境評価や指導について、特に片麻痺患者に対する視点とポイントを紹介していく。総論では全体的な評価・指導の視点の提言を示し、各論で玄関や廊下、台所、トイレ、浴室、寝室などの個別のポイントを挙げていく。

2 CVA患者にとっての住宅環境

　住宅環境に関連してCVA患者がさまざまな問題に直面することは、私たち作業療法士が臨床上でよく遭遇するものである。

　初めての自宅外泊から帰ってきて、病院の環境のようにうまく動けなくて落胆する人。自宅外泊中や退院直後に転倒して骨折し、再入院して再会する人。麻痺が軽度であるために急性期病院から短期間で退院したものの、自宅では何もできなくて外来リハに助けを求めて駆け込んでくる人。自宅の簡単な構造や、自分がそこでどのように動いていたかを思い出せない人（例えば、トイレのドアが左右どちらに開いて、左右どちらの手を使っていたかなど）。

　このような例は、骨折や脊髄損傷等の他の疾患と比べて、麻痺の程度に関係なくCVA患者において明らかに多く経験するものである。柏木[2]は中枢神経系の損傷によって引き起こされた不適応状態そのものが、生活のあらゆる側面において陰に陽に影響を及ぼしていると述べているが、私たちは住宅環境の評価・指導においてもこのようなCVA患者の周辺環境に対する不適応を考慮しなければならない。

　一方で、住み慣れている自宅の建築的構造に対する人の理解は案外と不確かなものである。住宅環境の把握のために、対象者や家族にあらかじめ家屋の見取り図を書いていただくことがあるが、これがなかなか難しいもので建築業に携わっている人でもないかぎり、細部まで正確に書かれているものを見ることは稀である。試しに私たち自身

で自宅や実家の見取り図を書こうと試みるとよくわかるが、人は住宅環境を寸法や構造的に理解しているのではなく、目的的な活動を行う場として自己の身体像と無意識に照らし合わせて生活しているのである。

　CVA発症前の健常な身体でなにげなく日常生活を営んでいた自宅の住宅環境と、障害を受けてから必死で病院の環境に適応してきたCVAの身体像を適合させることは、これを統合する中枢神経系を損傷されたCVA患者ではさまざまな困難に出会うことになる。これがはじめに挙げた例にあるような困惑となって、具体的に現れているのである。

3　住宅環境評価・指導の視点（表1）

　ここではCVAに限らずに、作業療法士が住宅環境の評価を行ううえで必要となる視点や、さらに住宅改修指導で気をつけなければならない留意点を挙げていく。

1）病前の生活状況を把握する

　家屋の図面や写真、自宅訪問では、単に住宅環境のデータを収集するだけはなく、そこで対象者が家族とともにどのような生活を営んでいたのかを知ることが重要である。ADLを安全に行えるために手すりや段差解消機を設置するのは当然必要なことであるが、対象者や家族が望む生活を実現するために、住宅環境への変更を加えていくのである。

2）なんのために改修をするのか目的を明確にする

　同じような住宅改修であっても、その主要な目的が家族の介助量軽減なのか、自立を促し安全性を確保するためのものかによって、考慮すべき内容は異なる。例えば、トイレなどは家族の介助

表1　住宅環境評価・指導の視点

1）病前の生活状況を把握する
2）なんのために改修をするのか目的を明確にする
3）本人・家族の生活上の動線を考慮する
4）徹底したシミュレーションを行う
5）関係者と十分なコミュニケーションを図る
6）最終的な決定権は対象者・家族にあることを理解する
7）建築に関する最低限の基本知識をもつ
8）制度や経済状態を理解する
9）複数の選択肢を提案する
10）確認とフォローアップを行う

が前提であれば狭いスペースの中で家族がどのように動くかを考慮しなければならない。また、長期的には機能改善を期待するならば、生活範囲の拡大や動作レベルの変更に備えておかなければならない。

3）対象者・家族の生活上の動線を考慮する

　住宅改修はトイレや浴室、玄関など個々の場所での動作や介助の課題を検討するだけでは片手落ちとなることが多々ある。例えば、トイレは寝室と居間・食堂の中間に位置することが多い。夜間にベッドから起きてトイレに向かう場合と、昼間に居間のソファーから立ち上がってトイレに向かう場合では、トイレのドアまでのアプローチはかなり違うことがあり、これを考慮しないでトイレの改修案を検討すると思わぬ失敗をしてしまうことがある。同様に、浴室ならば更衣をするのは脱衣所なのか寝室なのか、玄関ならば靴の脱着はどうするのかなどについて、対象者だけでなく家族の介助や生活上の動線、生活パターンと組み合わせてよく考慮する必要がある。

4）徹底したシミュレーションを行う

　車いす移動の際にうまく動けるのか、伝い歩きの際に壁や家具などをどのように触れているのか、など病院環境での動作確認だけで、自宅での

動作の予測は不十分である。できるだけ自宅環境を再現して実際にシミュレーションを行ってみて初めてわかることがある。

5）関係者と十分なコミュニケーションを図る

住宅環境の評価を行ううえで、関係者と十分なコミュニケーションを図ることが重要となる。

6）最終的な決定権は対象者・家族にあることを理解する

住宅改修のプランが適正であっても、「対象者・家族は不満に思っている事例」があることは実態調査から挙げられている。問題のない改修は、時間をかけて対象者・家族を含む関係者が十分に話し合ったり、動作の確認を行ったりして、関係者すべてが納得をして改修を進めた事例[3]なのである。理学療法士や看護師などの病院スタッフを含めて、ケアマネジャーや建築士、住宅改修事業者などが互いの専門的な知識を尊重し合って進めることが肝心である。

また、住宅改修プランは対象者・家族に十分に説明し理解してもらったうえで決断してもらう。筆者はこの点を疎かにしたために、改修工事を始めるそのときに振り出しに戻さなければならなかった苦い経験がある。ただし、家族の希望を尊重しすぎた過剰な手すりの設置なども考えものである。家族の思いによく耳を傾けて、希望の真意を汲み上げ不安を解消するようにしていきたいものである。

7）建築に関する最低限の基本知識をもつ

詳しい建築の知識が必要というわけではないが、住宅改修事業者と同じ言葉を同じ意味で話し合えると互いの精神的な距離感を近づけることができる。むしろ医療やリハで使われる用語のほうが、一般的でない特殊なものであることを認識して、わかりやすく端的な言葉を使うよう意識するべきである。

また、気をつけなければならないのは、対象者の心身機能を一番理解しているからと自己の意見に固執しすぎないことである。建築的にどうしても手すりが設置できない位置やフラットにできない段差もあり、むしろ対象者の能力や住宅改修の目的をわかりやすく説明することによって、建築士や住宅改修事業者からすばらしい名案を示してもらえることが多々ある。

8）制度や経済状態を理解する

上記と同様に詳細な制度の知識はなくとも、最低限の知識は必要である。また、対象者の経済状態を無視して住宅改修のプランを立てても、絵に描いた餅に終わってしまいかねない。事前に医療ソーシャルワーカーへの確認を十分に行っておく。

9）複数の選択肢を提案する（図1）

対象者の心身機能や家族の介護能力、経済状態、住宅の構造、介護サービスなどを十分に考慮しても、簡単に最善の住宅改修案を決定できることは少ない。むしろ複数の選択肢をそのメリット・デメリットも含めて提案し、関係者から意見をもらい、対象者・家族に最終的に決定してもらう。

図1[4]は筆者が経験した住宅改修である。家族の体力は低いものの経済状態は十分であったので、1ヵ月に数回は必要となる外出のために玄関に埋め込み式段差解消機や屋外型の階段昇降機を設置した。しかし、一方で対象者の居室と居間、トイレ間の壁を取り除く提案は、車いすでの自立が望めるにもかかわらず対象者・家族は選択しなかった。長年住んだ自宅への愛着と歩行への期待が主な理由であり、対象者・家族へ十分な指導を行ったうえで自宅退院し、外来でフォローすることになった。この対象者の最終的な住宅改修案は

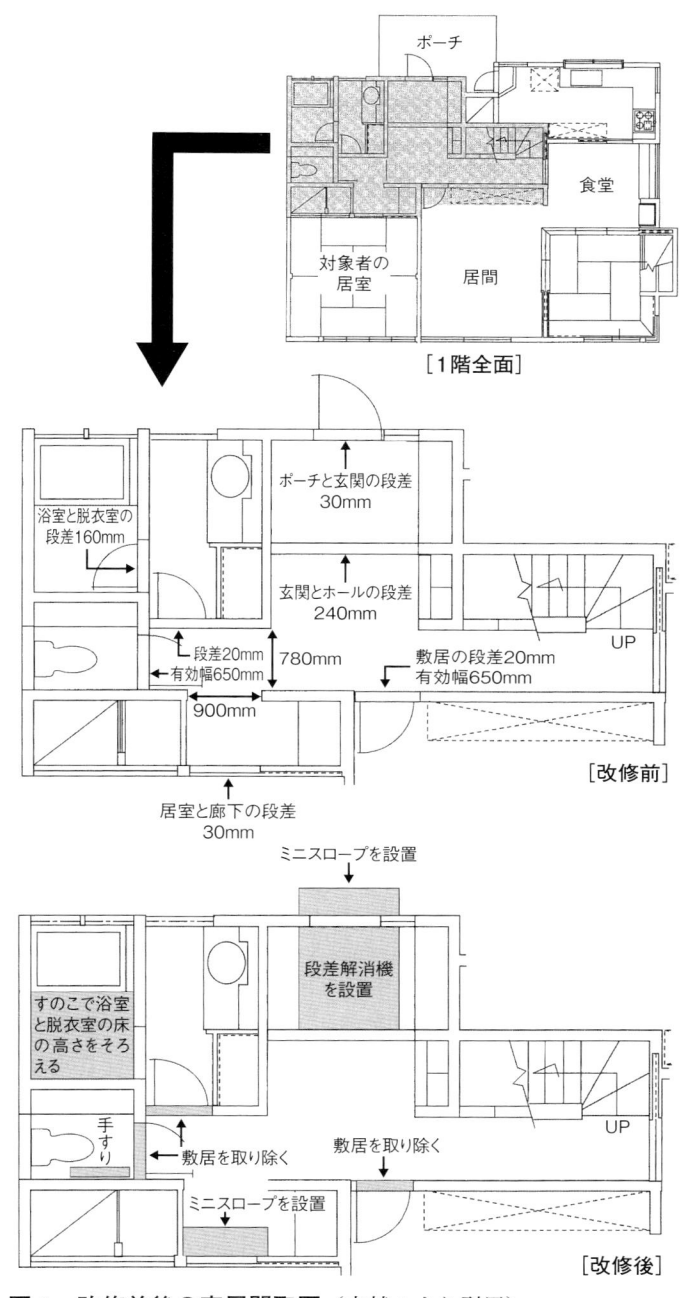

図1 改修前後の家屋間取図（文献4より引用）

一見最善のものではないように思われるが、介護負担はあっても対象者・家族が納得をして決定したものであり、むしろ対象者・家族の意思決定を支援することが重要であった。

10）確認とフォローアップ

入院中の試験外泊や退院後の外来、訪問リハとの協調も含めて、可能なかぎり、住宅改修の結果を確認しフォローアップしたい。「患者」が「生

表2 CVA患者における住宅環境評価・指導の視点

1) 自宅環境を視覚的にイメージしてもらいながら、自己の身体像と住宅環境を照合していく
2) シミュレーションは絶対必要、間取りだけでなく家具も考慮する
3) 側面構造（壁や手すりなど）との距離感が異なる
4) 介助者のスペースを確保する
5) CVAの障害特性を家族に理解してもらう

活者」として家族の一員になっていく過程で、作業療法士の予測を超えた対象者の可能性や新たな課題がみえてくるものである。

4 CVA患者における住宅環境評価・指導の視点（表2）

特にCVA患者では自己の身体像を自宅の環境にうまく照らし合わせることが困難となる場合が多く、このギャップを埋めることで自宅復帰を果たした後に在宅生活をスムーズに滑り出していけるように援助することが大事だと考えている。そのために特に注意していることを住宅環境と関連づけて以下に述べる。

1) 自宅環境を視覚的にイメージしてもらいながら、自己の身体像と住宅環境を照合していく

家屋の見取り図と写真を見ながら、対象者が気になるADLから一連の活動として確認していく。例えば、トイレ動作ならば、食堂の椅子や居間のソファーからトイレへ行って戻ってくるまで、ベッドから起きて再び寝るまでをともにたどっていく。動線に沿って視線が変化していくのと同じ自宅内の写真を用意してもらうよう家族に依頼しておく。そのうえで自宅環境に近づけた設定でシミュレーションを行う。同様の作業をさまざまなADL、IADL場面で繰り返していくと、作業療法で獲得した成果をCVA患者が自宅でも発揮できるようになっていく。

2) シミュレーションは絶対必要、間取りだけでなく家具も考慮にする

上述1) で示したようにシミュレーションは自宅環境に適応していくために絶対必要であるし、作業療法で獲得した成果を活かすために有意義である。しかし、そのもととなる資料が見取り図だけでは不十分である。間取りだけでなく、実際の家屋内にある家具も考慮してシミュレーションを行いたい。家具の安定感はどの程度あるのか、どの引き出しに対象者が出し入れするものが入っているのか、なども重要な情報である。

3) 側面構造（壁や手すりなど）との距離感が異なる

病院環境は安全管理が必要なために、邪魔な障害物がなく、広い空間になっていて、壁には切れ目なく手すりがつき、どこも均一に明るい。しかし、自宅の環境はCVA患者にとっては感覚情報を得られにくく自律的な姿勢制御をしにくい環境となり、手すりは姿勢変換する手がかりではなく、安定を得るためにしがみつくものになりやすい。

一方、自宅の環境は病院と異なり、狭い空間が多く、家具や雑多なものが置かれている。また、照明も均一な明るさではなく、壁面には陰影がつきやすい。感覚情報を得られやすく、側面構造との関係もとりやすいが、リーチした対象物は病院と違って不安定なものが多い。この環境の違いを十分に考慮して、家具の配置や手すりの位置を決めておく必要があり、筆者の経験でも対象者が転倒する原因となっている。

4) 介助者のスペースを確保する

一般的に自宅の環境は病院と比べてはるかに狭く、CVA患者は介助者のスペースをつくるためにうまく動くのは困難である。狭いドアでの出入

りの介助をした後に、対象者が邪魔でトイレや浴室に介助者が入れなくなってしまうこともある。対象者と介助者両方の動線を考慮して、介助者のスペースを確保しておかないと使えない住宅改修案になってしまう。

5）CVAの障害特性を家族に理解してもらう

間近でリハの過程を見守ってきたCVA患者の家族も、ただ見ているだけでは障害像をなかなか理解することはできない。麻痺と筋力低下の違いが理解できていない家族がほとんどである。

介助指導はCVAの障害特性を家族に理解してもらう絶好のチャンスである。CVA患者となった配偶者や父母が、自分の関わり方次第でうまく能力を発揮できることを実感すると、家族は今後の生活を具体的な課題として前向きに捉えられるようになっていく。

5 おわりに

対象者や家族が長年住みなれた愛着のある住宅に手を入れる住宅改修は、手すり1本だけであっても慎重にならざるをえない。また、対象者や家族だけでなく、ケアマネジャーや建築士、住宅改修事業者などのリハと直接関係のない専門職とコミュニケーションを十分にとらなければならない。住宅改修は対象者・家族の生活を支援するために、作業療法士のもっているさまざまな能力を発揮してこそ成功するものだと考えている。

文献

1) 高齢者リハビリテーション研究会：高齢者リハビリテーションのあるべき方向．厚生労働省，2004
2) 柏木正好：環境適応－中枢神経系障害への治療的アプローチ，第2版．青海社，2007
3) 河本玲子：適正な環境調整って何？－介護保険下の住宅改修実態調査から－．臨床作業療法 4：356-360，2007
4) 市川和子（編）：標準作業療法学，臨床実習とケーススタディ．医学書院，2005
5) 佐々木正人：知性はどこに生まれるか－ダーウィンとアフォーダンス．講談社，1996
6) 佐々木正人：アフォーダンス－新しい認知の理論．岩波書店，1994
7) 野村　歓，他：OT・PTのための住環境整備論．三輪書店，2007
8) 岡村英樹：OT・PT・ケアマネにおくる建築知識なんかなくても住宅改修を成功させる本．三輪書店，2007
9) 安本勝博：こうすればいい環境調整－関係者との連携のポイント－．臨床作業療法 4：365-369，2007

1 玄関

齊藤敬子
青森クリニック指定訪問リハビリテーション事業所・作業療法士

1 はじめに

　玄関とは家屋における主たる出入り口であるとされ、家の顔としての象徴的な部分であるといえる。一方、外と内との出入り口としての機能として考えた場合、玄関以外にも勝手口・縁側等、内と外をつなげる空間が存在する。さらに玄関は出入り口としての機能のほかに、接客・収納等の役割を併せもつ空間であることも念頭においておく必要がある。玄関の改修を行うことによって、患者本人の使い勝手が良くなることはいうまでもないが、われわれは「玄関」が家の象徴として存在し、家族にとっての共有部分であることを理解したうえで、住宅改修に対するアドバイスを施すべきであると考える。

2 症例紹介

　脳出血後後遺症、左片麻痺、50代女性。夫と子どもの3人暮らし、持ち家（3階建て、本人居住スペースは2階）。急性期病院、回復期病院を経て発症から4ヵ月半後に自宅退院。

1）退院時状況
①立ち直り反射減弱で非麻痺側優位。
②麻痺側下肢の内反屈曲痙性が強い。
③麻痺側感覚障害、表在・深部感覚ともに中等度から重度鈍麻。

　①〜③より生活は車いすレベル。外出時は階段昇降が必要となるため、長下肢装具（LLB）歩行見守りレベル（振り出しは可）を移動手段とし、回復期病院にて住宅改修のアドバイスが行われた。

2）住宅改修のアドバイスの内容と方法
　回復期病院の担当スタッフが自宅を訪問し、訪問時には、施工業者が同行した。担当スタッフは手すりなどの設置が必要な箇所について口頭で施工業者に指示を出した。対象者本人の外出、外泊は実施せず、その後は施工業者と家族（主としてご主人）の話し合いによって住宅改修が進んだ。

3）施行内容
①上がり框は10cmと低めにつくられていたため、高さの変更は必要ない。
②上がり框部分を昇降するための縦手すりを取りつける（図1）。
③施工業者に勧められ、装具脱着のため、跳ね上げ式の椅子を設置（図2）。
④日中は一人で留守番のため、玄関ドアは電子ロック式に変更。
⑤玄関ドアから公道へ出るまでの外階段を行き

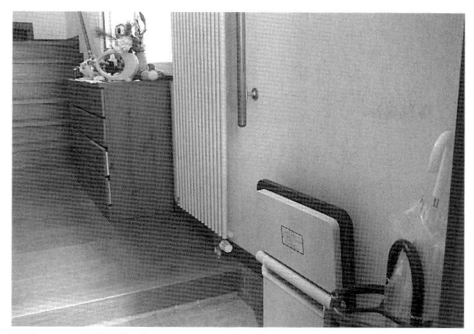

図1　縦手すり

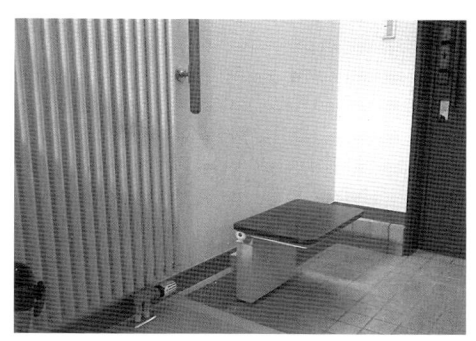

図2　跳ね上げ式の椅子

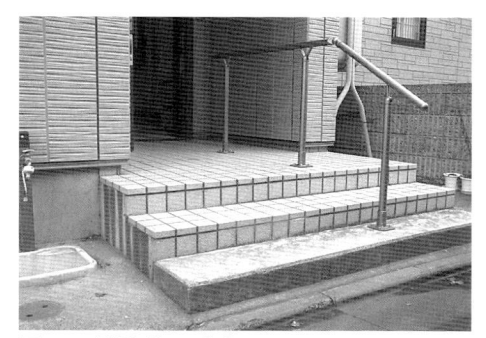

図3　外階段の手すり

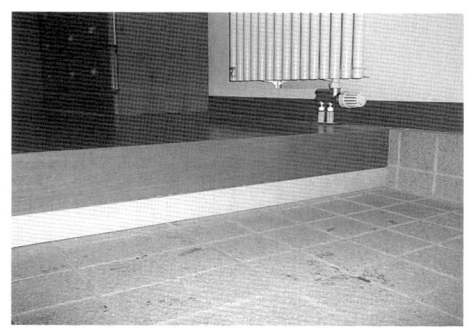

図4　溝に木材をはめ込んだ後の上がり框

帰りのどちらにも使用できるように、フロアーの中央部分に手すりを設置した（図3）。

4）施行箇所の使用実態、考察

（1）上がり框、縦手すり

上がり框の昇降はLLB装着にて行う。麻痺側下肢の足関節はLLBにより90°で固定されており可動性がない。非麻痺側手で手すりを持ち、前向きに上がり框を下りるためには、土間に下りた時点での立位が良好に保たれる必要がある。本症例は、立ち直り反応減弱により体幹バランスが不良となり、恐怖感も増すことで、さらにバランスが悪くなる傾向が確認されたため、介助量軽減のためにも、後ろ向きに下りる方法を選択した。これによって縦手すりが有効活用でき、土間に下りた時点での立位バランスも保てる。介助者が後方から見守るスペースをも十分に確保できる。

このように、歩行見守りレベルで段差を昇降する際は、装具の性質を十分に理解し、特に足関節における可動性の有無を考慮に入れたうえで、昇降方法、降りた時点でのバランス、杖をどの時点で手に取るのかといった一連の動作分析を行い、手すりの向きや長さを決定していく必要がある。

また、上がり框やその手前の式台と呼ばれる踏み台部分には、塵除けのために溝が設けられていることがある。この溝に麻痺側下肢のつま先が引っかかるため、後日溝に木材をはめ込んだ。これによって上がり框の側面がフラットとなり、下肢をスムーズに持ち上げることができるようになった（図4）。

（2）跳ね上げ式の椅子

装具脱着のために取り付けた跳ね上げ式の椅子は、階段を下りる際にすでにLLBを装着して降りてくるため、玄関での装具の脱着という工程が不要であることがわかった。施工業者側には、「装具＝玄関での脱着」という構図があり、この点に

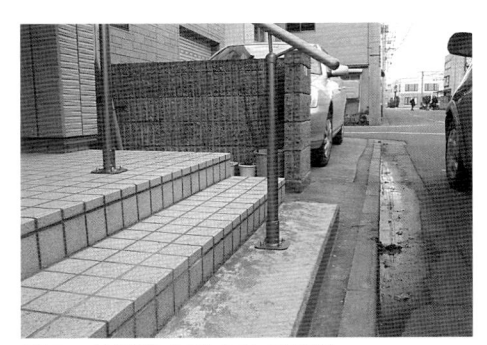

図5　外階段の手すりの形状

おいては患者の動線をシミュレーションしながら、必要最低限の住宅改修を行うという配慮に欠けていたのではないかと感じる。

本症例に限らず、装具脱着のための椅子を準備することはよくある設定だが、玄関スペースによっては、家にある椅子を利用するなど、跳ね上げ式にこだわる必要はない。ただし椅子を選定する際、特に自力で脱着の場合は、座位バランスや装具脱着時の前傾姿勢等を十分に確認したうえで、適切な高さと安定感のあるものを選択する必要がある。

（3）外階段の手すり

玄関の外から公道までは、外階段の中央部分に取り付けた手すりを利用して移動する。実際に使用してみると、最終的に公道に降りるところで、手すりが途切れる形になっており、公道まで安全に降りるためには不十分な形状であることがわかった（図5）。敷地外に手すりを張り出すことは禁じられているため、設計上の長さとしては限界だが、例えば手すりの先端の形状を工夫する、U字型など埋め込み式の手すりを検討するなど、外手すりの形状についてはまだ見当の余地があったのではないだろうか。

（4）全体を通して

本症例の住宅改修はすべて本人不在の中で行われている。家族も住宅改修に対して不安を抱き、何度も本人の真似をして動作を繰り返し、手すりの箇所などを検討してきたそうだ。

住宅改修のプランが作成できた時点で、再度担当スタッフが介入できていれば、跳ね上げ式の椅子のように不要な部分を削るなど、事前により適切なアドバイスがなされたのではないだろうか。施工業者主体で施行された玄関は、仕上がりはきれいで申し分ないが、対象者本人にとって最適な形であったのかどうかという点では疑問が残る。

3　玄関改修の視点

玄関改修を進めていくためには、上記の症例の中で紹介した以外にもいくつかのポイントが考えられる。そこで、改修ポイントについて以下にまとめてみたい。

①移動手段の見きわめは十分に行われたか。発症からの期間、医療機関におけるリハビリ期間などを勘案して、現時点が機能的ゴールと判断できるのか、将来機能が低下・向上したときの変更は可能かなど検討する。

②歩行分析を十分に行ったか。ぶん回し歩行の有無、前傾姿勢が強いなど、歩行パターンの違いによって、介護スペースや手すりの位置・長さ・高さなどに違いが出る場合もある。

③装具のタイプや車いすの大きさ・種類・機能をきちんと把握しているか。

④靴の履き替えおよび装具脱着、トランスファーの場所とその方法の確認はできているか。

⑤段差の解消についての検討は十分に行われたか。立位・椅子座位・車いす座位など、どの姿勢で段差を越えるかによって、手すりの位置・形状・空間そのものの使い方が大きく変わる。また、段差解消というと段差をなくすことだけを考えがちだが、あえて階段の段数を増やし、対象者が下りやすい歩幅に段差を設定することも段差解消の手段となる。また、曲がり階段においては、広め

の踊り場を設けることで方向転換が容易になり、階段昇降の負担を軽減できる。

⑥手すりの使用目的の確認はなされているか。ただ単に段差を越えるためだけのものなのか、立位での靴の脱着の際にも利用するのかなど、利用者の動線をシミュレートし、使用目的を具体的に考えていくことで、その位置・形状・長さなどの条件が変わる。

⑦対象者にとっても家族にとっても使いやすい空間になっているか。玄関マットなどは、必ずしも撤去しなくてはいけない物ではないので、十分に考慮する。

⑧視覚認知障害、注意障害等の高次脳機能障害を考慮したか。照明の明るさ、土間と上がり框・床面の色のコントラストに配慮する。土間を滑りにくい材質にすることによって、転倒の危険性を低くできる場合もある。

⑨玄関を使用する頻度・目的の把握ができているか。使用頻度や目的・方法によっては既存の玄関以外の場所を出入り口として設定できるかもしれない。マンパワーが確保できれば、改修不要案も検討できる。

4　おわりに

筆者は現在、訪問リハ領域で仕事をしているが、玄関という顔の部分に対しての改修は、障害をもった人の在宅生活がスタートし、生活パターン・身体機能を見きわめてからでもよいのではと感じている。そう考える理由として、2つの大きな要因がある。

一つは現在の医療制度における入院期間の短縮傾向である。急性期・回復期いずれの医療機関でも入院期間は大幅に短縮されている。そのため、対象者の身体状況に改善の余地を残して退院とするということも少なくない。その中で医療機関が住宅改修まで手がけるとなれば、身体機能のゴールをどこで見きわめるのかという問題が生じる。対象者はもとより家族側の受け入れ態勢も不十分な中で、医療機関がどこまで手がけるべきなのかを見きわめ、次の医療機関や地域に住宅改修の役割を委ねていくという柔軟な考え方も必要であろう。

2つ目の要因は在宅に戻ってからの生活の組み立てによって、屋外へのアプローチの方法が変わる可能性があるということである。これは入院中のシミュレーションでは想定できない場面も多く、ことに介護保険が利用できる場合はかなりのマンパワーとレンタル用品が活用でき、住宅改修そのものが不要になる場合も多いと感じている。

われわれ作業療法士が住宅改修のアドバイスを施す際、その役割は住宅改修のメリット・デメリットを的確に伝えることであると筆者は考えている。対象者や家族が住宅改修に対して、適切な時期と方法を見きわめられるように、できる限りの情報を提供する必要はあるが、最終的に決定するのは対象者・家族であることを忘れてはならない。

文献
1) 西村伸介：介護保険の住宅改修マニュアル．東京法令出版，2007
2) 佐藤　平，他：高齢者にやさしい家づくり―健康で快適に暮らす高齢者住宅．大和ハウス工業高齢者住宅問題研究会，1991
3) 鳥居建三：建ててみた！介護住宅―誰もが住みやすい家を求めて．きんのくわがた社，2001

2 片麻痺者に対する廊下・階段の環境調整のための視点

桐竹清文
琴の浦リハビリテーションセンター・作業療法士

1 はじめに

　脳卒中片麻痺者は、突然に心身に障害をもち、急性期・回復期と医療機関で治療を進め、退院し在宅生活になる。病院内でのリハが良好に経過したとしても、病院などの施設と自宅では環境がまったく異なる。生活環境や身体状態の相違により、異なった環境適応が必要となる。自宅復帰後に環境不適応状態になると、入院中に獲得した行為は難しくなり、不可能になる場合も少なくない。能力低下が起こり、ADL能力の低下、自発性の低下、介護負担が大きくなる。そのため、対象者が地域で安心して住み続けるには、環境適応を図ることが重要となる。そして、大切になるのは住宅の環境調整である。今回、片麻痺者の廊下・階段の環境調整評価の視点について症例を交えて述べる。

2 日本の住宅の特徴と問題点

　日常生活に障害（不自由）を感じたら、家屋を少し変化させれば、はるかに過ごしやすくなることがある。住宅は、生活を根底から支え、その構造や仕上げは住む人の生活に大きく影響する。よって人が社会的生活を営むためには、生活を支える住居の機能と、そこに住む生活者の機能とのマッチングを図ることが重要であり、安全で快適な生活を送るためには、機能や状況の変化に際して、それに応じた対応が行われることが重要である。これはリハの原点でもある。

　日本の住宅は、建築資材・人件費の高さなどの要因から住宅建築費が高いために、住宅面積を大きくとれないことにより、廊下や階段およびトイレなどの共有スペースにしわ寄せがきて、空間的なゆとりがもてない傾向がある。しかし「居住空間」は、「人の健康と福祉を支え、生活の豊かさをつくり出す基盤」となるため、十分に検討し、調整が重要となる。

3 日本の木造住宅の特徴

　①段差が多い。片麻痺者の日常生活に不便、不自由さをもたらしている（廊下と各部屋等）。

　②室内面積が狭いことなどに加えて、生活の洋式化が進み、家具類の使用によってますます狭くなり、片麻痺者などの室内移動を困難にしている。

　③廊下、階段、開口などの幅が片麻痺者の室内移動寸法に適していない。

　④和式の生活様式が片麻痺者には不向きである（畳の生活、ふとんをまたぐ）。

　⑤日本の住宅は、冬期の寒さには向いていない。室内の温度差が大きいために、片麻痺になったときにますます問題となる。

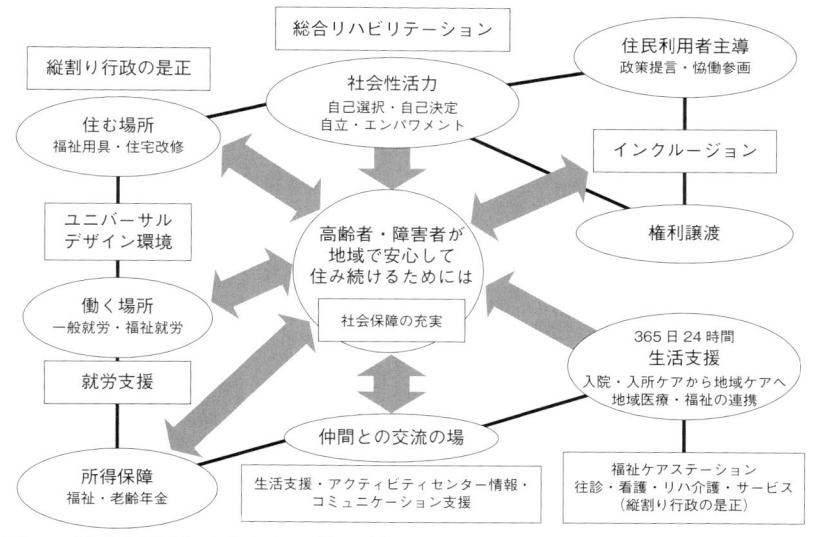

図1 誰もが地域で安心して住み続けるためには（文献2より引用）

4 地域で安心して住み続けるためには

「地域リハビリテーションとは、障害のある人々や高齢者およびその家族が住みなれたところで、そこに住む人々とともに、一生安全に、いきいきとした生活が送れるよう、医療や保健、福祉および生活に関わるあらゆる人々や機関・組織がリハビリテーションの立場から協力し合って行う活動すべてをいう」[1]と定義されている。

また、澤村[2]は、『実践地域リハビリテーション私論』の中で「地域リハビリテーションケアの考え方」（図1）は、「一人ひとりの利用者にさまざまな職種が質の高いアプローチで関わることは大切であるが、ノーマライゼーションを目的に、利用者が住みなれた地域で、安心して、いきいきと尊厳をもって住み続けることができるユニバーサル社会づくりである」と述べている。

したがって、対象者のニーズに合う住宅環境調整には、医療、福祉、教育、就労、福祉のまちづくりなど、総合的・継続的なサービスを確保すること、さまざまな職種が対象者とともに対象者の立場に立ったチームアプローチの中で計画を立て、具体的な支援をしていくことが重要であろう。

5 廊下・階段の環境調整の前に知っておきたいポイント

1) 安全・快適性のポイント

家庭内での事故で、最も多いのが階段・廊下での墜落と転倒であり、注意が必要である。また、玄関やトイレおよび浴室を利用する場合、移動が必要となり、移動空間への配慮が重要となる。環境調整での対策は、①居室間などの段差をできるだけなくす、②階段の勾配を緩やかにし、直線階段は避け、途中に踊り場を設ける、③階段には手すり、足元照明、滑り止めを備えつける、④床材は滑りにくいものを選ぶ、⑤移動動作が途切れないように手すりは連続して設置する、⑥杖や車いすおよび介助者が必要になった場合のために、通路幅は広くしておく、などが重要である。また、家族間のコミュニケーションの活発化を目指すなら、これに快適性の要素をプラスする視点が必要である。

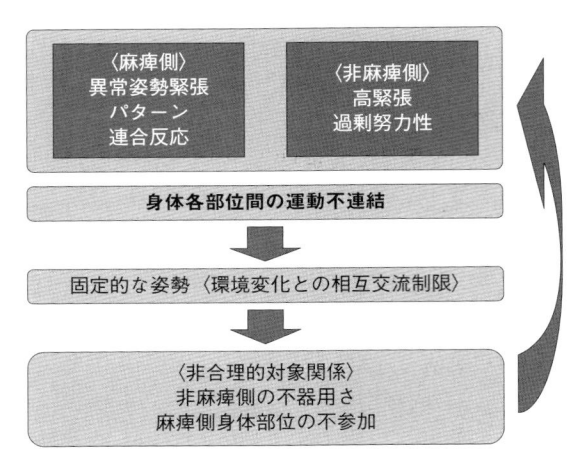

図2 片麻痺者の障害像

6 廊下・階段の環境調整の評価ポイント

1) 予後予測を含めた能力を見きわめる

廊下・階段の移動動作は、横移動と階段や段差による縦移動の両方の能力の予後を含めた評価が必要となる。また、日常生活において常に移動が必要となり、ADL、IADL、社会参加のための動線を含めた移動能力の評価、および予後を含めた包括的な評価が必要である。それぞれの評価項目を下記に①〜⑭[3)]に示す。

①筋力・筋緊張・姿勢・関節可動域などの運動面、②視知覚・触知覚・視空間知覚・立体知覚などの感覚知覚面、③注意や集中・記銘や記憶力・意識水準などの精神・心理・認知面、④座位保持・移乗・立ち上がり・立位保持・歩行・階段昇降などの起居・移動面、⑤リーチ・把握・保持・離し・道具操作などの上肢動作面、⑥ADL・IADL動作面、⑦理解・表出などのコミュニケーション面、⑧生活リズム面、⑨計算・学習・意思決定能力などの知的・精神面、⑩自助具・福祉用具・車いすなどの代償手段の適用面、⑪整理・整頓・安全管理などの個人生活適応面、⑫指示理解などの教育的適応面、⑬活動意欲・興味対象の有無などの余暇活動面、⑭家族や友人支援・公的支援などの人的環境面。

2) 時間をかけて本人・家族や関係者が十分に話し合いを行う

本人や家族のニードを話し合いの中から聞き出し、確認を行う。ADL、IADLでの動線を含めた動作の確認を行ったうえで、説明不足や専門職への遠慮がないように配慮する。複数の選択肢を提示し、メリット・デメリットの両方について十分な説明を行う。関係者全員が納得して合意することが必要である。

3) 動作指導

片麻痺者は麻痺そのものに由来する機能障害だけでなく、課題遂行に必須の環境適応におけるシステム間の自律的協調関係が失われることによって、運動行動のあらゆる側面に障害を認める。そのため、生活の質を問題にし、適応の水準を問うことが大切となる。

片麻痺者の問題は、定型的なパターンを固定化することで、内外環境の条件変化によるあらゆる影響を排除しようとする姿勢と運動の制御である。そのため、身体内部での固定と、外部との接触における最大抵抗の固執から脱却し、変化の中に安定を求める方向に転換をいかに促すかが指導のポイントとなる（図2）。

廊下・階段の移動は、さまざまなADL・IADLの遂行において考慮が必要となる。階段では視覚的に高低差が大きく、また踏み面に制限があることから恐怖感が増大しやすい。そのため、安定した姿勢保持の確保や動作を行ううえでは、過剰固定や過緊張が起こらないように誘導した中での手すりなどへのリーチ動作へとつなげる動作指導などが大切である。そのためには、基本的に自宅を訪問して実際場面での動作指導を行うことが大変有効である。また、その指導が対象者に安心感を与え、活動意欲を高め、ひいては社会参加へのき

っかけとなることも少なくない。

4）社会資源の活用

介護保険による住宅改修、高齢者居宅改修補助事業などの社会資源の有効利用は重要である。そのため、事前の情報提供や話し合いによる説明および資料作成のための支援も大切となる。

7　住宅環境における対象者の行為の質の変化

在宅生活の環境は、個々の対象者に応じて異なるため、直接、在宅での対応・介入が大変重要になる。なぜなら、個々の在宅環境あるいは、環境における対象者の知覚的要素はさまざまであり、対象者の一つひとつの行為は環境によって変化を呈する。そのため、その行為の評価と各種分析を行い、身体反応を捉えなければいけない。

例えば、手すりの位置や高さによってADLの安全性や効率性、外出の可能性や頻度が左右され、活動範囲に影響することは少なくない。また、東ら[4]は障害老人の日常生活自立度Bランクの人では、「トイレおよび浴室の住宅改修」「手すりの取り付け」により自立度の改善が認められた、としている。このように、住宅改修の結果、行為の質が改善される点を具体的に対象者、家族や介護支援専門員、理学療法士、建築士、施行業者に伝え、チームで関わることが重要であると考える。

8　車いす移動の場合の環境調整

1）段差

車いすで前進し段差を通過する場合、車いすの前輪の直径が大きいと、小回りがきかなくなり、動き出しに余分な力が必要となり、自分の足を踏むなどのいろいろな悪影響が出てくるため注意が必要である。段差はできれば5mm以下に設定し、勾配もできるだけ緩やかにする。後進であればもう少し大きな段差も通過できる。ただ、一概にどこまでは越えられるというものではないため、自宅を訪問して試してみることが大切である。

2）床材

車いす走行の場合、フローリングなどの硬い床が走りやすい。足でこぐため、非麻痺側足には滑り止めのついた靴下やゴム底の靴を履くと走行しやすくなる。

3）方向転換

片手片足の駆動では、両手駆動よりも大回りになりやすく、車いすは後車輪の軸を結んだ線上のどこかを中心に方向転換する。両手駆動では、左右の後輪の中心を回転中心にできるが、片手片足駆動では内側の後車輪が中心になり、後車輪の接地点から対角の先端までがほぼ回転半径になる。標準型車いすでは、75cm幅の廊下を直角に曲がることができず、車軸の位置を前に出した6輪車いす利用や、廊下の拡幅、隅切りなどが必要になる。

4）扉の開閉と通過

開き戸を引いて開けるには身体をかわすスペースが必要であり、片麻痺者の場合、ドアに向かって麻痺側にスペースが必要になる。また、一般的な住宅の室内ドアでは幅が狭く、まっすぐでも通過できない場合も少なくないため、通常の幅の廊下から曲がって部屋へ入り、部屋から出て行くことはできない場合が多い。2枚の引き違い戸でも十分ではなく、3枚の引き戸への変更がよいだろう。

開き戸は開けることができても通過後に閉めることができないことが多く、通過が必要な建具は十分な幅の引き戸への変更を勧める。特に半側空間無視などの症状がある場合は、ぶつかっている

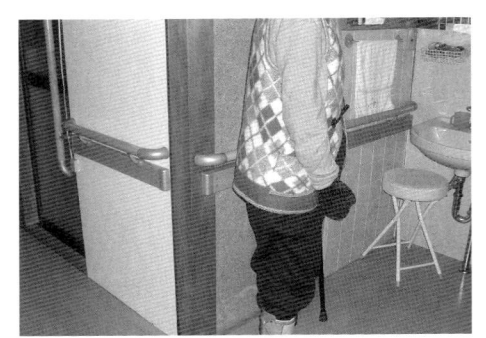

図3　廊下の手すり

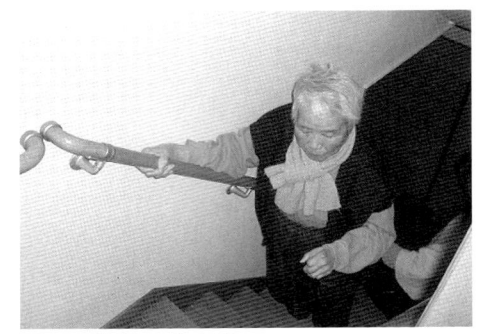

図4　階段の手すり

ことが認識できず、動けなくなることがあるため、壁面や戸枠および扉は床面から30cmほどの高さまでガードを設けておくほうがよいだろう。

5）スイッチ操作

照明器具などの壁スイッチは車いすに座って手が届く位置と高さに設置が必要となる。また、スイッチの周りにものが置いてあると、車いすの接近を妨げるので配慮が必要となる。壁スイッチの操作が難しい場合は、リモコン式に変えることができる器具もある。

6）ドアホンなどの操作

一人暮らしや来客の対応が必要な場合、テレビ付きドアホンやインターホンの操作は、スイッチ操作と同様に配慮が必要である。来客を迎え入れる必要がある場合は、電気錠を使って、門扉や玄関ドアの開錠と施錠を車いすに座ってできるようにする必要がある。

7）廊下・階段

(1) 歩行移動の場合の環境調整

症例1：廊下の手すりの設置により、トイレ、整容、入浴（移動と出入り）が自立し、散歩へとつながった症例である（図3）。症例は、退院時は歩行不安定であったので、廊下と扉の開閉時や、歩行の際の支えとして手すりを設置した。その結果、トイレ、洗顔、歯磨き、手洗い、入浴のための移動と出入りが自立し、自分でできることが増えたことから、自信がもてるようになった。家族の支援もあり、散歩を行うようになったことから、歩行が安定した。現在では、杖歩行独歩も可能となった。手すり設置の際、手すりの端に袖口が引っかかり危険な場合があるので、図3のように壁側に曲げ込む形にすると便利である。廊下・階段などでは、支持金具を下から受けるもの（図4参照）にすると、移動が不安定な人が手すり上を滑らせて使用する場合に便利である。当然ながら手すりの幅の分、廊下の幅は狭くなるので、同居家族がいる場合や、車いすを使用する場合などは考慮が必要である。

症例2：居室が2階にあり、階段に手すりを設置したことで、ADL、外出が見守りで可能になった症例である（図4）。症例は、左片麻痺の88歳の女性。杖歩行が不安定ながらも可能レベルである。娘夫婦宅の2階に居室があり、トイレは2階にあった。階段の両側に手すりを設置したことで、食事、入浴、外出時の階段昇降が安定して可能となった。

a. 階段昇降機（図5）

座位を保つことができる場合は、上り下りが困難になった階段を階段昇降機を使って上り下りできる。しかし、階段昇降機は高額になるため設置には十分に必要性などを検討してから決定する。

また、階段昇降機の設置に耐え、安全に支えられる住宅の構造が必要である。住宅の構造強度が低下している場合は、補強工事が必要になる。階段昇降機のレールは階段1段分廊下に突き出させる形となるので、動線の邪魔にならないか確認が必要である。対策としてレールの端部が折り上げ可能な機種もある。

また、機種によっては、幅と勾配が決められているため、階段の有効幅と勾配の確認が必要であり、回り階段などではかなり内回りに設置されて狭くなる。健常者が不便にならないように検討することも大切である。階段昇降機の使用時には70cm程度、収納時には30cm程度の幅を使うため、使用時に健常者が歩く幅を60cm程度とれるようにする。階段昇降機の座面の高さは50～60cm程度あるため、使用者が乗降可能か確認する必要もある。椅子が90°回転し、水平移動が可能なものもあるので、より安全に使用することを希望する場合はそれらを選ぶ。機種選定は慎重に行う。

b. ホームエレベーター

住宅用の小型エレベーターは10秒ほどで階上に昇ることができ、とても便利である。しかし、3人乗りのもので本体価格が260万円ほどの高価なものであるため、慎重な検討が必要である。設置には、機種にもよるが、広さは3.3㎡程度、高さは最上階の床から3mほど必要となり、設置にあたって既存の住宅に増築が必要な場合は建築基準法上のチェックが必要になる。また、住宅用なのでビルなどで共用することはできない。有効開閉口は80cm以上必要であり、大きさは2人乗り用、3人乗り用があり、車いす利用者と介助者が同時に使用する場合は3人乗り用になる。故障時に機内の電話で連絡するサービスはメンテナンス契約が必要となる。万が一の場合に備えて契約しておくほうがよい。

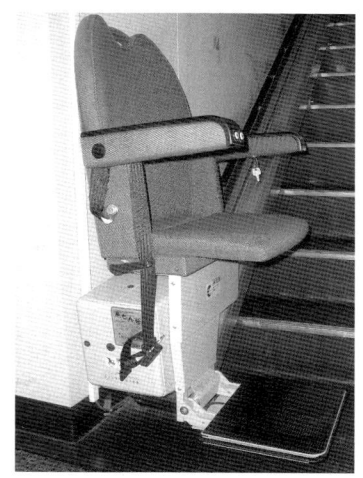

図5 階段昇降機

9 廊下・階段における環境調整の視点

1) 他職種との連携・協働を図る協調

それぞれの職種の役割や限界などを理解し、尊重し、信頼関係をつくり、必要な情報交換が行えることが大切である。なぜなら、対象者一人ひとり個々の状態はさまざまであるため、個別の計画・目標設定が必要であり、総合的な視点をもって、さまざまな職種が同じ目標で関われるように話し合い、調整することが必要となる。また、基本的には、対象者の自宅訪問を行う中で他職種と話し合い、目標を統一し、共通認識のもと具体的な支援方法の決定がなされる。自宅訪問が困難な場合は、関係者との話し合いを重ねる中で、情報を多面的に収集し、対象者を包括的に捉えることができるように準備を行うことが必要となる。その情報のもとで作業療法士の役割をよりいっそう明確化し、関係者へ説明や指導を行うことが大切と考える。

2) 対象者や家族に気づきを促し、課題に対する合意

回復期リハ病棟、一般病棟、療養病棟に入院、

あるいは介護老人保健施設等に入所している場合は、何度か外泊を行うことで自宅生活をイメージしやすくし、地域生活への思いを膨らませるように援助する必要がある。まず低下した機能回復や残存能力の利用のために、さまざまな方向からマネジメントを行うための説明や提案をし、思いを掘り起こすなどの経過の中で、対象者や家族が理解し納得できるように支援を行う。対象者や家族の同意がとれる段階になると、要望からは離脱して、対象者自身のニーズに対象者本人と家族自らが気づかれることが多い。そのため、ニーズのほとんどを対象者・家族が自覚していない場合が多いので、その気づきを促し、課題に対する合意に向けて支援していくことが大切である。同時に、関係者へも同様にニーズの掘り起こしの協力やマネジメントの理解のための助言が必要である[5]。

そして、手すりなどの環境調整があれば、再び外出が可能となり、近所の住民との結びつきや俳句などのさまざまな町内コミュニティ活動、地域社会活動へと生活が広がる場合が少なくない。そのため、対象者に気づけるように支援することが大変重要となる。

10　おわりに

廊下・階段の環境調整は、ADL・IADL・社会参加活動などの動作の流れを考慮したうえで適切に行わなければならない。しかし、地域では作業療法士などの専門職が関わることなく、環境調整が行われていることは少なくない。環境調整時に対象者の状態に合わせた、住宅改修や動作指導を行うことの重要性と作業療法士の役割を積極的に啓発していくべきである。

そして、対象者の生活のリズムを活性化し、その広がりを与え、行為系列を整え、動作の正確さと効率を向上させ、さらにその運動をスムーズにさせることにより、生活を広げられるように支援することが必要である。さまざまな関係機関や関係者がうまく連携できるかが成功の大きな鍵となる。

文献

1) 斎藤正身：日本の地域リハビリテーションの魅力．地域リハ 1：204-209, 2006
2) 澤村誠志：実践地域リハビリテーション私論．三輪書店, 2005, pp76-77
3) 日本作業療法士協会：作業療法ガイドライン．2006, pp12-13
4) 東 純夫, 他：介護保険による福祉用具及び住宅改修サービス利用者の自立度の変化に関する要因．和歌山医学 58：174-180, 2007
5) 桐竹清文：地域においての作業療法の役割．OTジャーナル 42：756-760, 2008

3 「台所」という住宅環境に対する評価の視点

富村香里
鶴岡市立湯田川温泉リハビリテーション病院・作業療法士

1 はじめに

　台所で行われる「調理」という活動は、つくる楽しみや家族の中での役割・生きがいなどを与えてくれるものであり、特に家庭の主婦である場合は意義のあるものである。しかし、①いろいろな材料・道具を使うため頻回な移動や姿勢変換を要す、②食材の加工やその道具操作に高い上肢の操作性、両手動作が必要、③火や刃物の扱い、湯や揚げ油の扱いなど危険を伴う活動を管理できる知的機能や、複雑な系列動作、多様な道具の使用を行える高次脳機能を要す、など、中枢神経疾患の患者（以下、対象者）にとっては非常に高い能力が要求される。また、台所はその住宅の間取りや使用する人それぞれの使い勝手によって整理されている場所であり、個別性が高く評価も難しい。

　そこで本稿では、効率よく安全に活動するために評価するべき点と環境の具体的工夫について考えてみたいと思う。

2 中枢神経疾患の患者における台所での活動の問題点

　実際に対象者は台所での活動をどのように感じているのか、当院に入院中、または入院後に併設の通所リハビリテーションに通所している人で、実際に自宅環境で調理を行ったことのある5名に聞き取り調査を行った。

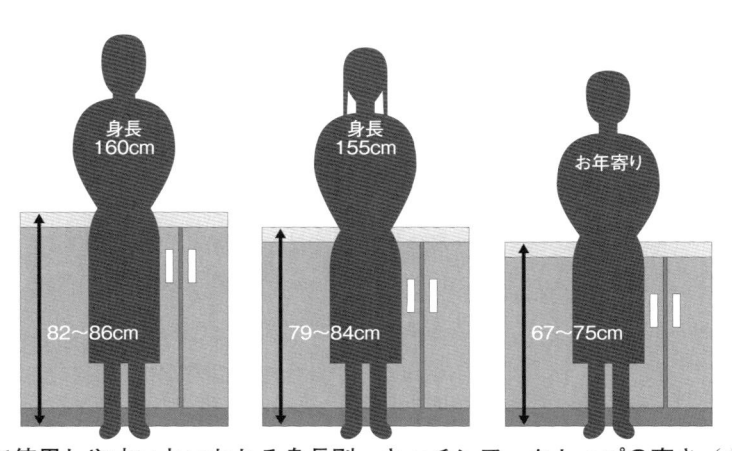

図1　一般的に使用しやすいといわれる身長別・キッチンワークトップの高さ（文献1より引用）

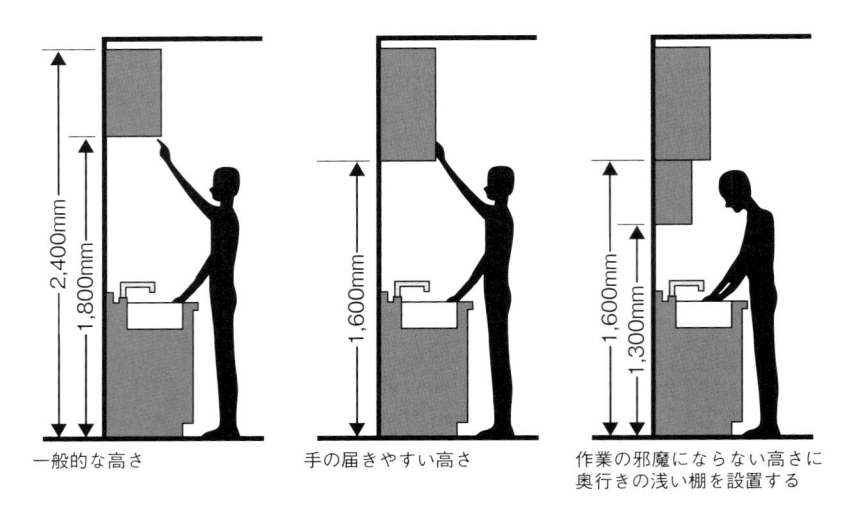

図2 ウォールキャビネットの高さ（文献1より引用）

対象は40〜70代の女性で、5名とも比較的麻痺の程度は軽度、独歩もしくは杖などの歩行補助具を使用して歩行が自立されており、明らかな高次脳機能障害はみられなかった。インタビュー形式で、台所で不都合を感じる点や、自分なりに行っている工夫について聞いた。活動の際の困難さとして挙げられていたのは、「立って行う作業は疲れる」「細かい姿勢転換が難しい」といった立位での作業について、「物を持って移動ができない」「下に落ちたものが取れない」「流しの下の収納スペースにあるものを覗いたり、出し入れすることが難しい」など移動や上下の姿勢コントロールについての困難性、また「道具や調味料など一つひとつ準備してからでないと行えず、時間がかかる」といった周辺環境の整備についてであった。台所環境の評価では、身体機能面の問題とともにその人の生活スタイルや考え方なども詳しく聴取し、動作時の対象者の目線や移動の動線の特徴を確認する必要があると感じられた。

3 台所環境の評価と工夫の実際

対象者の身体状況に合わせて台所の環境を全面的に改修できればよいが、台所は給排水や熱源の工事など簡単には行えず、高額な費用が必要となる。また、視空間認知や記憶などの高次脳機能障害のある場合は、慣れた環境のほうがうまく作業を行えることも多い。改修は必要最小限とし、現状の環境にどう適応してスムーズに作業できるか評価・検討していく。

1）立位での動作

台所での作業は上下左右の細かな姿勢変換や移動を要するため、通常は姿勢変換のしやすい立位で行うが、対象者によっては立位バランスや耐久性などの問題があり、台所での課題の難しさを助長してしまう。台所での活動のほとんどはワークトップ前での立ち仕事である。図1に一般的に使いやすいといわれる高さを示した。ワークトップ（作業台）の縁にもたれることで立位の安定性を確保できるが、高さが適切でないと腰部の痛みや上肢の過緊張を引き起こす可能性がある。ワークトップの高さの調整が困難であれば、適切な作業台を設置し座って作業するなどの工夫を行う。

また、頻繁に使用する鍋などの器具はウォールキャビネットに収納しておくほうが効率的であ

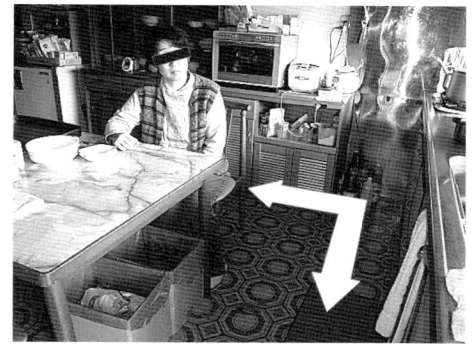

3 「台所」という住宅環境に対する評価の視点

図3 移動の動線を妨げない椅子の配置の検討

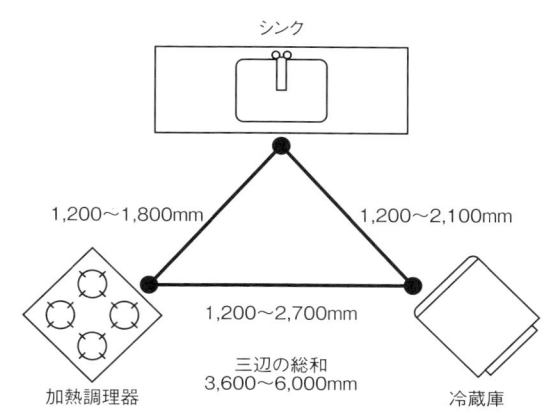

図4 ワークトライアングル（文献1より引用）

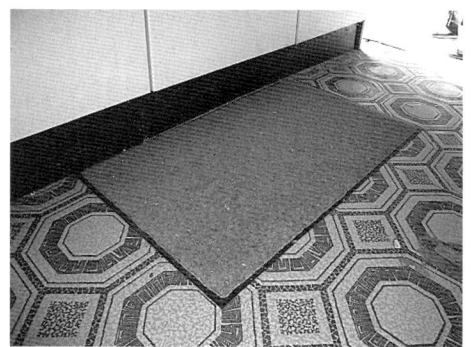

図5 縁が捲れにくく、全体が滑らないようなマット

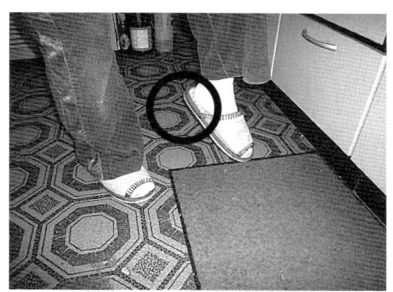

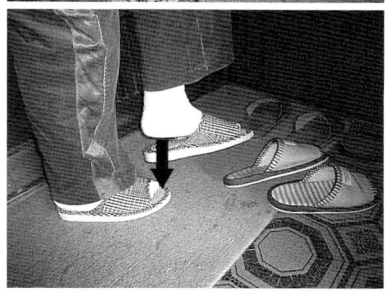

図6 しっかりと足にフィットしたスリッパを選ぶ

る。図2に例を示したが、適切な高さにウォールキャビネットがない場合は、奥行きの浅い棚を設置するとよい。また、立位での作業は疲労を伴うため椅子を用意し休息を入れながら行うとよいが、椅子が移動の妨げになることも考えられるため、冷蔵庫やコンロなどへの移動の動線を考えて配置の検討を行うべきである（図3）。

2）移動

台所の作業動線を「ワークトライアングル」と呼ぶ（図4）が、その中での移動は1～3歩の範囲であることが多く、歩行というより「重心移動」や「左右へのステップ」の要素が多い。森田[2]は、調理場面での移動のパターンを分析し「歩行、後退、サイドステップ、ピボットターン、向きを変えて歩行するという移動パターンがみられ、これらのパターンを一連の作業の中で組み合わせている」と述べている。しかし、対象者では目的に応じた柔軟な移動は困難であり、例えば冷蔵庫の中の食材を取り出そうとする際、回り込んで中の空間に向かうことができず、自分の身体に向かって扉を開くといったような非効率的な動作になりやすい。ただ運動機能としての移動・歩行に着目するのでなく、一連の目的行為の中で歩行・ステッ

243

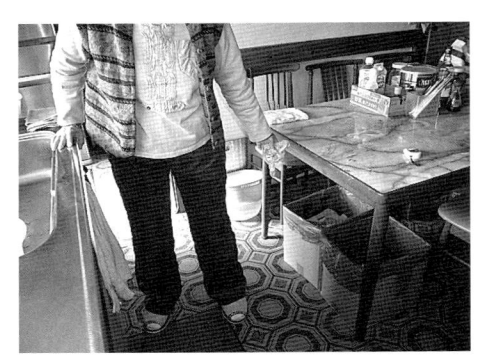

図7　わずかな移動でゴミが捨てられる

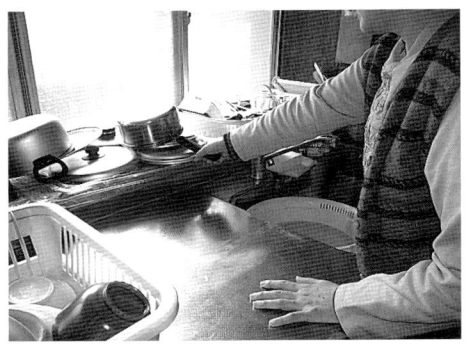

図8　よく使う道具を取りやすい場所へ置く

プを取り入れられるように介入していく必要がある。

　また安全な移動には、物を床に置かないなど足元への配慮も大切である。マットやスリッパはつまずくことが多いため使用しないほうが望ましいが、対象者の希望で使用したいという場合は、マットは縁が加工され捲れにくく滑りにくいものにする（図5）、スリッパは足をあげたときに踵の浮かない、足にしっかりとフィットしたもの（図6）を使用するなどの助言を行うことも重要である。食材や道具を運ぶ際に距離のある場合は、無理なく移動できる範囲にものを置ける場所を設け、中継地点にして運ぶとよい。また、ゴミの始末もわずかな移動で行えるようにゴミ箱の位置を検討することで効率よく作業することができる（図7）。

　移動に車いすを使用している対象者に関しては、車いすに座った状態での作業を考慮してキッチンスペースやレイアウトを考える。車いすの行動特性（横への移動が困難）から調理台はL字型が効率的であり、また回転に1,500mmの幅を要するといわれており、①回転半径の小さなタイプの車いすを選ぶ、②ワークトップの高さを作業しやすくする、③ワークトップ下に足の入るスペースを設けるなどの物理的な環境整備も重要となる。

3）作業環境の整備

　ワークトップの奥行きの幅は一般に650mmが主流であり、台所での作業時の上肢のリーチ範囲としては、一般に前方400mm、左右各600mmとされている。前項でも述べたとおり、対象者は目的に応じた柔軟な移動が困難なため、よく使う道具を手の届きやすい所に置くなど、物の配置を工夫する（図8）。収納スペースにある調味料などの出し入れは、①かがんで覗き込まずにすむようにカゴに入れて上から取れるようにする（図9）、②よく使うはさみなどの道具は取りやすい位置にかけておく、などの工夫で作業しやすくなる（図10）。

4）安全な作業遂行

　調理は複雑な系列動作であり、注意・記憶・空間認知などの高次脳機能障害がある場合は効率よく安全な作業が困難となる。麻痺のように目には見えにくい症状であり、作業遂行上の問題を予測することが難しく、できること・手伝ってもらうべきことへの具体的な指導が求められる。また必要に応じて、使用時に危険の少ないポットや電子レンジ、電磁調理器の活用や、自助具の指導（第4章6　調理活動を参照）も行っていく。

　電磁調理器は直火による引火や立ち消えの危険

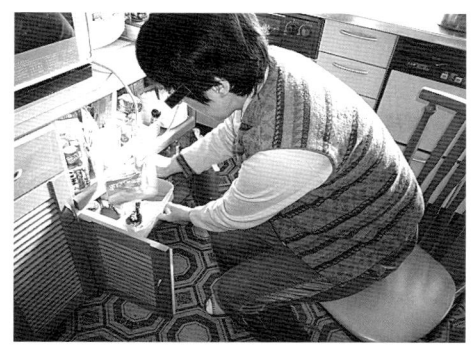

図9 覗き込まなくても調味料が取り出せるようにカゴに入れる

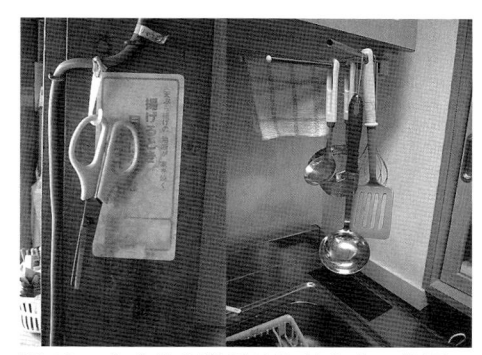

図10 よく使う道具は取りやすい位置にかける

は低く、トッププレートが平らであるため、鍋の移動が容易であるなどのメリットの半面、火を使わないことでトッププレートが調理後は熱くなることへの認識が薄れがちになり、感覚障害のある対象者では熱傷などの怪我の危険も考えられる。そうした場合は、調理器が高温であることが視覚的にわかりやすい機器を選択するなどの助言を行っていく。

4 おわりに

台所で行われる調理という活動は難易度が高く、退院後の生活で実際に役割として獲得するのは難しいことも多い。しかし、冒頭でも述べたとおり、台所での活動は主婦など調理における役割をもっていた人にとっては特に意味のあるものであり、家族のために食事をつくれること、家族に喜ばれることで生き甲斐にもつながるものである。対象者の抱える問題が、対象物や周辺環境との相互関係の困難さであることを考えても、環境の評価と整備は非常に重要であると考える。

謝辞

本稿をまとめるにあたり、快くご協力くださった対象者様、ご助言をいただきました諸先生方に深謝いたします。

文献

1) 部位・テーマ別ポイント集キッチン編．リフォームホームプロホームページ（http://www.homepro.co.jp/）
2) 森田千晶：調理での移動と姿勢保持．OTジャーナル 32：259-263，1998

4 トイレ

青木佳子
多摩丘陵病院・作業療法士

1 はじめに

　トイレとは人が社会的生活を行ううえで人権的、社会的、生理学的に重要な排泄動作を行う場所であり、排泄は対象者、介助者ともに最も自立を求める活動の一つといえる。

　対象者との対話の中では、「トイレくらいは一人で行きたい（人の手をわずらわせたくない）」と話す人が多い。また介助者、家族からも、「自立できるように」との希望が多く聞かれる。排泄動作は一日に何度も行う必要があるため、見守りなどの介入だけであっても介助者不在にできない大きな要因になり、本人にとって常に他者が介入する生活となり、また家族にとっても大きな介護負担となる[1]。

　柏木[1]によると「今現在の安楽な睡眠や楽しい食事、清潔な身辺環境の維持の中にこそ、将来につながる生活の質の改善がある」とあり、トイレなど身辺動作がゆとりのある生活環境の中で行えることが生活の質の向上につながり、安全な安定した生活ができる環境設定への配慮が重要なのである。

　しかし、環境設定において動作レベルに合わせて設定しただけでは体調を崩したときや、介助者のやり方が変わったときなど、多少の変化で動作が遂行できなくなることもあり、その後、使用できない環境設定となってしまった例もある。現状レベルの設定だけではなく、入院生活における日中、夜間での差や体調の悪いときなどの変化、予後予測などを踏まえた設定を考えることが重要になる。

　トイレの改修については、スペース、入り口の段差、ドア、便器、手すり、その他といくつか考える要素がある。

2 トイレスペース

表1　トイレスペース確認のポイント

①現在のトイレスペースがどれくらいか
②排泄レベルに合わせたスペースがどれくらいか
③隣接する間取りでスペース拡大になる箇所はあるか
④立ち上がり能力に合わせて便器（和式・洋式など）を検討する
⑤動作を遂行できる有効スペースが確保できるか

　現在、便器は洋式便器に移り変わってきているものの、和式便器を使用している家も少なくない。そのためトイレ空間としては和式便器に合わせた空間となっていることがあり、まずは現在のトイレスペースの確認が必要となる（表1）。また、排泄動作レベルにより必要なスペースは異なってくるため、隣接する間取りでスペース拡大につながる箇所があるか確認することが重要となる（表2）。

　次に、片麻痺者の特徴として、動作を遂行する

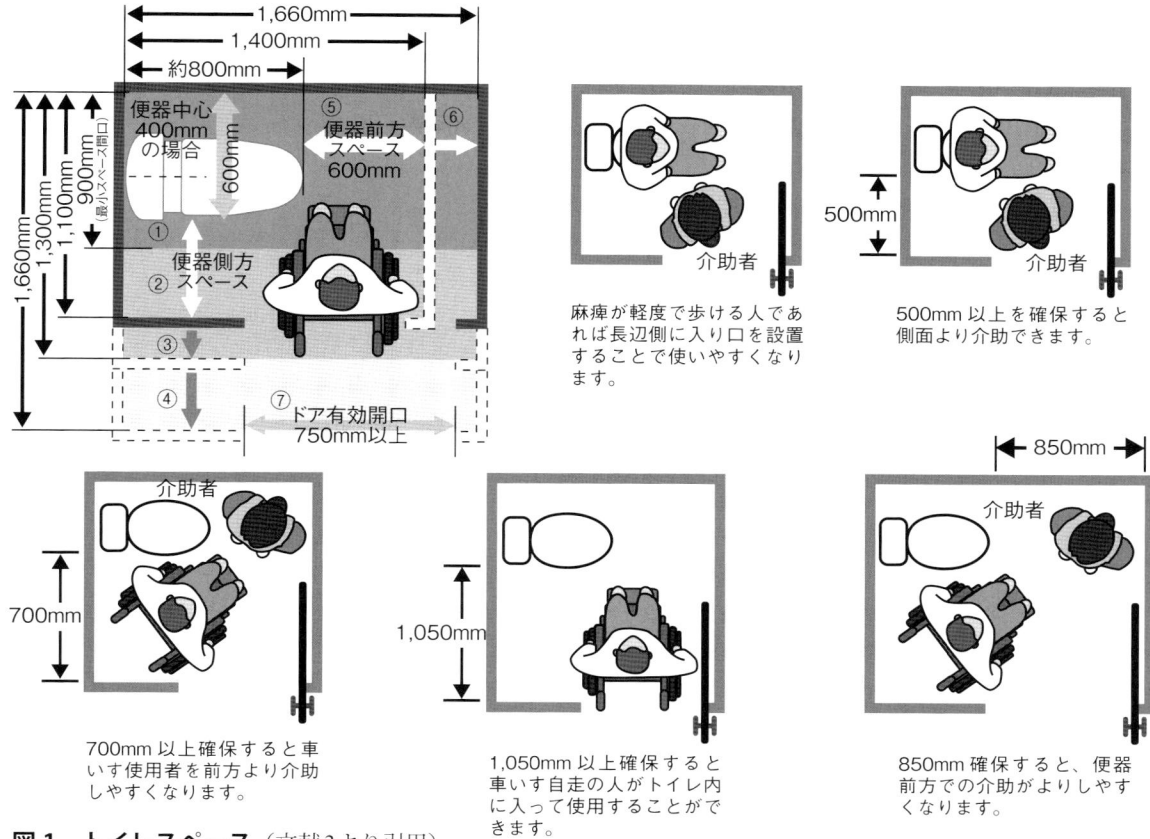

図1 トイレスペース（文献3より引用）

表2 排泄動作レベルに合わせた必要となるトイレスペース（文献2より引用）

```
①洋式トイレスペース
  標準スペース：内法寸法 750mm × 1,650mm
  洋式での側方介助が可能なスペース：1,200mm × 1,650mm
  車いす使用者に適するスペース：
            内法寸法 1,650mm × 1,650mm 以上
②和式便器の最小スペース：内法寸法 750mm × 750mm
```

うえで過剰な固定性を強めながらさまざまな課題に意識的に取り組んでいく傾向がある。例えば入り口から便座へのアプローチでは壁や便座に対して効率的な移動曲線ではなく、過剰に非麻痺側体幹を屈曲させ、麻痺側下肢での分回しなどの代償パターンを強めた動作を行うため、活動空間の確保が必要になる。そのため、しゃがみ込みなどの立ち上がり能力を考慮し、便器の検討を行い、その中で動作を遂行する有効スペースが確保できているか確認をする。

トイレスペースの拡大に関しては、住宅改修では既存の空間が限られているため、実際には必要なスペースを確保することは困難である。新たにトイレを増設する場合や新築する際には表2を参考にしていただきたい[2]。一部例としてはトイレ横の物置スペース（階段下などの）であった部分をトイレスペースに拡大し、対面式トイレであったものを側方介助が可能なスペースにした例もある。しかし、改修費用や日数も必要となるため、対象者、家族の必要性を考え、提案し、検討することも重要である（図1）[3]。

図2　段差Cの場合（文献4より引用）

図3　ドア（文献3より引用）

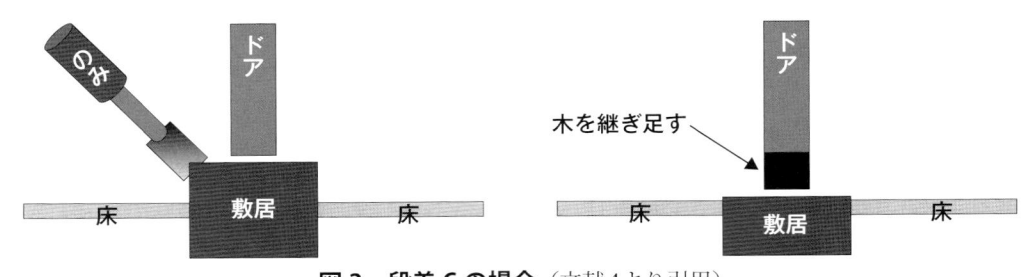

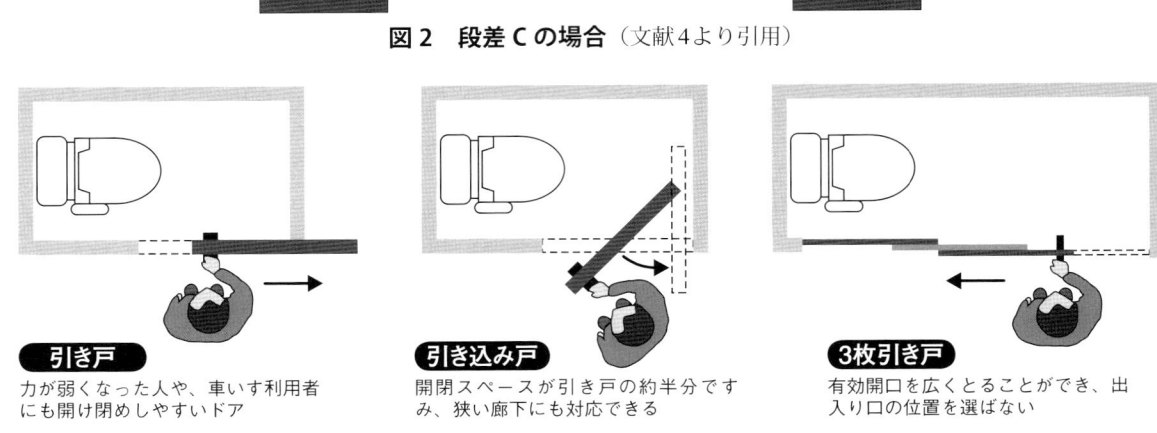

引き戸
力が弱くなった人や、車いす利用者にも開け閉めしやすいドア

引き込み戸
開閉スペースが引き戸の約半分ですみ、狭い廊下にも対応できる

3枚引き戸
有効開口を広くとることができ、出入り口の位置を選ばない

出入り口のドアは開口幅をゆったりとり、開閉が楽なタイプを選ぶ。

3　入り口段差（表3）

表3　入り口段差のポイント

①現在の段差はどうなっているのか
②段差昇降時の足部のつっかかりはどうか
③注意力や夜間の覚醒レベルはどうか
④配水管により床の上げ下げが可能か確認する
⑤手すりやスロープの必要性はあるか

　現在、バリアフリー住宅が増えているものの、まだ住宅の多くはトイレの出入り口に段差がみられる。戸建ての場合は水漏れの問題から、後述するAのようにトイレが廊下より1段下がっていることが比較的多く、また集合住宅ではBのように配水管の問題からトイレが廊下より1段上がっていることがある。片麻痺者にとって段差は麻痺側足部のつっかかりによる転倒が考えられ、また注意力、夜間の覚醒レベルなども転倒要因となるため、段差解消の検討が必要となる。

　A：トイレが廊下より下がっている場合は、トイレの高さを廊下に合わせて床を底上げする。
　B：トイレが廊下より上がっている場合は、配水管を確認し、可能であれば床を下げる。
　C：トイレと廊下の高さは同じで敷居がある場合は、敷居をはずしてドアの下の部分を付け足す（隙間を埋める）（図2）[4]。

　Aの場合では改修費用が高く、また大がかりな工事になるため、他には床に木材など板を置いて廊下との段差を埋め合わせ、便座の高さを補高便座で調節するような方法も検討される。

　Bの場合では配水管の問題もあり、安易にトイレ床を下げることが困難なときがあるため、確認が必要となる。

　Cの場合では敷居の解消だけでは扉と床の間に隙間が生じるため、寒さ対策、臭いへの配慮などを考え、扉に隙間分を付け足すような改修を取り入れる。

　段差に関しては段差解消が望ましいものの、配

水管の状況、住宅環境などにより困難なこともあるため、その際は手すりの検討、スロープの設置なども考慮する。

4 ドア（表4）

表4 ドアのポイント

①開き戸では内開きか、外開きか
②引き戸では戸の入るスペースはあるか
③引き込み戸では引き込む壁側に手すりは必要かどうか
④アコーディオン式ドアでは密閉度などの確認・検討をする
⑤必要な入り口有効幅（歩行・車いす）の確認をする
⑥非麻痺側上肢での開閉パターンに合わせた動作確認を行う

トイレの改修で検討すべき入り口のドアには、現在さまざまな種類のものがある。

片麻痺者では、開き戸のドアの動きの変化に対して外開きであっても手前に引きながら前方へ進む動作は比較的困難となる。また、内開き戸ではより便座とドアの狭間の中でドアの動きに合わせ移動をすることが困難となるため、可能であれば引き戸への変更が望ましい。しかし、引き戸に関しては戸の入るスペースが必要になるため、スペース確保が困難な場合には、形状は開き戸で開閉動作が引き戸の要素をもつ引き込み戸（図3）への変更、アコーディオン式ドア、折れ戸への変更などが必要となる。

引き込み戸では壁にスライドしていくため、手すりの位置の確認も含めて検討する。アコーディオン式ドアに関しては密閉度の低さも考え、対象者に加えて家族などのすべての利用者のプライバシー保護、臭いなどの点も配慮する必要がある。またアコーディオン式ドアを閉じたときの幅は入り口の有効幅を狭めるため、必要な開きスペース（入り口の有効幅）も考慮する。

引き込み戸、アコーディオン式ドアや折れ戸に関しては開閉時に折れる方向に合わせたドアの操作が必要となる。片麻痺者の場合、非麻痺側方向であっても上肢・体幹の反応が固定的になりやす

標準便器の大きさ

省スペース便器の大きさ

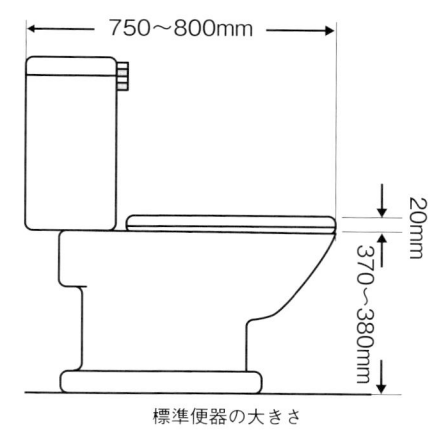

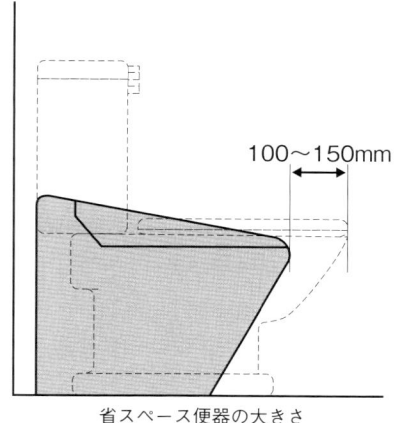

図4 便器の大きさ（文献2より引用）

く、開閉が困難なこともあるため、スペースだけではなく、開閉パターンに合わせた動作確認も必要となる[3]。

5 便器（表5）

表5 便器のポイント

①座位の安定、立ち上がり能力を考慮した便器の種類（和式・洋式など）を検討する
②動作レベルに合わせた便器の高さを確認する
③入り口からの便器の向きを確認する
④便器の大きさ、配水管に合わせたタンクの位置を検討する

便器は椅子に比べて座位の安定性が低いという特徴をもつ。その中で排泄の生理学的機構により排泄しやすい前傾姿勢がとれることが重要にな

り、そのため座位の安定性を保障できる便器の検討が必要となる。

片麻痺者では和式便器でのしゃがみこみ、立ち上がりは困難になることが多いため、和式から洋式便器への変更を検討する。また、少し高さが変わっただけでも立ち上がりが容易になったり、困難になったりするため、便器の高さの確認や、移動レベルに合わせて入り口からの便器の向きの確認も必要となる。片麻痺者の立ち上がり動作においては後方にある重心を前方へ移行し、足底に重心がのるように前傾姿勢をとることで立ち上がれる傾向もあり、便器から前壁の空間の確保が必要になる。立ち上がりに必要な前方の空間は便器から500mm以上が望ましく、動きやスペースを確認し、便器の大きさや配水管の確認を含めたタンクの位置の検討なども便器を選択する際の重要なポイントとなる（図4）[2]。

6 手すり（表6）

表6 手すりのポイント

①動作レベルに合わせて縦・横・L字手すりの必要性を考える
②入り口の段差、ドアの開閉に合わせた手すりは必要か
③入り口から便器までのアプローチで手すりは必要か
④動作レベルに合わせて高さを検討する
⑤住宅環境に合わせて福祉用具も検討する
⑥手すりの材質・太さ・インテリアなども考慮する

トイレにおいて、縦手すりは便器から前方300mm以上の位置に設置することにより、立ち上がりや移乗がしやすくなり、横手すりは前腕をのせやすい高さ（床から700mm程度）で座位保持を安定させ、立ち上がりが行いやすくなる。座位保持、立ち上がり、移乗の一連動作を考慮して、各要素を含むL字手すりの検討も行う。

トイレ入り口の段差解消が困難な場合や、ドアの開閉の際に立位動作が安定することを目的として、ドアの横に縦手すりを設置する例もある。また、入り口から便器までのアプローチも移動レベ

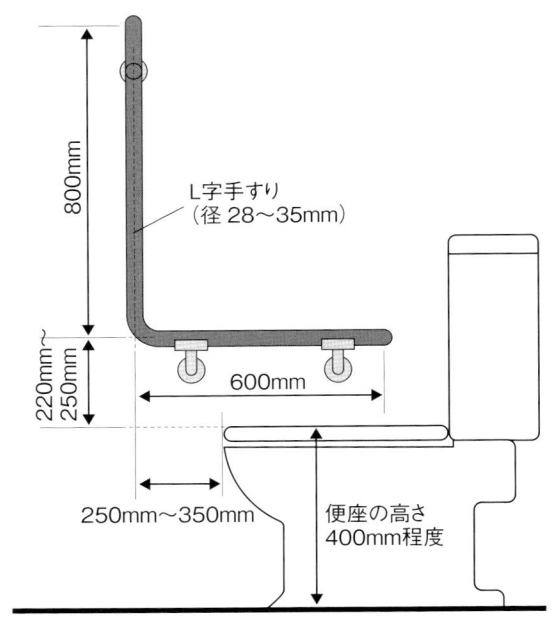

図5 L字手すり（文献2より引用）

ルに合わせて手すりの設置を検討する。手すりの高さに関しては、対象者により必要な高さが異なるため動作確認が必要となる。

しかし、一概に手すりの設置が望ましいのではなく、トイレの特徴でもある狭い空間が自己定位をつくりやすい面ももつ。過剰な手すりの設置により空間が狭まり、逆に動作遂行の邪魔になることもある。また、片麻痺者では立ち上がり、方向転換の際に、手すりを引っ張るようにして立ち上がるパターンが強く、そこから引き込み、体幹が後退し、連合反応の出現へとつながり、麻痺側足部の接地が困難な中で立位動作を強いられることがある。手すりが動作のリファレンスとして活用できず、引っ張る道具として使用し、片麻痺者特有の定型的パターンをつくりだすことになる。つまり、手すりはただあればいいのではない。予後予測も含めてではあるが、必要な箇所に手すりを設置することは排泄動作を遂行するうえで重要になる。

手すりを設置する際、住宅環境などさまざまな

要因により設置困難な場合には福祉用具（据え置き手すり、ツッパリ棒など）も検討する。また、手すりの種類に関しては製品も多様なものが出てきているため、材質、太さ、インテリアなどを含めた提案が望ましい（図5）[2]。

7 その他（表7）

表7 その他のポイント

①ペーパーホルダーの位置、種類を検討する
②ウォシュレットの設置は必要か
③便器洗浄レバーは使用できるか
④操作範囲に合わせて設置箇所を検討する
⑤夜間に合わせて照明も配慮する

一連の排泄動作を遂行するうえで、他に後始末、便器洗浄の動作についても検討する必要がある。後始末では、清潔管理として清拭などを行うため、その際使用するペーパーホルダーの位置の検討（手すりとの兼ね合いも含む）や、片手によるペーパー操作の確認が必要となる。片手操作が困難な場合には、片手用ペーパーホルダーや自助具の使用も含めて検討する。清拭が困難な場合にはウォシュレットの設置も考えられ、便器側方に操作パネルがあるものから、壁にリモコンパネルを取り付けるものもある。

その後の便器洗浄において、片麻痺者の中には後方タンクへのリーチが困難になり、便器洗浄レバーが使用できない場合も多く、その際は便器側方へ操作パネルを用いる、あるいはリモコン操作に切り変えるなどの検討が必要となる。設置箇所については、便座での座位の中で片麻痺者の非麻痺側のリーチ範囲などを検討して選択する必要がある。

排泄動作は日中だけでなく夜間も必要になる活動であり、照明の明るさも考慮に加えたい。片麻痺者の中には急な視覚情報の変化により固定的な姿勢パターンの構築につながるケースもあり、急な明るさの変化にならないよう、寝室からトイレまでのアプローチにおける明るさの統一なども検討することが重要となる。

トイレとは、一日に何度も必要になる排泄動作を行う場所であることに加えて、家族が共有する場所であることが多い。また、客人が来たときにも使用する可能性がある場所である。動作や機能面、家屋状況だけでの改修ではなく、使用者すべてのプライバシー、人権保護を考えたプライベート空間ととらえ、利用者の声（使い勝手、見栄えなど）を取り入れて改修案を考える。また、手を加えたくない気持ちも考慮し、福祉用具の併用（検討）も組み込み、片麻痺者、家族、ケアマネジャー、工事施工者、医療従事者たちが双方から検討した改修案が最も大切なのだと考える。

また、トイレの改修とは、基本的にはケース一人ひとりの動作レベルに合わせた環境設定であるものの、改修だけでは片麻痺者には適応しにくい環境となりうることも考えられ、環境設定だけで終了とするのではなく、その後の環境に合わせた動作確認、動作訓練も重要なものと考える。

文献

1) 柏木正好：環境適応－中枢神経系障害への治療的アプローチ．青海社，2004，p120
2) 野村 歓，他：OT・PTのための住環境整備論．三輪書店，2007，pp235-238
3) TOTO：バリアフリーブック－住まいの水まわり編（2007－2008），2007，pp12-14
4) 岡村英樹：建築知識なんかなくても住宅改修を成功させる本．三輪書店，2007，p80

5 片麻痺者に対する浴室環境調整のための視点

桐竹清文（きりたけ きよふみ）
琴の浦リハビリテーションセンター・作業療法士

1 はじめに

　入浴は、さまざまな意味合いをもつ。中枢神経疾患の片麻痺者にかぎらず、日本人にとって湯船に肩まで入り一日の疲れをとり、リラックスできる場である。また、身体を清潔にする目的のみならず、温泉を好み、楽しみの一つとしている人は少なくない。入浴は、自宅で毎日浴槽にゆっくりつかって温まる習慣が昔から日本独自の文化として受け継がれている。しかし、入浴行為は衣服をまとわずに水と適応することが前提となるために、障害者にとっては恐怖感が強くなりやすく、困難性の高い動作である。今回、片麻痺者の浴室環境評価の視点について症例を交えて述べる。

2 浴室環境調整の前に知っておきたいポイント

　衣服や装具などを身につけない入浴では、特に安全性へのリスク管理が大切である。浴室での動作を安全にスムーズにし、"のんびり"した入浴を楽しむためには、安全性や快適性を考慮することも大切である。

1）転倒防止などの安全性の配慮

　①浴室の出入り時に、つまずいたり、転倒しないように、出入り口は段差をなくしておくことが大切である。移動や移乗および立ちしゃがみのための手すりをつける。
　②床は滑りにくくしておき、浴槽への出入りは腰かけて入ると動作が安定し安全である。
　③緊急時に備えて、万一のときは家族に連絡できるように緊急通報装置などを設置する。
　④洗面器用の台があれば、洗体時の動作が少し楽に行える。
　⑤浴槽内に手すりを設置し、浴槽の中には浴槽の内側に足があてられる大きさのものを選んでおくことで、姿勢保持が安定する。

2）浴室は居室の近くに

　浴室は、居室と同じ階に設置し、可能なかぎり移動距離を短くすると安全性が高まる。

3）浴室は暖かくしておく

　入浴の場合、寒い浴室に入ると、急激な温度変化に順応できにくく、体調の不具合が生じやすくなる。急激な温度変化を避けるために、脱衣場も含め暖めておくことが必要である。入浴する少し前に浴槽のふたを開けておくと、浴室内温度が保たれる。

5　片麻痺者に対する浴室環境調整のための視点

表1　入浴動作別チェックポイント

動作項目	チェック内容	チェックポイント	留意点
①浴室への移動	安心・安定した移動動作の確保	・廊下、階段、敷居などの段差 ・環境の微調整（物の配置） ・移動能力に応じた工夫	・移動能力の分析 ・手すりの必要性と位置 ・移動スペースの確認
②脱衣	安心・安定した座位・立位保持の確保	・姿勢保持能力に応じた工夫 ・環境の微調整（物の配置）	・脱衣場所とスペースの確認 ・立位、座位保持能力の分析 ・更衣動作分析 ・自助具の必要性と選定
③浴室入り口を入る	安心・安定した移動動作の確保	・出入り口の段差 ・環境の微調整（物の配置） ・移動能力に応じた工夫	・移動能力の分析 ・手すりの必要性と位置 ・段差の確認 ・移動スペースの確認
④浴室内移動	安心・安定した移動動作の確保	・環境の微調整（物の配置） ・移動能力に応じた工夫	・移動能力の分析 ・手すりの必要性と位置 ・移動スペースの確認 ・滑りにくい床の必要性と材質
⑤椅子などへ座る	安心・安定したしゃがみ動作の確保	・福祉用具の調整（椅子の選定など） ・姿勢変換能力に応じた工夫	・椅子の必要性と選定 ・手すりの必要性と位置
⑥洗体・洗髪	安心・安定した姿勢保持の確保	・福祉用具の調整（洗体道具の選定など） ・姿勢保持能力に応じた工夫 ・洗体動作能力に応じた工夫	・水栓具、シャワー、洗体道具の操作能力 ・椅子の必要性と選定 ・洗面器用の台の必要性と位置 ・洗体スペースの確保
⑦椅子などからの立ち上がり	安心・安定した立ち上がり動作の確保	・福祉用具の調整（椅子の選定など） ・姿勢変換能力に応じた工夫	・椅子の必要性と選定 ・手すりの必要性と位置
⑧浴槽へ入る	安心・安定した移乗動作の確保	・福祉用具の調整（椅子の選定など） ・姿勢変換能力に応じた工夫	・移乗能力の分析 ・手すり、移乗台の必要性と位置 ・移乗スペースの確認
⑨浴槽内でつかる	安心・安定した姿勢保持の確保	・福祉用具の調整（台の選定など） ・姿勢変換能力に応じた工夫	・姿勢保持能力の分析 ・手すり、浴槽内台の必要性と位置 ・浴槽種類の確認
⑩浴槽から出る	安心・安定した移乗動作の確保	・福祉用具の調整（椅子の選定など） ・姿勢変換能力に応じた工夫	・移乗能力の分析 ・手すり、移乗台の必要性と位置 ・移乗スペースの確認
⑪浴室内移動	安心・安定した移動動作の確保	・環境の微調整（物の配置） ・移動能力に応じた工夫	・移動能力の分析 ・手すりの必要性と位置 ・移動スペースの確認 ・滑りにくい床の必要性と材質
⑫浴室から出る	安心・安定した移動動作の確保	・出入り口の段差・環境の微調整（物の配置） ・移動能力に応じた工夫	・移動能力の分析 ・手すりの必要性と位置 ・段差の確認 ・移動スペースの確認
⑬着衣	安心・安定した座位・立位保持の確保	・姿勢保持能力に応じた工夫 ・環境の微調整（物の配置）	・脱衣場所とスペースの確認 ・立位、座位保持能力の分析 ・更衣動作分析 ・自助具の必要性と選定

4) 福祉用具活用のための適切な選定

入浴をサポートする福祉用具を適切に選定することが大切である。

5) メンテナンスの配慮

汚れのつきにくい床や浴槽、素材にすると掃除が便利である。

3　浴室環境調整のための考え方

1) 入浴動作の捉え方

入浴は、洗体、洗髪、洗顔、浴室・浴槽までの移動、浴槽での出入り、座り込み、立ち上がり、更衣などの多工程である。また、複数の動作が関連性をもって構成されているため、一連の流れで捉えることが重要である。一連の流れを表1のように各工程に分けて考えると理解しやすくなる。

①浴室への移動、②脱衣、③浴室入口を入る、④浴室内移動、⑤椅子などへ座る、⑥洗体・洗髪、⑦椅子などからの立ち上がり、⑧浴槽へ入る、⑨浴槽内でつかる、⑩浴槽から出る、⑪浴室内移動、⑫浴室から出る、⑬着衣などとなる。

4　浴室環境調整の評価ポイント

入浴動作は、本人の能力、介助者の能力、住環境と福祉用具をバランスよく組み合わせて環境調整することが大切である。浴室環境調整は、家族や経済状況の影響も少なくない。また、入浴は通所系サービスを利用することが少なくないため、対象者本人の本来の希望に沿いにくい面をもつので、十分に気をつけて対応する必要がある。

1) 予後予測を含めた能力を見きわめる

入浴は、動作が多項目にわたり複雑であるため、予後を含めた包括的な評価が必要である。それぞれの評価項目を下記①～⑭に示す[1]。

①筋力・筋緊張・姿勢・関節可動域などの運動面、②視知覚・触知覚・視空間知覚・立体知覚などの感覚知覚面、③注意や集中・記銘や記憶力・意識水準などの精神・心理・認知面、④座位保持・移乗・立ち上がり・立位保持・歩行・階段昇降などの起居・移動面、⑤リーチ・把握・保持・離し・道具操作などの上肢動作面、⑥入浴動作面、⑦理解・表出などのコミュニケーション面、⑧生活リズム面、⑨計算・学習・意思決定能力などの知的・精神面、⑩自助具・福祉用具・車いすなどの代償手段の適用面、⑪整理・整頓・安全管理などの個人生活適応面、⑫指示理解などの教育的適応面、⑬活動意欲・興味対象の有無などの余暇活動面、⑭家族や友人支援・公的支援などの人的環境面。

時間をかけて対象者・家族や関係者が十分に話し合いを行い、動作の確認や予後予測を行い、関係者すべてが納得する。対象者や家族のニーズを話し合いの中から聞き出し、確認を行う。入浴動作による動線を含めた動作の確認を行ったうえで、説明不足や専門職への遠慮がないように配慮する。複数の選択肢を提示し、メリット・デメリットの両方について十分な説明を行う。関係者全員が納得して合意することが必要である。

2) 動作指導

入浴は、さまざまな動作が含まれ、衣服をまとわずに水をまとい、水流や水圧との関係に適応する必要がある。浴槽は深い穴であり、上下方向、特に下方への動きを必要とする。視覚的にも圧迫感が強いが、運動としてもしゃがむ、またぐ、入り込む、這い上がるなど上下に大きく重心を移動しなければならない。また、浴室構造として、ついたてあるいは壁と浴槽側面に挟まれて洗い場がある。縦の圧迫感と穴が逃避的なつっぱりを引き起こすだけでなく、見た目の深さを姿勢筋緊張の偏りが助長する。そのため、安定した姿勢保持の

図1　浴室内の手すり

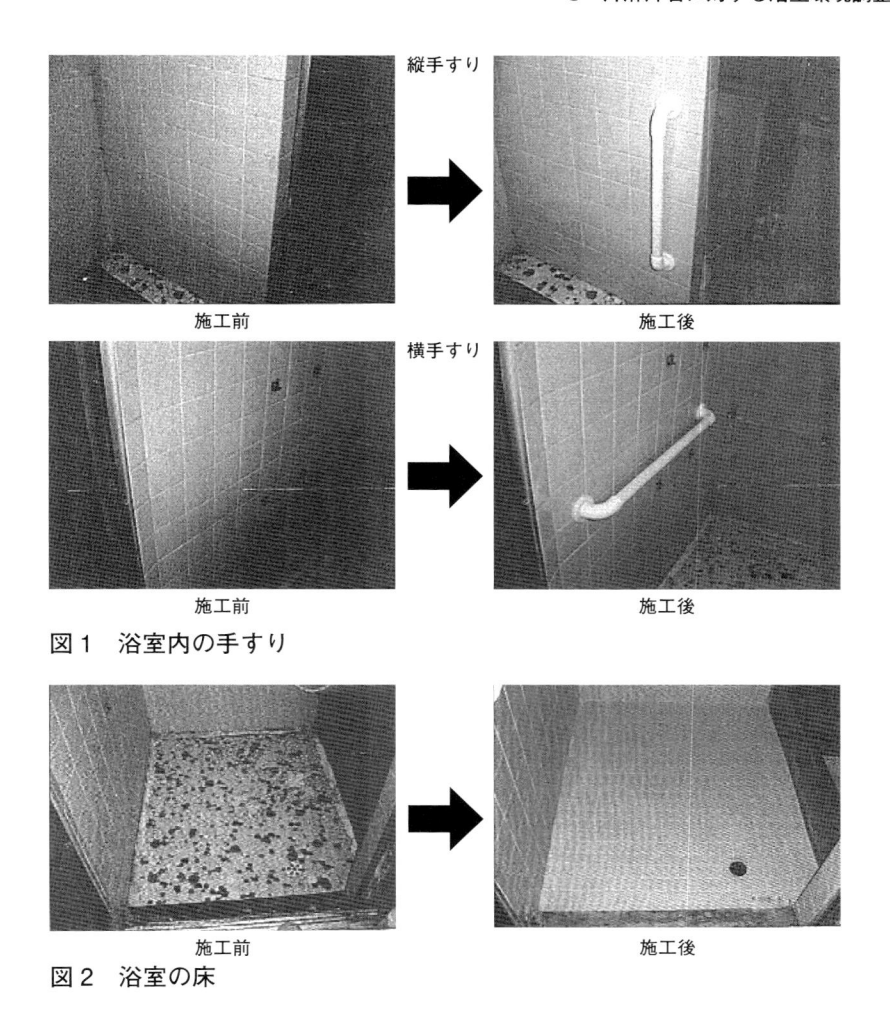

図2　浴室の床

確保や動作を行ううえでは、過剰固定や過緊張が起こらないように誘導した中での手すりなどへのリーチ動作へとつなげる動作指導などが大切である。そのためには、基本的に自宅を訪問して実際場面での動作指導を行うことが大変有効である。また、その指導が、対象者に安心感を与え、活動意欲を高め、ひいては社会参加へのきっかけとなることも少なくない。

3）社会資源の活用

介護保険による住宅改修、高齢者居宅改修補助事業などの社会資源の有効利用は重要である。そのため、事前の情報提供や話し合いによる説明および資料作成のための支援も大切となる。

（1）症例1：家族の意向と相違があった例（図1、2）

住宅改修に際して、家族の意向と相違があったが、浴室内での移乗、移動を安心し安全に行えるようにした事例である。家族は当初、自宅での入浴ではなく、通所サービスでの入浴を考えていた。家族や対象者に対して、住宅改修の内容をイメージしやすいように、実際の手すりの設置場所を写真にて説明し、実際場面での動作確認と指導を行った。また、施工業者と同行訪問を行うことにより、少しの介助で自宅での入浴ができることを確認し、家族がイメージしやすい支援を行った。最

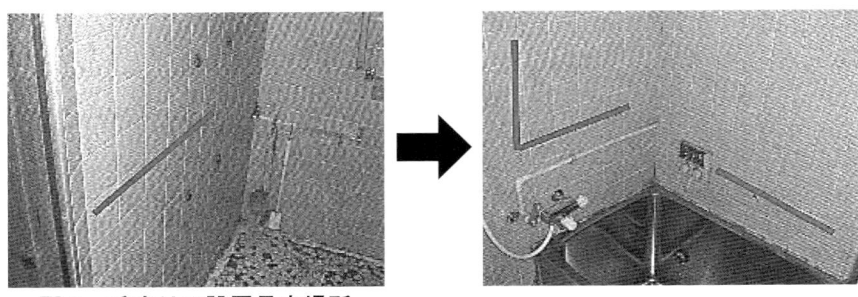

図3　手すりの設置予定場所

初、自宅での入浴は、対象者にとって危険で困難な動作であり、また介助量が大きく大変であると家族は認識していたようであった。そのため、対象者や家族に対してさまざまな点から具体的に支援を行うことで、入浴動作がイメージしやすくなり、改修内容の理解が容易になったために合意に至ったと考える。

(2) 症例2：施工業者とのプランの相違があった例（図3）

住宅改修の施工業者は手すりの設置計画において、浴室内に多くの手すりを設置する必要性を訴えていた。しかし、対象者は杖歩行ながらも装具なしでの安定した移動能力であった。能力的に考えても、浴室内で手が届きにくく持てない位置に移動用縦手すりを設置する計画が立案されたため、対象者の特徴や実際の場面での行為の説明と確認を行い、不要な手すりを説明し合意に至った。この場合、施工業者に対して、対象者の身体機能や動作能力をわかりやすく説明し、実際場面での動作確認を行ったため合意に至ったと考える。

5　環境調整においての連携のポイント

1）統一した目標設定での意思統一

まずは、専門的観点から提案し、対象者・家族とのすり合わせを行い、次に「目標とする生活」と一致した目標を設定する。その場合、一定期間で達成可能なもの、価値観や好みを考慮する。また、短期目標の達成により、達成感や自信をつける支援も同時に行うことが大切となる。

目標を関係職種全員で共通認識することが、チームアプローチの基本である。しかし、実際の現場では共通認識の不十分な場合が少なくない。それぞれの関係職種が、目標の一部を共通認識していると勘違いしてしまうことがある。電話にて話し合い、確認したつもりが、誤解されていたりする場合がこれにあたる。そのため、可能なかぎり会って話し合いのうえ、目標の認識を深めることが大切となる[2]。

2）病棟から在宅への連携

入院直後からのADLの向上訓練、福祉用具の適切な選択と使用方法や使い分けの指導が、病棟・居室棟の実生活の場で在宅生活と同じような環境の中で行われる必要がある。また、退院前にカンファレンスを開き、現状を事前に把握し、自宅に帰ってからの状況に合わせて支援できるようにする必要がある。

作業療法士はADLの「できる」ことのアセスメントと他職種からの情報をもとに機能的に分析し、潜在能力を引き出すことが必要である。そして、在宅介護は「できる」から残存能力を活かした「している」という自律的行為につなげていくように環境調整することが重要である。

また、退院後のケアマネジメントへの積極的な関与のために、住環境調整に関する情報の提供や

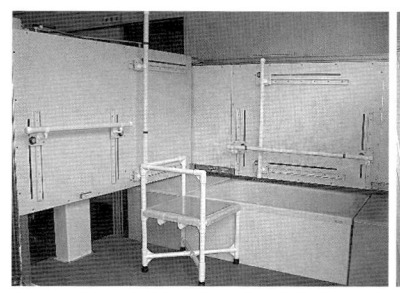

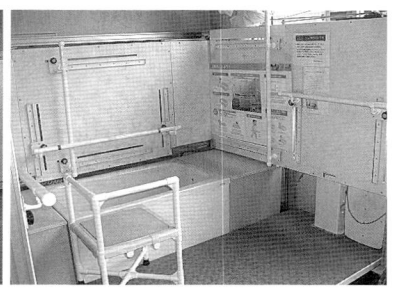

図4 シミュレーション装置

そのための退院前、退院後の積極的な自宅への訪問が大切となる。そのため、各関係機関がともに連携することが大切である。

3）段階づけた流れのある目標設定
(1) 精神的・心理的な支援から日常生活への支援へ、最終的には社会参加支援へ

例えば、医療機関から在宅へ帰られたときは、対象者や家族は、一時的に不安を抱く人が多く、活動意欲も低下しがちである。そのために自宅への訪問調査から福祉用具の導入や住環境調整を行い、対象者の心理的支持はもとより、姿勢調整に必要な内部環境から整える。その後、浴室、浴槽、水などの外部環境との調整を図り、自宅での浴室環境の適応へと調整を行う。また、温泉好きな人であれば、家族温泉旅行などの何らかの社会参加へとつなげるような流れを考慮すると効果的な支援となる場合が少なくない。その場合、事前に関係者による話し合いや準備が大切となる。

(2) 段階づけのアプローチ

現在の医療保険制度においては、病院は急性期・回復期・維持期と機能分化が進んでいる。そのために対象者の知覚と行為の状態の分析を行い、能力を見きわめたうえでのアプローチが必要になる。しかし、どの時期であれ、自宅復帰を目標に支援する場合は、早期から自宅の浴室場面を想定した環境適応を行っていく必要がある。図4のシミュレーション装置による手すりの設置場所や動作の確認および実際の水を張った入浴練習へと段階づけたアプローチが有効である。

4）サービス事業所との連携

他職種の機能を知り、立場を考えることは大切であり、基本である。地域で他関係機関との協働をチームとして発揮するにはまとめ役ないしはコーディネーターが必須となる。なぜなら、病院や施設においてチームを組む場合には、他の職種の役割などが明確になり、業務分業がなされていることが多く、何よりも緊急的なアセスメントが必要な場合においても実施可能な状況にある。

しかし地域においては、事前にどの職種に、どのような情報を提供しなければならないか、またどのような情報があれば情報提供をしてもらえるかを、対象者の状態に合わせて、個々の専門職の役割と能力を理解したうえで、依頼しておく必要がある。この場合に、サービスを直接提供する実務者と役割や業務を決定する管理者がいるため、両者の立場を踏まえた連絡や調整を行うことが大切となる。このように職種間、関係機関の連携により、それぞれの職種のサービスも生かされてくると考えられる。

6 環境調整に関しての助言・指導

1）福祉用具の選定

福祉用具は多種多様なものが販売されているた

め、同じ種類のものでも一つひとつに特徴があり、対象者に合わせて選択する必要がある。また、予後を予測して選択を行わないと使用可能な期間が限定されてしまうことがあるため、適正な評価が重要となる。

福祉用具の選択は、住宅環境、家族状況、対象者の行為の評価と各種分析を行い、身体反応を把握したうえで行う必要がある。そして、福祉用具の選定理由を対象者、家族や介護支援専門員、理学療法士、医師、看護師、福祉用具業者などに十分説明し、チームで対応することが大切である。

2）道具操作の把握と環境設定

ADLは「できる」「できない」というレベルの対応ではない。入浴の環境や課題との感覚情報を媒介とした相互作用関係の適応調整である。つまり入浴であれば、洗面器と椅子とタオル操作において、必要とされる感覚情報は何かを明確にし、どのようにその知覚と反応の循環を成立させるのかが重要である。また、それはあくまでも対象者自身の自律的な過程に対する取り組みとなるようにする必要がある。このような道具操作や環境への適応を日常的に評価し、作業療法士がさまざまな職種に対して助言・指導を積極的に行わなければいけない。

7　対象者の把握と対応

1）気づきを促し、課題に対する合意

例えば片麻痺者の安易なサービス利用・提供例を挙げると、「入浴はデイサービスで利用すればよい」とある。しかしこれでは、自宅での入浴を強く希望している場合に、自発性や意欲の喪失につながる。また、自宅で入浴することもなくなり、徐々に他の面でも活動量が減少し、筋力低下、意欲低下、認知・身体・精神機能の低下につながってしまう。

当面の支援は、低下した体力の回復のために、さまざまな方向から環境調整を行うための説明や提案、思いを掘り起こすなどの経過の中で、対象者と家族が理解し納得できるように支援を行う。対象者と家族の同意がとれる段階になると、要望からは離脱して、対象者自身のニーズに対象者本人と家族自らが気づくことが多い。そのため、ニーズのほとんどを対象者と家族が自覚していない場合が多いので、気づきを促し、課題に対する合意に向けて支援していくことが大切である。同時に、サービス関係者へも同様にニーズの掘り起こしの協力や環境調整の理解のための助言が必要である。

2）気づきによる支援のあり方

片麻痺者自身が現状をどのように受け止め、これからの生活をどのように過ごしていきたいのかという思いによって、支援の手法も異なる。また留意点として、気づきを促す支援は必要だが、あくまでも、対象者の自己決定を奪わぬよう、「はい、そうします」などと答える対象者の表情・声色・態度からも、これが本当の合意なのかを見分けられる面接技術が必要である。したがって、同じ言葉でもそれぞれが異なる背景と文脈からその言葉を発するため、同じような言葉でも言動がもつ背景をしっかりとアセスメントする必要がある。そのために、他の関係者からの情報や協力は必要不可欠である。

8　おわりに

環境調整を数多く実施してきたが、家族の真意と対象者の思いを調整することにおいて大変苦労した。しかし、対象者の能力を見きわめ、できないところだけでなくできるところも、より安心し安定して行えるように環境調整することが重要である。そのために、多くの関係者との調整を行う

ことで、対象者が住みなれたところで、そこに住む人々とともに、一生安全に、いきいきとした生活が送れるようになると考える。

　作業療法士は、入浴において、片麻痺者個々の身体状況や生活環境などを考慮したニーズに合う住宅改修や福祉用具の適応と指導方法などの能力の向上を図る必要がある。また、他職種やさまざまな人にでも対応ができる柔軟なコミュニケーション能力が必要になると思われる。環境調整の活動を通じて、作業療法士一人ひとりが、地域の中で役割に気づき、支援の質を高めていくことが大切であると考える。

文献
1) 日本作業療法士協会：作業療法ガイドライン. 2006, pp12-13
2) 桐竹清文：地域においての作業療法の役割. OTジャーナル 42：756-760, 2008

6 寝室

高橋信雄
青梅市立総合病院・作業療法士

1 はじめに

　寝室は休息や睡眠をとり、ゆっくりとくつろぐ場所である。対象者本人はもちろんのこと家族も同じ部屋で就寝するといった場合もあり、それぞれが少しでも快適に過ごせることが重要と考える。寝室における環境調整は他の箇所ほど大幅な改修は必要としないこともあるが、中枢神経疾患による片麻痺ではさまざまな症状があり、少しでも安楽に安全に過ごせるような設定を行えればと思う。他の項とも重複する部分もあり、そちらも参照されたい。

2 寝室の間取り・位置づけ

　①寝室の位置やベッドのレイアウトは、基本的な生活動線と考えられるトイレへの移動経路や一日の生活の流れを勘案して検討する[1]。トイレなどに近い位置に設けると、その後の状態の変化に対応しやすい。
　②対象者が孤立感をもたないように、家族の団らんの雰囲気に近い位置に配置する。
　③大幅に間取りやレイアウトが変更できない場合は、家具の置き方を変更して対応することも考慮する。

3 寝室内のレイアウトにおける留意点

　①寝具は対象者の能力や状況にもよるが、ベッドを使用する。ベッドは床からの高さがあることが布団に比べ利点であるが、その高さゆえの影響やスペースを必要とするなどの点も考慮する。
　②ベッドは比較的日当たりのよい位置で風通しや窓からの眺望にも考慮する。ただし、窓際は外気の影響もあり注意が必要である。
　③ベッドの配置は非麻痺側が寝室の出入り口になるように配置する。ベッド周囲に多少スペースを空けておくと、介助者がベッド上・周辺での介助などを行う際や対象者が麻痺側への活動を行う際に有効な場合もある。また、立ち上がりに必要なスペースや車いすを使用する場合には車いすの回転スペース、移乗時に必要なスペースを確保するようにする（介助者のスペース含む）。
　④ベッドの高さは対象者の起き上がり・立ち上がりの能力を考慮して設定し、介助を要する場合は介助者の動作のしやすさも考慮した高さで設定する。高さの調整が可能なものが望ましい。
　⑤ベッドには必要に応じて移動用の手すりを取り付けるが、立ち上がりや回転時に単なる支点やぶら下がる状態にならないように注意する。また、ポータブルトイレを使用する場合は、同様にその位置や高さに注意する。高さが変えられ、手すり

のあるものが望ましい。

4　床材の配慮

　床材はフローリング（滑りにくい仕上げのもの）などへの変更がよりよい。歩行移動で杖や装具を使用する場合では、滑り止めとして薄いカーペットを敷くこともあるが、カーペット自体も滑らない工夫をして使用する。ただし、クッション性がありすぎたり足部との摩擦がありすぎると、足底からの感覚やバランスなどに影響を与えたり、足部の引っかかりを助長する場合もあり、注意が必要である。畳の使用は可能な場合もあるが、足部の接地時に畳の目の方向に滑りバランスを崩すこともあるので注意が必要である。

　また、あらかじめフローリングなどにしておくと、将来的に車いす使用となった際に、フローリングの上に敷いていたカーペットなどをはがすことで対応できる。

5　出入り口や手すりについて

　①寝室入り口の段差は極力解消する。かさ上げ・かさ下げなどの方法での解消が困難な場合、三角板などを使用する方法もある。ただし、歩行移動の場合、三角板を使用することで不安感を助長したり、杖や装具が使いにくくなる場合もあり注意が必要である。

　②車いす使用の場合、寝室の出入口の通行が容易に行えるように戸を引き戸に変更するなどして、通行幅を確保する。この場合、レールなどによって床に段差ができないように注意する。引き戸を2枚戸から3枚戸に変更することで、通行幅を広げる工夫もある。

　③歩行移動では、寝室内に必要に応じて手すりを設置する。家具が多く置かれる部屋の場合、手すりが連続しないこともあり、家具などを手すり代わりとする工夫も考える必要がある。その際、家具自体の安定性の確保も重要である。なお、ベッド周囲に手すりを固定できる壁などがない場合でも、歩行移動を助ける手すりの固定は可能な場合もあり、住宅改修関連の成書を参照されたい[2]。

6　照明・冷暖房の工夫と夜間排泄の留意点

　①照明は、寝具周囲で手の届く範囲で点けることのできる照明と、寝室の出入り口で点けることのできる照明の2つがあると、照明が点くまで暗い寝室を移動しなければならないといった状態を避けることができる。ベッド上で臥床している際に直接強い光が当たらないようにも配慮したい。

　②冷暖房器具は温風や冷風が直接身体に当たらないように配慮して設置する。寒い地域や冬場は部屋間の温度差がないような暖房も考慮する。廊下やトイレが寒い場合、トイレを使用せず寝室のポータブルトイレや尿器ですませることがすすめられる[3]。

　③冷暖房器具は移動の妨げにならないよう配置すると同時に、それらの電化製品などのコード類が移動の邪魔にならないようにしておく。

　④歩行移動の装具使用者では就寝時に装具を外しており、日中より動作能力が低下している可能性がある。しかし、夜間の排泄のたびに装具を着脱することは現実的ではなく、介助者がいる場合でも、夜間頻繁に起こされるのは介助者への負担が大きい。そのため、夜間の排泄ではポータブルトイレや尿器の使用を考えることが必要な場合もある。

　⑤車いす使用者でも寝室が狭く、移動や介助が困難な場合は、ベッド上での尿器やポータブルトイレの使用がすすめられることもある[4]。

図1　寝室の間取りの一例

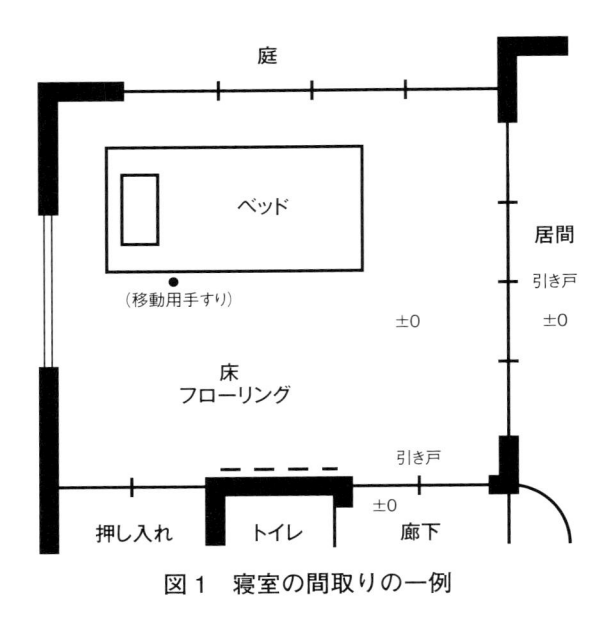

7 その他高次脳機能障害を有する場合の配慮など

対象者はこれまでの生活環境への適応にも努力的になっていると思われるが、場合によってはその環境がこれまでと大きく変化することで、その環境への適応にさらに努力を要することもありうる。特に高次脳機能障害を有する場合、慣れ親しんでいた環境の変化により混乱が大きくなることもありうるため、症状によってはこれまでの環境を生かしたり、例えば視覚的に把握しやすい工夫をするなど、その症状に応じて変更や工夫も検討する必要がある。

8 寝室の一例（左片麻痺）（図1）

他の環境調整同様、寝室の調整でも介護保険や身体障害者福祉制度などの制度利用が可能なものがあり、必要に応じて利用も考える。

9 おわりに

他の環境調整や福祉用具の利用にも共通するが、対象者の状態は病院入院後や退院後に予想していた以上に改善することもある。逆に低下する場合もある。また、生活の幅が広がるにつれ、例えばベッド使用での生活であっても、床や畳での立ち座りの動作を行うといったように、新たな動作能力の獲得や環境調整が必要な場合もある。調整がある一時の判断によるものである以上、場合によっては必要最小限の調整にとどめ、他の機関への連携を図ることも念頭に置く必要があると考える。

文献

1) 篠田雄一：住環境調整における住みやすさへの配慮．OTジャーナル　39：692, 2005
2) 財団法人テクノエイド協会：住宅改修ハンドブック—自立支援のための住宅改修事例集．財団法人テクノエイド協会、2006, p60
3) 金城正治：住まいのアダプテーション．OTジャーナル 32：426, 1998
4) 高橋敏弘，他：廊下，居室，玄関，寝室，ガレージ．OTジャーナル　30：892-893, 1996

索　引

【欧文】

activity ································ 25
base of support（BOS）········ 211
Berta Bobath ···················· 19
central key point（CKP）······23,55
core stability ·················23,70
crossed celebreum diachaias ··· 31
CVA患者 ····················224,228
diaschisis ························ 30
distal key point（DKP）········ 23
double-dissociation ············ 31
functional MRI（f-MRI）······· 3
ICUでのポジショニング ········ 52
International Bobath Instructors Training Association（IBITA）····· 21
IP関節 ···························· 88
Japan Bobath Instructors Training Association（JBITA）···· 22
Karel Bobath ···················· 19
key points of control ·········· 23
L字手すり ······················ 250
MP関節 ······················88,107
nutrition support team（NST）······ 188
perception ························ 4
plasticity ·························· 2
positioning ······················ 49
postural control ················ 69
postural orientation ············ 69
postural stability ················ 69
proximal key point（PKP）···23,55
reflex inhibitioning position/posture（RIP）······················ 21
ROM訓練 ······················ 122
sensation ·························· 4
tone influence patterns（TIPs）········ 21
transformation ·················· 31

【あ】

上がり框 ····················230,231
アクティビティ ··············93,105
アコーディオン式ドア ·········· 249
足元照明 ························ 235
圧力の識別 ······················ 107
アライメント ······50,59,68,69,70,85,88

【い】

位置関係の識別 ·················· 108
一次運動野 ····················8,14
衣服 ···························· 194
　　──の工夫 ················ 195
　　──の選択と工夫 ·········· 193
衣類のねじれ ···················· 143

【う】

ウォールキャビネット ·········· 242
ウォシュレット ················ 251
運動 ······························ 8
　　──の特異的病理 ············ 37
　　──の連結性 ·················· 54
運動イメージ ···················· 33
運動距離の識別 ·················· 108
運動障害 ························ 12
運動ニューロン ·················· 11
運動方向の識別 ·················· 107

【え】

栄養サポートチーム ············ 188
嚥下 ························133,186
嚥下障害 ························ 129
円の知覚課題 ···················· 118

【お】

応用歩行 ····················77,78
起き上がり ··················63,84
起き上がり動作 ················ 112
お手玉 ·························· 100
重さの識別 ······················ 107

【か】

介助者 ·························· 228
回旋運動 ····················54,57,58
回施運動距離のコントロール ···· 112
階段昇降機 ······················ 238
階段の勾配 ······················ 235
階段の手すり ···················· 238
回内筋 ··························· 86
介入 ······················42,78,144
下衣の着脱 ······················ 148
回復メカニズム ·················· 12

【か】

過緊張 ····················136,208,236
下行路 ··························· 11
荷重のコントロール ············ 111
荷重面のコントロール ·········· 113
肩関節 ··························· 56
肩関節屈曲筋 ···················· 85
片手鍋の操作 ···················· 158
肩へのスポンジ課題 ············ 117
片麻痺者
　　50,63,70,73,78,84,129,136,138,142,147,
　　158,162,164,166,167,171,175,190,191,
　　193,198,208,234,246
　　──の起き上がり ············ 64
　　──の座位 ·················· 44
　　──の食事活動 ············ 129
　　──の調理活動 ············ 208
　　──の表層的障害像 ········ 94
活動分析研究会 ·················· 92
壁 ··························204,228
壁スイッチ ······················ 238
皮むき器 ····················210,211
感覚 ······························ 4
感覚モダリティの選択 ·········· 37
慣性モーメント ·················· 89
関節可動域（ROM）············ 120

【き】

技術教授法 ······················ 123
基礎的定位 ······················ 125
キッチンワークトップ ·········· 241
軌道板 ······················115,118
機能解離 ·························· 30
機能系とシステム形成 ·········· 34
機能低下 ·························· 31
機能的座位 ···················68,131
機能の二重解離 ·················· 31
ギャッジベッド ················ 187
吸盤付きブラシ ············190,206
胸郭 ··························54,64
胸郭部 ··························· 56
筋アライメント ·················· 90
筋緊張 ·························· 154
　　──のコントロール ········ 113

【く】

空間的特性の知覚 106
空間問題 37
靴 196
屈曲傾向 74
靴下 196
くも膜下出血 50,209
車いす 51,78,149,237,244,260,261
　――移動 225,237
　――座位 70,185
車の乗り降り 170,175
車への接近 172,177
訓練室 98
訓練の組織化 38

【け】

ケアマネジャー 226
形状の識別 108
玄関 225,230
玄関改修 230,232
玄関ドア 230
肩甲骨 56,116
肩甲帯 54,56,57,58,65,159
肩甲帯周囲筋 60
健常者
　63,68,73,77,136,137,141,147,152,158,
　161,163,165,167,170
　――の起き上がり 63
　――の観察 42
建築 226
建築士 226

【こ】

更衣 140,193
　――動作 141
　――の困難性 142
高次脳機能障害 129,262
降車 172,173,176
広背筋 85
股関節 56
骨盤 64
骨盤帯 54,56,57,58,159
コップ操作 44,45
ゴミ箱 244
コミュニケーション 97,226
根拠に基づいた練習法 121

【さ】

サービス事業所 257
座位 63,68,73,125,185,199
　――姿勢 116,185
　――バランス 145,205,232
在宅介護 256
在宅サービス 215
再評価 29
作業療法士の関わり 97
作業療法士の技術 120

【し】

シートからの立ち上がり 180
シートでのいざり 179
シートへの適応 175,178
自己の身体像 228
支持基底面（BOS） 49,68,211
四肢麻痺 51
自助具 187,189,208,216
姿勢アライメント 49,90
姿勢安定性 69
姿勢筋緊張 68
姿勢緊張 49,69
姿勢調整 69
姿勢定位 69
姿勢の修正 166
姿勢保持 236
姿勢保持パッド 189,190
自宅復帰 257
実技練習 120
実技練習効果 123
失行症 129
失語症 101
失認 31
シナプス 8
シミュレーション 225,228
社会参加 257
シャワーキャリー 206
シャワーチェア 206
重心変動量 122
住宅改修 226,230,255
住宅改修事業者 226
住宅環境 224,228
住宅環境評価と指導 225
周波数分析 122
手指 88
手掌 87

受容表面の識別 108
上衣着脱 195
上肢 83,109,162
　――における道具操作 131
　――に対するアプローチ 114
　――の機能的役割 84
　――の空間課題 116
　――のコントロール 117
　――の治療 90
　――のROM訓練 124
小指球筋 87
乗車 172,173,175
小脳 10,31
情報変換 31
照明 251,261
照明器具 238
上腕二頭筋 85,86
食事 128
　――活動における作業療法の役割 134
　――活動の課題特性 133
　――環境の設定 185,188
食物の取り込み 186
初心者・熟練者にかかる力 122
食器の把持 115
書道 101
神経現象学 32
神経細胞 8
神経リハビリテーション 2
寝室 260
　――の出入口 261
　――の間取り 260
　――のレイアウト 260
身体アライメント 78
身体イメージ 71
身体機能 135
身体図式 71
身体部位の選択 37
伸展距離の識別 108
伸展傾向 74,75

【す】

遂行機能障害 129
錐体外路 11
錐体路 11
スイッチ操作 238
吸い飲みの誘導 187
水平性のコントロール 111

豆状骨 87
スプーン 129,187
　——操作 131,132
滑り止め 235
滑り止めマット 187,192
ズボン 195
　——の着脱 195
スリッパ 244

【せ】
生活上の動線 225
正常な食事活動 128
成人片麻痺者 83
　——の行動特性 93
　——の問題 93
正中軸のコントロール 110
整容 135,189
整容動作 135,189
　——の身体的特徴 135
脊髄 11
脊髄小脳 10
摂食・嚥下機能 128
接触的特性の知覚 106
接触問題 37
セラピストの介入 46
洗顔動作 136
　——へのアプローチ 137
洗体動作 155
洗濯バサミ 196
前庭小脳 10
前頭葉障害 129
前補足運動野 9
前腕 86

【そ】
掃除 161,215
　——の動作と道具 161
掃除機 161
掃除動作 215,218
僧帽筋 85
側臥位 57
　——での関節可動域訓練 52
　——での治療 51
　——でのポジショニング 57
側面構造 228
素材の識別 107
咀嚼 133,186

袖通し 142
外階段の手すり 232

【た】
体幹 56,68,111
　——筋出力のコントロール 114
　——コントロール 109,111
　——の運動 69
　——への治療 109
大胸筋 85
対象者 2,5
　——の観察 43
帯状皮質運動野 9
大腿四頭筋 75
台付き爪切り 191
台所 241
　——環境の評価と工夫 242
　——での活動 241
ダイナミックタッチ 89
大脳基底核 10
大脳皮質 8,31
大脳皮質小脳 10
台拭き 165
タイミングの整合 167
タオル 136,137
立ち上がり動作 73
縦手すり 231
段差 235,237
端座位 63,70

【ち】
知覚 4,89
知覚-運動 141
知覚-運動アプローチ
　65,71,137,138,148,158,163,164,166,167,
　172,216
知覚-行為循環 1
知覚探索活動 81
中心溝 8
中心前回 8
中枢神経系 8
長座位 65
調理 158,241
調理活動 208
　——への介入 212
治療 26
治療仮説生成 34

治療仮説の検証 34
治療計画 35
治療的介入 132,149
治療的介入ポイント 130
治療的道具 98,105
　——の種類 106
治療プログラム 35

【つ】
墜落 235
積み木 101
爪切り 191
　——動作 191

【て】
手洗い 189
　——動作 189
テーブルセッティング 185
手首 86
手すり 147,204,228,235,250,261
　——へのリーチング 149
手と口の協調活動 132
手の操作 167
手のつくり 83
転倒 235,252
転倒防止 252

【と】
ドア操作 177
ドアホン操作 238
トイレ 147,198,225,246
　——活動 198
　——スペース 246
　——の入り口段差 248
　——のドア 249
道具 90
道具操作 95
頭頸部 56
動作指導 236
トーン調整パターン 20
扉の開閉と通過 237

【な】
内転筋 85

【に】
二重解離 31

入浴 ……………………………… 151,203,252
　　――動作 …………………………… 154,254
　　――動作指導 ………………………… 254
　　――動作別チェックポイント …… 253
尿器 ……………………………………… 198,261
　　――の活用 …………………………… 199
認知運動療法 ……………………………… 30
　　――カルテ …………………………… 35
認知過程 …………………………………… 30
認知構造の評価 …………………………… 33
認知問題 …………………………………… 37
　　――の分類 …………………………… 39

【ぬ】
布の張り ………………………………… 142
濡れた浴室 ……………………………… 204

【ね】
寝返り ……………………………………… 54
　　――の分析 …………………………… 55
ネクタイ ………………………………… 196

【の】
脳幹 ………………………………………… 9
脳幹網様体 ………………………………… 9
脳血管障害（CVA）…………………… 224
脳梗塞 … 58,78,110,112, 115,132,136,175
脳出血 …………………………… 80,148,230
脳卒中片麻痺者 ………………………… 114
脳損傷 ………………………………… 14,96
脳内出血 ………………………………… 59
脳の可塑性 ………………………… 2,12,17
脳のマッピング変化 ……………………… 3
鋸 ………………………………………… 102

【は】
背臥位 …………………………… 49,55,63,84,85
　　――の分析 …………………………… 55
背側運動前野 ……………………………… 8
排尿 ……………………………………… 198
箸 ………………………………………… 129
箸操作 …………………………………… 131
バスボード ……………………………… 205
バスリフト ……………………………… 205
跳ね上げ式の椅子 ……………………… 231
歯ブラシ …………………………… 137,138
歯磨き …………………………………… 137

　　――動作へのアプローチ ………… 139
バルーン ……………………………… 125,126
半側空間失認 …………………………… 194
半側空間無視 …………………………… 129
反射抑制肢位／姿勢 ……………………… 20
反射抑制姿勢 ……………………………… 20
反射抑制パターン ………………………… 20
ハンドリング ……………………… 22,137

【ひ】
引き込み戸 ……………………………… 249
引き戸 …………………………………… 249
肘関節伸展筋 ……………………………… 85
左片麻痺 ……………………………………
　　50,58,70,74,75,78,102,110,112,144,
　　162,168,171,198,200,209,218,230,238,
　　262
皮膚 ……………………………………… 154
非麻痺側下肢 ………………………… 27,58,65
非麻痺側肩甲帯 ……………………… 74,75
非麻痺側股関節 ……………………… 74,75
非麻痺側上肢 …………………………… 65
非麻痺側への寝返り ……………………… 58
評価 ……………………………………… 26
開き戸 …………………………… 237,249

【ふ】
ファスナー ……………………………… 195
不安定板 ………………………………… 117
フィードバック系 ……………………… 93,96
フィードフォワード系 ………………… 93,96
風船 ……………………………………… 98
腹臥位 ……………………………………… 57
福祉用具 ……… 184,203,204,208,216,254
　　――の活用 …………………… 184,188
　　――の選定 ………………………… 257
腹側運動前野 ……………………………… 8
拭く動作 ………………………………… 165
踏み台操作 ……………………………… 180
フローリング …………………………… 261
フローリングワイパー ………………… 217
プロフィール項目と観察の視点 ……… 36
プロフィールの作成 …………………… 35

【へ】
ペーパーホルダー ……………………… 251
ペーパーモップ …………………… 163,217

ベッド …………………………………… 260
ベッド端座位 …………………………… 200
便器 ……………………………… 246,249
便器洗浄レバー ………………………… 251

【ほ】
方向転換 ………………………………… 237
包丁操作 ………………………………… 158
ポータブルトイレ ………… 200,260,261
　　――の活用 ………………………… 201
ホームエレベーター …………………… 239
ボール ……………………………………… 99
歩行 ……………………………………… 77
母指球筋 ………………………………… 87
ポジショニング …………………………… 49
ポジショニング・セッティング …… 130
母指内転筋 ……………………………… 87
補足運動野 ………………………………… 9
ボバースコンセプト ……………………… 19
　　――における評価と治療 ………… 22
　　――の歴史 …………………………… 20

【ま】
摩擦の識別 ……………………………… 107
マット …………………………………… 244
窓拭き …………………………………… 167
まな板 …………………………………… 210
麻痺側下肢 …………………………… 26,65
麻痺側胸郭部 ……………………………… 58
麻痺側肩甲帯 ………………………… 65,74,76
麻痺側肩甲帯下制 ……………………… 74
麻痺側股関節 …………………………… 74
麻痺側骨盤帯 …………………………… 74
麻痺側手 ………………………………… 26
麻痺側上肢 ………………………… 58,65,100
麻痺側上肢挙上 ………………… 27,28,115
麻痺側体幹 ……………………………… 58
麻痺側への寝返り ……………………… 59

【み】
味覚探索 ………………………………… 133
右片麻痺 ……………………………………
　　59,74,80,101,102,132,136,148,154,175
右脳梗塞 ………………………… 198,200
ミラーニューロン ………………………… 17

【め】
めまい ……………………………… 66
メンテナンス …………………… 254

【も】
模擬モデルの主観評価 ………… 122
木工 ……………………………… 102
問題解決アプローチ ……………… 19

【ゆ】
床材 ……………………… 235,237,261
湯の特性 ………………………… 152
湯への不安 ……………………… 204

【よ】
浴室 …………………… 151,225,252
　──環境調整 …………… 252,254
　──環境評価 ………………… 254
　──の手すり ………………… 255
　──の床 ……………………… 255
浴槽 ……………………………… 203
　──台 ………………………… 205
　──マット …………………… 205

【ら】
ラクナ梗塞 ……………………… 218

【り】
リーチング機能 ………………… 117
立位 ………………………………… 73
　──姿勢 ………………… 211,212
　──での治療 ………………… 52
　──での動作 ………………… 242
　──バランス …… 177,197,231
リハビリテーション ……………… 17
リフト …………………………… 154
両手鍋 …………………… 210,211

【る】
ループ付きタオル ……………… 206

【れ】
冷暖房器具 ……………………… 261

【ろ】
廊下・階段 ……………………… 238
　──の環境調整 ……………… 236

廊下の手すり …………………… 238

【わ】
ワークトップ …………………… 244
ワークトライアングル ………… 243
ワイピング ……………… 165,168,218
輪入れ …………………………… 99
腕橈骨筋 ………………………… 86

中枢神経系疾患に対する作業療法
具体的介入論からADL・福祉用具・住環境への展開

発　　行	2009年 5月20日　第1版第1刷
	2022年 4月15日　第1版第8刷Ⓒ
編　者	山本伸一
発行者	青山　智
発行所	株式会社　三輪書店
	〒113-0033　東京都文京区本郷6-17-9　本郷綱ビル
	TEL 03-3816-7796　FAX 03-3816-7756
	http://www.miwapubl.com/
制　作	株式会社大空出版
印刷所	三報社印刷株式会社

本書の内容の無断複写・複製・転載は、
著作権・出版権の侵害となりますのでご注意ください。
ISBN978-4-89590-331-8

[JCOPY]〈出版者著作権管理機構　委託出版物〉
本書の無断複製は著作権法上での例外を除き禁じられています。複製される場合は、そのつど事前に、出版者著作権管理機構（電話 03-5244-5088、FAX 03-5244-5089、e-mail: info@jcopy.or.jp）の許諾を得てください。